Erzähl mir vom kleinen Angsthasen

Die schönsten Kindergeschichten der DDR

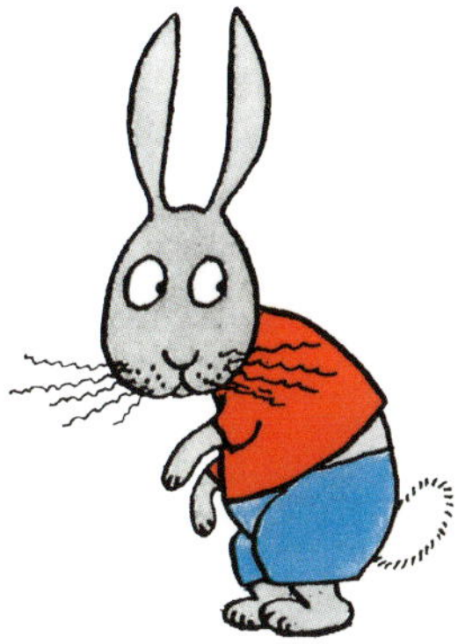

BELTZ
Der KinderbuchVerlag

Die schönsten Bilderbuchgeschichten aus 60 Jahren
Der KinderbuchVerlag, ausgewählt und zusammengestellt
von Corinna Schiller.

MIX
Papier aus verantwortungsvollen Quellen
FSC® C089473

Dieses Buch ist erhältlich als
ISBN 978-3-407-77092-9 Print

in der Verlagsgruppe Beltz · Weinheim Basel
Werderstraße 10, 69469 Weinheim

Gesamtherstellung:
Beltz Grafische Betriebe, Bad Langensalza
Printed in Germany
16 17 18   20 19 18

Weitere Informationen zu unseren Autor_innen und Titeln
finden Sie unter: www.beltz.de

Inhalt

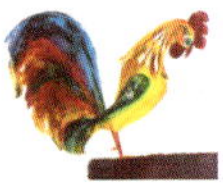

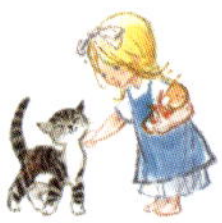

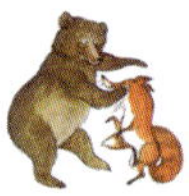

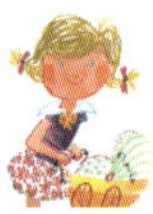

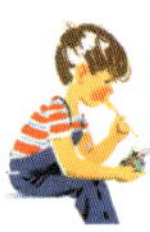

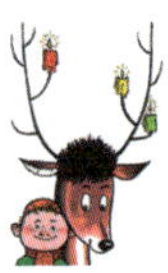

Vorwort

Der KinderbuchVerlag wird 60 Jahre alt. 1949 in Berlin gegründet und heute in Weinheim beheimatet, hat der Verlag seitdem unzählige Kinderbücher herausgebracht – von Bilderbüchern über Erstlesebücher bis zu Romanen und Sachbüchern.

Bekannte Autoren und Autorinnen wie Benno Pludra, Werner Heiduczek, Hannes Hüttner oder Eva Strittmatter veröffentlichten ihre Werke hier ebenso wie die Künstler und Künstlerinnen Werner Klemke, Ingeborg Meyer-Rey, Elizabeth Shaw, Erich Gürtzig und viele andere. Der KinderbuchVerlag gab dabei auch immer wieder jungen Autoren und Illustratoren die Möglichkeit, neue Ideen umzusetzen.

So entstand in den 60 Jahren eine außergewöhnliche Vielfalt an künstlerischen Werken der verschiedensten literarischen Genres und illustrativen Stilrichtungen, die ihre Leser von frühester Kindheit an begleiteten. Die Geschichten und Bilder eröffneten Kindern wie Erwachsenen neue Welten und eroberten sich einen festen Platz in ihren Herzen, den sie bis heute nicht verloren haben.

Vor allem die Bilderbücher sind dabei durch ihre Kraft in Wort und Bild unvergesslich geblieben, und viele von ihnen zählen heute zu den Klassikern der Kinderliteratur. Die schönsten Bilderbuchgeschichten, die im KinderbuchVerlag veröffentlicht wurden, sind in dieser Anthologie versammelt. Sie erzählen von Freundschaft und Glück, von Abenteuern und Träumen, von Kinderängsten und Elternsorgen, von märchenhaften Erlebnissen und vom ganz normalen Kinderalltag. Sie erzählen aber auch von der Geschichte des Landes, in dem sie entstanden sind.

All diejenigen, die mit dem Angsthasen und dem Wolkenschaf, der Schwalbenchristine und Hirsch Heinrich aufgewachsen sind, werden hier die Geschichten um die Helden ihrer Kindheit wiederfinden. Aber auch alle Kinder und Erwachsenen, die sie noch nicht kennen, werden sie mit viel Freude entdecken und in ihr Herz schließen.

Corinna Schiller

Edith Bergner

Vom Jochen, der nicht aufräumen wollte

mit Bildern von Ingeborg Meyer-Rey

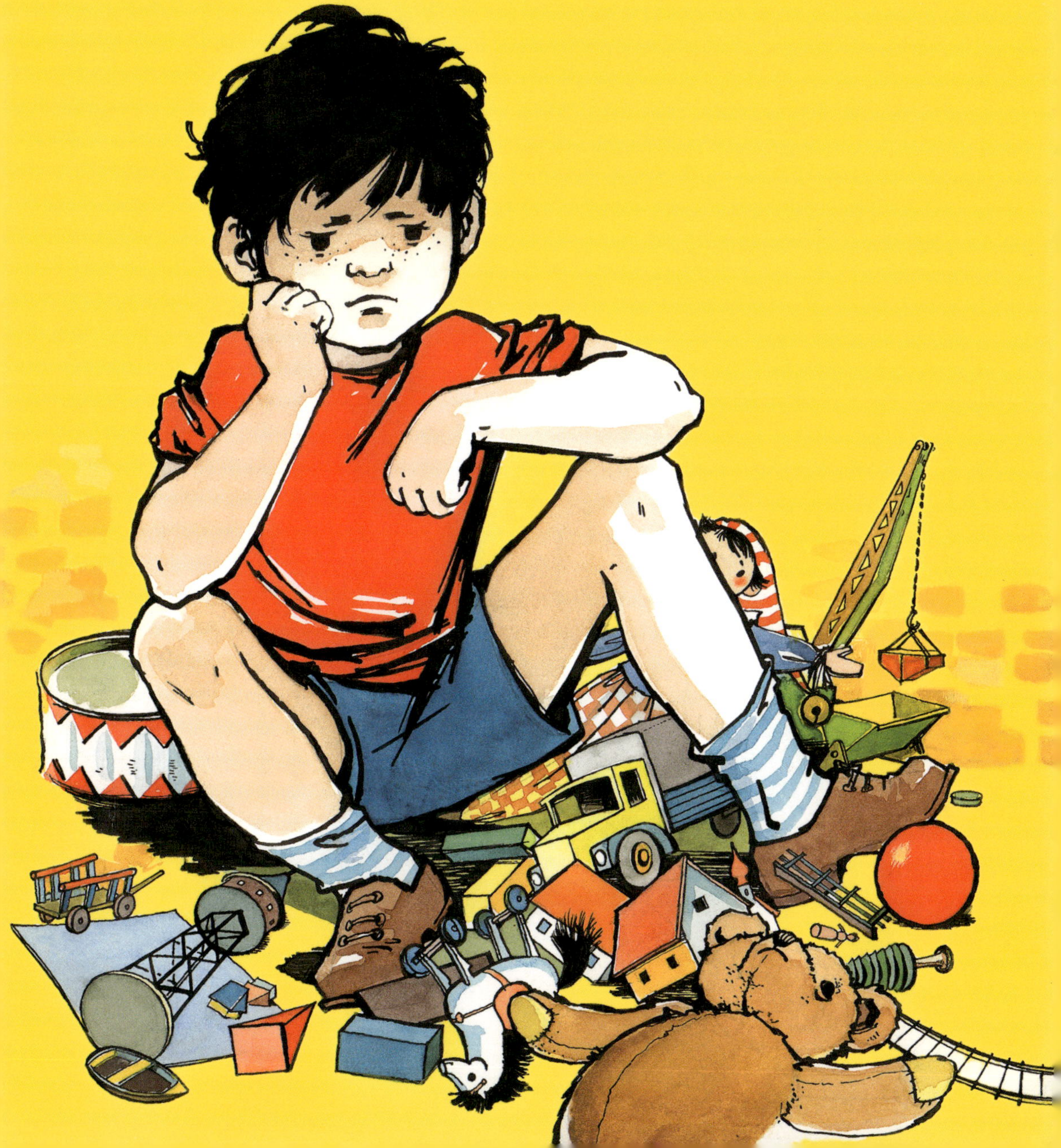

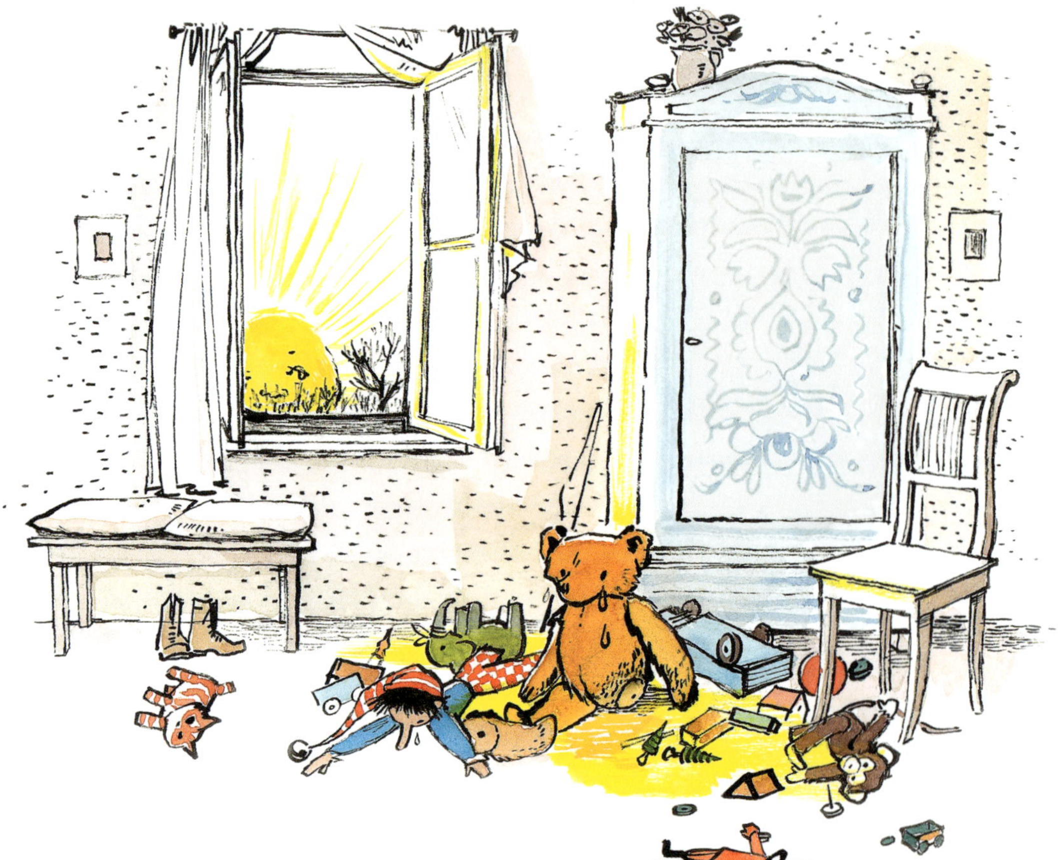

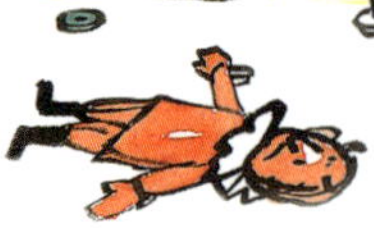

Dies ist die Geschichte vom Jochen, der nie seine Spielsachen aufräumen wollte.

Am Abend lugte die Sonne zum Fenster herein. Da lagen sie alle achtlos auf dem Fußboden:

das Auto Tütato,
die Trommel Wumbumbommel,
das Kasperl Klabasterl
und der Bär Brummelmähr.

Aber der Jochen war nirgends zu sehen.

Die Mutter suchte ihn überall.

Im Hof, im Garten und auf der Straße. »Komm herein!«, rief sie. »Es ist Zeit zum Schlafengehn.«

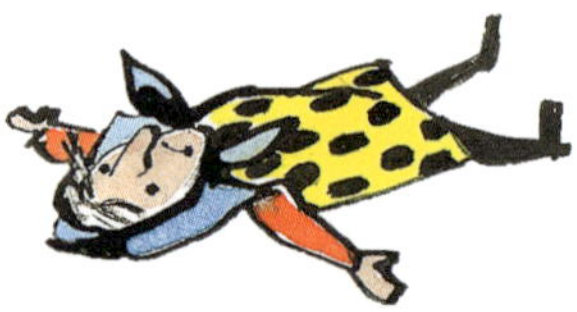

Und alle Spielsachen riefen mit: »Komm herein, Jochen! Wir wollen schlafen gehen.«

Jochen kam aus dem Garten und machte ein böses Gesicht. Das dumme Spielzeug!, dachte er. Was geht's mich an?

Und die Spatzen pfiffen: »Guckt! Das ist Jochen Liederjan! Spielen will er den ganzen Tag. Aber für seine Spielsachen sorgen will er nicht!«

Dabei wusste Jochen ganz genau, dass das Spielzeug jeden Abend in eine große Kiste gehörte.

Das Spielzeug lag kreuz und quer im Zimmer herum. Schlimm sah es aus:

Auto ohne Räder,
Vogel ohne Feder,
Haus ohne Tor,
Pferd ohne Ohr,
Katz ohne Schwanz –
nichts war mehr ganz!

Und der Bär Brummelmähr hatte sogar das linke Bein verloren.

Jochen gab dem Spielzeug einen Schubs und legte sich schlafen. Aber kaum hatte er die Decke über die Ohren gezogen – da bekam er ein schlechtes Gewissen.

Schnell drehte er sich von einer Seite auf die andere. Das schlechte Gewissen blieb.

Er schloss die Augen – das schlechte Gewissen folgte ihm bis in den Schlaf.

Einmal fuhr er sogar erschreckt aus den Kissen, weil er meinte, die Stimme des Kasperl Klabasterl zu hören.

Jochen liebte das Kasperl Klabasterl. Es hatte eine lange Nas', Augen voll Spaß, Gesicht zum Lachen und Streichemachen.

Doch nun lag es traurig auf dem Fußboden.

Jochen aber plagte das schlechte Gewissen. Und weil er gar so unruhig einschlief, begann er zu träumen ...

Er träumte, das Spielzeug würde plötzlich lebendig. Die Trommel Wumbumbommel trommelte alles in einen Kreis zusammen. Der Bär Brummelmähr hielt eine lange Rede:

Auto ohne Räder,
Vogel ohne Feder,
Haus ohne Tor,
Pferd ohne Ohr,
Katz ohne Schwanz –
nichts war mehr ganz!

Alle Spielsachen hörten zu. Und dann beschlossen sie, von Jochen fortzugehen, weil er sie so schlecht behandelt hatte. Sie machten sich auch gleich auf den Weg.

Da kam ein Spatz geflogen und pfiff:

»Wo wollt ihr hin? Geht zu den Nachbarskindern! Dort habt ihr's besser als bei dem liederlichen Jochen!«

Und so geschah's.

Sie jagten über Stock und Stein. Kasperl Klabasterl verlor ein Bein. Jeder wollte der Erste sein.

Und dies waren die Letzten: das rote Feuerwehrauto Tütato, dazu der Elefant. Er trug die Hexe Schwarzkleckse auf dem Rücken. Dem kleinen Spitz Weißwitz war der Weg zu lang geworden. Er setzte sich in den blauen Anhänger. Der Affe Duddeldaddel musste ihn schieben.

So kamen sie schließlich bei den Nachbarskindern an.

Das alles hatte Jochen geträumt.

Ganz deutlich sah er, wie das Kasperl Klabasterl – lange Nas' – Augen voll Spaß – den Zaun hinaufkletterte.

Oben guckte es sich noch einmal um und rief: »Nie, nie mehr komme ich wieder!«

Dann sprang es den Nachbarskindern in die Arme.

In diesem Augenblick lugte die Sonne ins Zimmer und zupfte Jochen am Ohr.

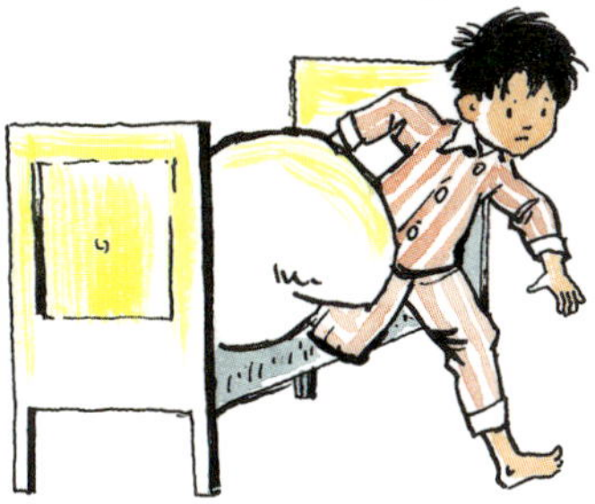

Er sprang aus dem Bett, guckte in die Kiste, suchte im ganzen Haus – das Spielzeug war verschwunden …

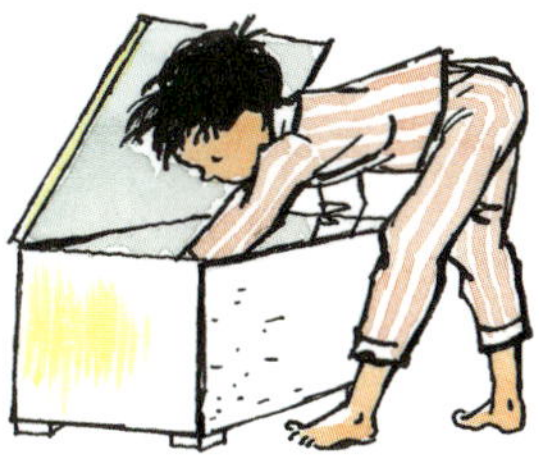

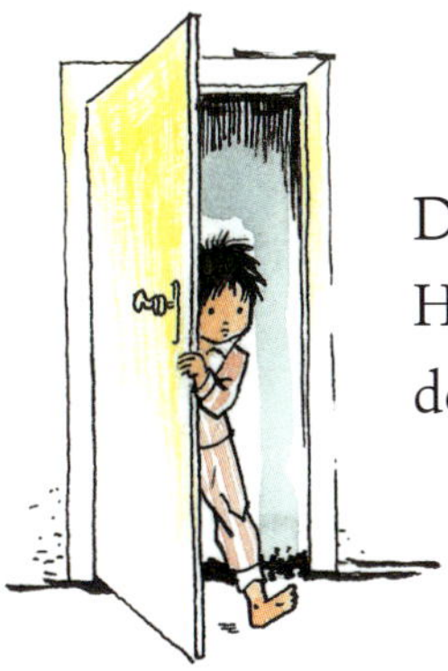

Da vergaß er Schuhe und Strümpfe, Hose und Hemd. Barfuß rannte er aus dem Haus.

Denn nun war es gewiss: Der Bär Brummelmähr, das

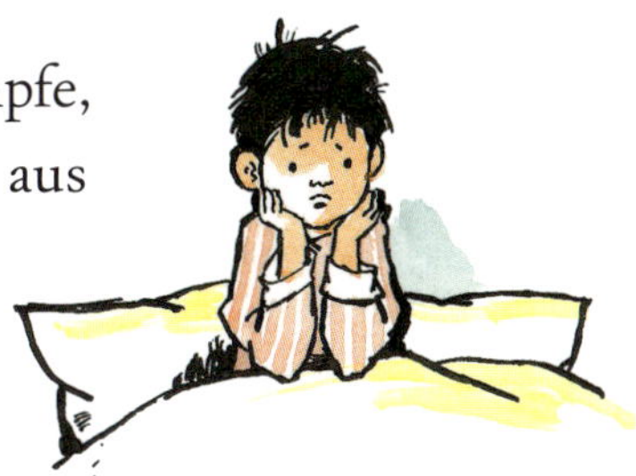

Auto Tütato, die Trommel Wumbumbommel und das Kasperl Klabasterl – sie alle wollten nichts mehr von ihm wissen. Sie waren über den Zaun geklettert zu Hans, zu Bärbel und Sabine. Jochen aber hatte kein Spielzeug mehr.

Nie wieder würde das Kasperl Klabasterl mit ihm lachen und seine Streiche mit ihm machen.

Jochen lief, so schnell er konnte. Er musste die Spielsachen wiederholen. Vielleicht war es noch nicht zu spät ...

Die Hühner stoben auseinander, als sie ihn kommen sahen.

»Gebt mir mein Kasperl Klabasterl und all die anderen Spielsachen zurück!«, schrie Jochen.

Die Nachbarskinder machten verdutzte Gesichter.

Und dann standen sie alle zusammen vor Jochens Mutter, die eben vom Milchholen kam.

Jochen erzählte, wie die Spielsachen in der Nacht davongelaufen wären.

Auf dem Dach saß der Spatz und rief: »Guten Morgen, Jochen Liederjan!«

Jochen wurde rot bis über die Ohren. Zwei dicke Tränen kullerten über seine Wangen.

Das tat Sabine leid.

Sie legte die Hände auf den Rücken und sagte: »Wenn wir dem Jochen helfen, die Spielsachen ganz zu machen – vielleicht laufen sie dann nicht mehr davon ...«

Jochen schämte sich. Er dachte an das Auto Tütato, den Bär Brummelmähr, die Trommel Wumbumbommel und all die anderen Spielsachen.

Nie wieder wollte er sie schlecht behandeln! Nie wieder sollten sie in der Nacht auf dem Fußboden liegen!

Da rief die Mutter Nachbars Hans heran und sagte ihm etwas ins Ohr.

Hans lief ins Haus ... die Bodentreppe hinauf bis in den hintersten Winkel unterm Dach.

Dort hatte die Mutter Jochens Spielzeugkiste hingestellt. Dort sollte sie bleiben, bis er aufhörte, ein Liederjan zu sein. Hans zog die Kiste hervor und brachte sie in die Stube hinunter.

Der Affe Duddeldaddel klatschte vergnügt in die Hände.

Der Spitz Weißwitz guckte neugierig umher.

Und der Teufel Rotreufel hob ein Bein in die Luft.

Alle waren froh, dass die Nachbarskinder helfen wollten, sie wieder ganz zu machen. Aber wie sollte das geschehen?

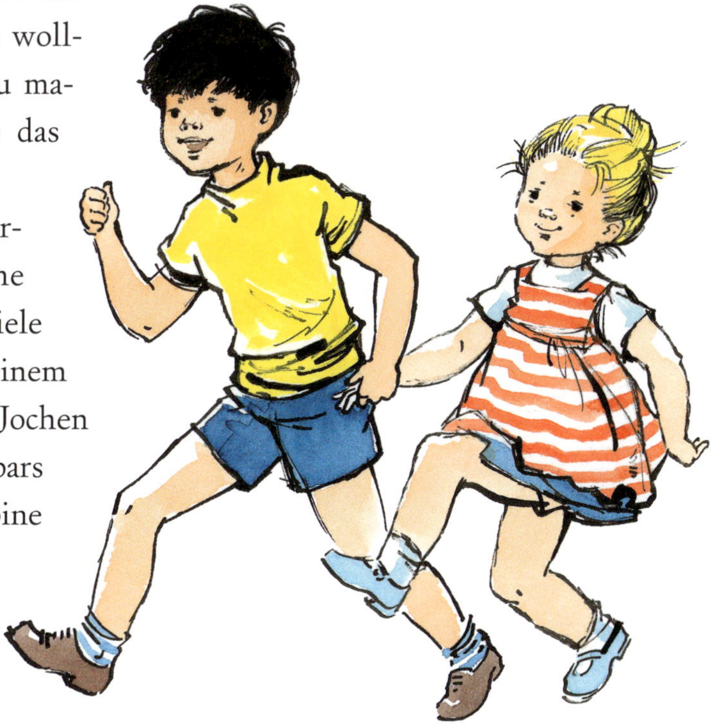

Jochen hatte ein Sparschwein, das tönerne Sparschwein Isabell. Viele Groschen lagen in seinem Bauch. Die schüttete Jochen auf den Tisch. Nachbars Hans, Bärbel und Sabine sahen zu.

Dann berieten sie mit der Mutter, was

sie alles kaufen mussten, um das Spielzeug wieder ganz zu machen.

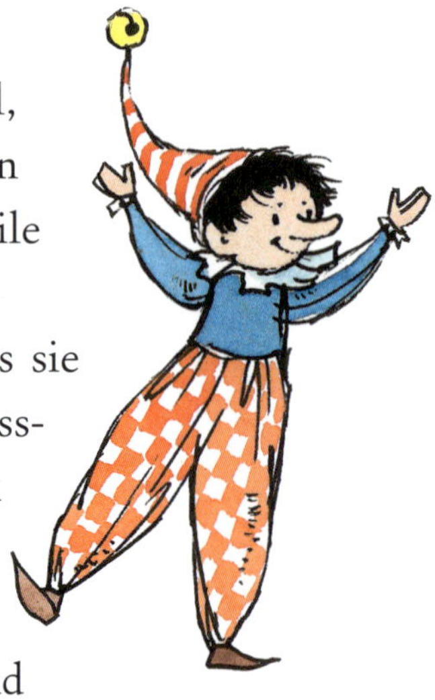

Nägel fürs Tor, Leim für das Ohr, Nadel, Faden, Zwirn und Scher' für das Bein von Brummelmähr, Hammer, Zange, Bohrer, Feile für zerbrochne Autoteile.

Jochen konnte kaum die Zeit erwarten, bis sie alles Handwerkszeug beisammenhatten. Er fasste Sabine an der Hand und lief mit ihr zum Kaufmann. Das Kasperl Klabasterl sollte Augen machen! Der freche Spatz hüpfte von Ast zu Ast und pfiff: »Guckt, dort läuft Jochen …«

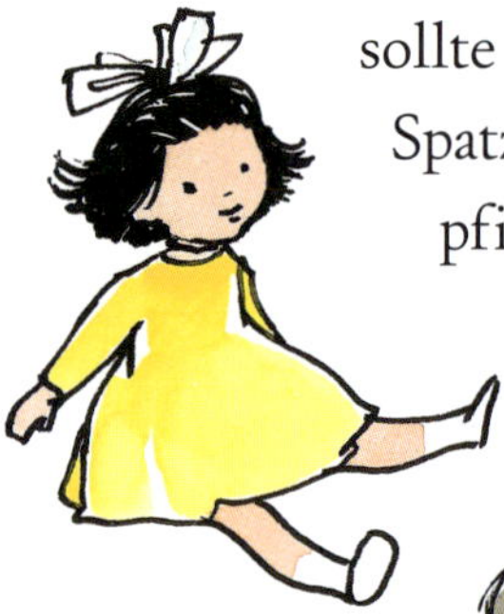

Da flog ihm eine Fliege in den offenen Schnabel hinein und er verschluckte vor Schreck sein »… Liederjan«.

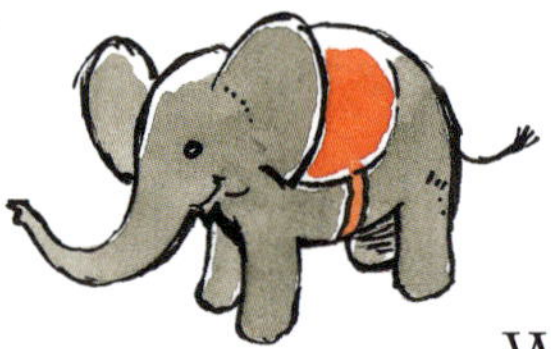

Inzwischen schleppten Hans und Bärbel Tische und Stühle herbei.

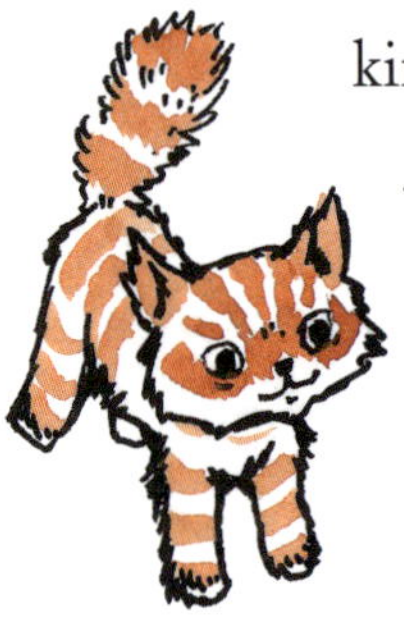

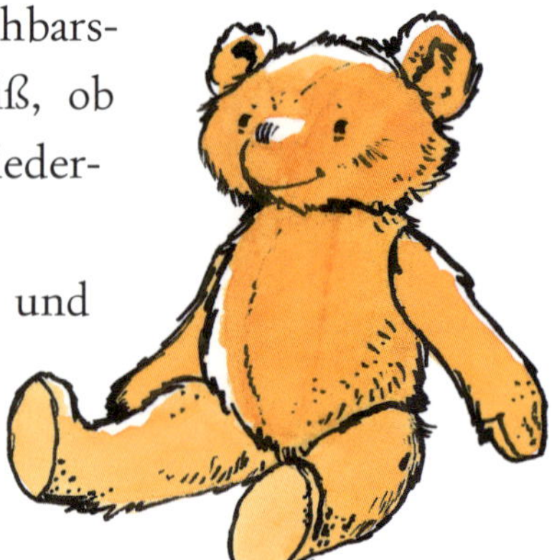

Wenn die Nachbarskinder nicht gewesen wären – wer weiß, ob Jochen sein Kasperl Klabasterl jemals wiedergesehen hätte!

Aber nun begann ein Hämmern und Nageln, ein Nähen und Kleben.

Im Nu war eine richtige Werkstatt entstanden.

Mit Nägeln fürs Tor, Leim für das Ohr, mit Nadel, Faden, Zwirn und Scher' für das Bein von Brummelmähr, mit Hammer, Zange, Bohrer, Feile für die zerbrochnen Autoteile.

Am Abend baute der Vater Jochen ein Regal für die Spielsachen. Darin hielten sie alle Einzug:

das Kasperl Klabasterl – lange Nas' und Augen voll Spaß –,
die Trommel Wumbumbommel,
der Bär Brummelmähr,
das Auto Tütato,
die Hexe Schwarzkleckse,
der Teufel Rotreufel,
der Spitz Weißwitz –
Der Affe Duddeldaddel saß vergnügt obenauf und winkte.

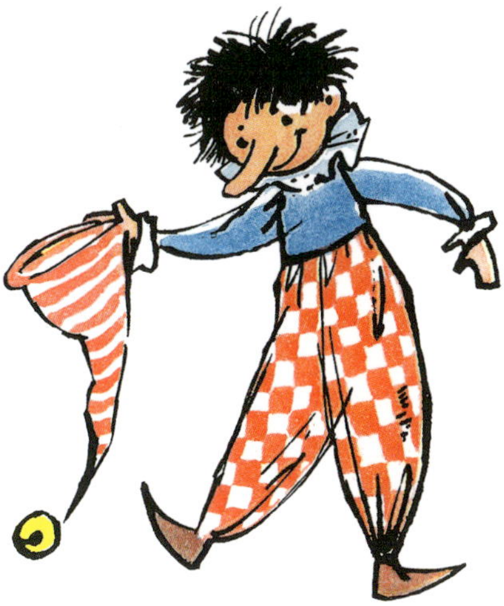

Von nun an hatten sie es gut. Sie lachten und tanzten und keiner lief mehr davon.

Auto mit Rädern,
Vogel mit Federn,
Haus mit Tor,
Pferd mit Ohr,
Katze mit Schwanz –
alles war ganz!

Der Jochen und die Nachbarskinder aber – die wurden gute Freunde!

Mischka, der Bär

Ein russisches Volksmärchen
mit Bildern von Ingeborg Meyer-Rey

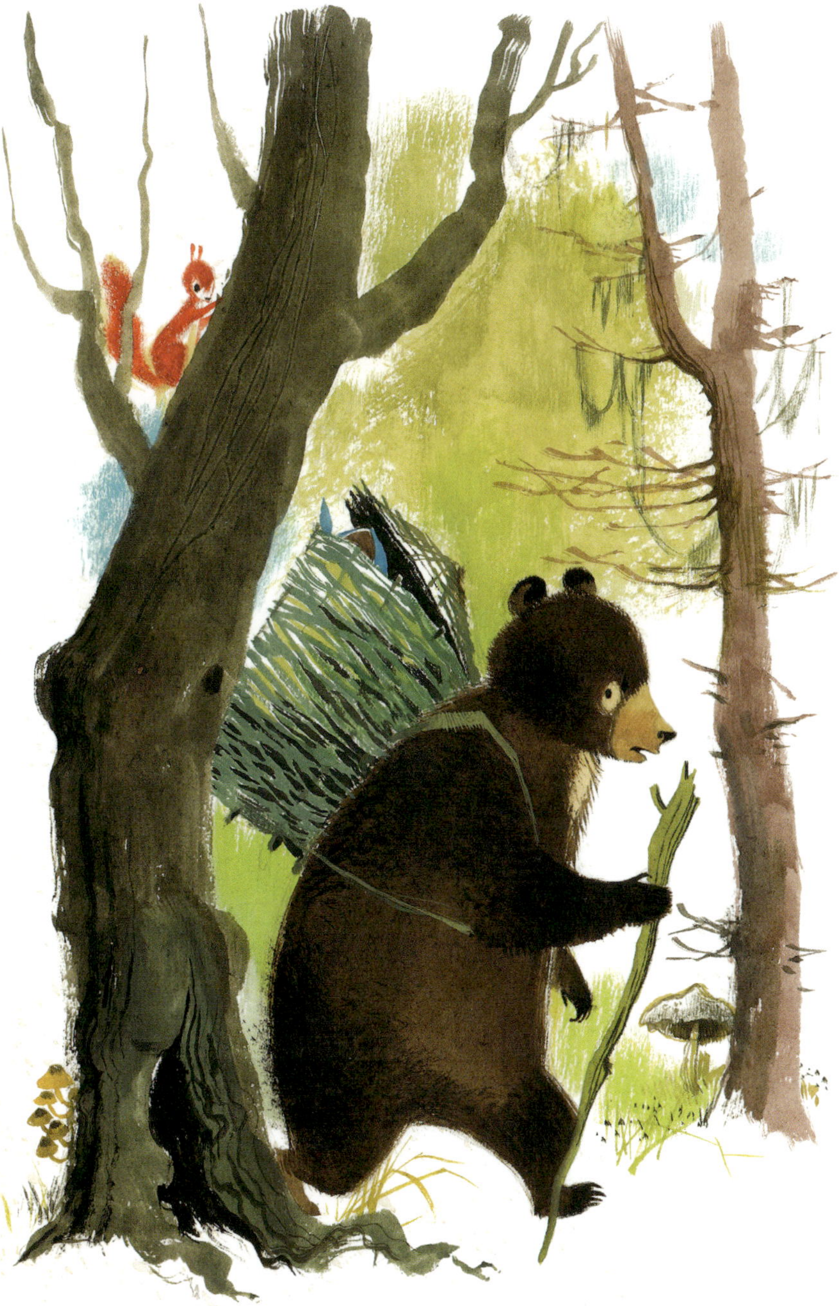

Es war einmal eine Großmutter. Die lebte mit Mascha und Dascha, ihren beiden Enkelkindern, zusammen.

Einmal wollte Dascha in den Wald gehen und Beeren und frische Pilze suchen. Da sagte die Großmutter zu ihr: »Kleine Dascha, geh nicht zu weit, weich nicht vom Wege ab und spring nicht über Baumstümpfe, hörst du, sonst wirst du dich verlaufen.«

»Ja«, sagte Dascha.

Dann ging sie in den Wald, pflückte Beeren und sang ein Lied. Dabei kam sie, ohne es recht zu merken, doch vom Wege ab, ging tiefer in den dichten Wald und sprang auch über Baumstümpfe.

Auf einer hohen Eiche saß ein Kuckuck, der rief:

»Kuckuck, Kuckuck, dreh dich um,
Mädchen, dreh dich linksherum!«

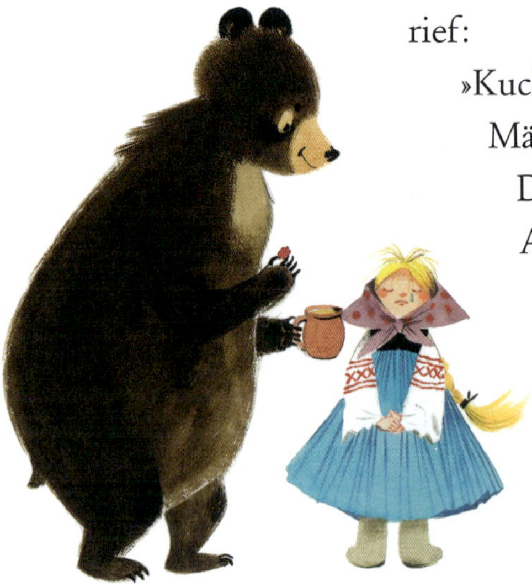

Da ging das Mädchen nach links. Auf einmal schoss – wer weiß, woher – der Mischka-Bär hervor und sprang auf die kleine Dascha los. Er packte sie und lief mit ihr davon. Er lief und lief bis in sein Haus.

Er hatte ein großes, sehr großes und prächtiges Schloss.

Der Keller war nicht leer. Rüben, Kohl, getrocknete Pilze und Honig waren darin. In der Vorratskammer lag allerlei: Flaum und Feder – Wolle und Leder.

So brachte der Bär die kleine Dascha in sein Schloss und sagte zu ihr: »Das ist fein, mir fehlt schon lange eine Wirtschafterin. Du wirst hier wohnen, wirst mir Fäustlinge nähen, den Ofen heizen und Kuchen backen. Und ich werde auf die Jagd gehen und Essen heranholen.«

Da weinte die kleine Dascha. Aber der Bär brachte ihr Honig, Nüsse und Beeren und tröstete sie. Doch sie blieb weiterhin betrübt und legte sich dann schlafen. Am Morgen weckte sie der Mischka-Bär und sagte: »Ich gehe jetzt wieder auf die Jagd, koch inzwischen Kohlsuppe und web mir eine warme Decke!«

Dann ging Mischka fort und Dascha machte sich an die Arbeit. Aber nichts wollte klappen, alles fiel ihr aus den Händen. Sie wollte Kohlsuppe kochen – aber das Wasser kochte über. Sie heizte den Ofen – doch der verräucherte die ganze Küche. Sie setzte sich zum Weben – da rissen die Fäden und es bildeten sich Knoten.

Am Abend kam der Bär nach Hause. Die Küche war ganz schwarz, vor lauter Rauch konnte man kaum das Fenster erkennen. Die Kohlsuppe war ungesalzen und die Grütze schmeckte bitter.

Da brummte der Mischka-Bär, legte sich schlafen und deckte sich mit der neuen Decke zu. Aber wie fuhr er wieder in die Höhe!

»Das ist doch keine Decke, das ist ein grober Scheuerlumpen. Er piekt in die Beine und zerkratzt mir die Schultern. Ach, du bist ja ein nachlässiges, faules Ding. Los! In den Keller! Setz dich dort hin, lese die Rüben aus und zähle die Kohlköpfe!« Und er sperrte Dascha in den finsteren Keller.

Die Großmutter und Mascha suchten und suchten inzwischen die kleine Dascha, aber schließlich gaben sie alle Hoffnung auf. Da war nichts zu machen. Die Zeit verging. Nun wollte Mascha in den Wald gehen, um Beeren zu suchen. Die Großmutter sagte zu ihr: »Kleine Mascha! Geh nicht zu weit, geh nicht vom Wege ab und spring nicht über Baumstümpfe, hörst du, sonst wirst du dich verlaufen.«

»Ja«, sagte Mascha.

So ging Mascha in den Wald, pflückte viele Beeren und sang ein Lied. Dabei kam sie, ohne es recht zu merken, vom Wege ab, ging tiefer in den dichten Wald und sprang auch über Baumstümpfe.

Auf einer hohen Eiche saß ein Kuckuck, der rief:

»Kuckuck, bleibe stehn,
nach rechts musst du gehen!«

Da ging Mascha nach rechts.

Auf einmal schoss – wer weiß, woher – der Mischka-Bär hervor und sprang auf die kleine Mascha los. Er packte sie und lief mit ihr davon. Er lief und lief bis in sein Haus.

»Das ist fein«, sagte er, »ich brauche schon lange eine Wirtschafterin! Du wirst hier wohnen, wirst mir Fäustlinge nähen, den Ofen heizen und Kuchen backen. Ich gehe gleich auf die Jagd, koche inzwischen Kohlsuppe und web mir eine warme Decke!«

Dann ging er fort.

Da ging Mascha im Haus umher und sah sich die Vorratskammer und den Keller an. In der Vorratskammer war allerlei, Flaum und Feder, Wolle und Leder. Auch der Keller war nicht leer. Rüben, Kohl, getrocknete Pilze und Honig waren darin. Und da – da saß ja auch die kleine Dascha, das Schwesterchen. Wie freuten sich da die Mädchen. »Ach«, sagte Mascha, »ich werde mir schon etwas ausdenken, damit wir hier herauskommen.«

Sie ging hinauf und machte sich an die Arbeit. Sie kochte Kohlsuppe, dämpfte Grütze, fegte die Küche sauber und setzte sich an den Webstuhl. Sie webte und legte Faden zu Faden.

Der Bär kam heim; im Haus war es hell und sauber, die Kohlsuppe war fett und die Grütze heiß.

»Ach«, sagte er, »das ist ein kluges Kind, ein verständiges Mädchen!« Dann legte er sich schlafen, deckte sich mit der neuen Decke zu und sagte: »Ah, auch die Decke hat sie gut gewebt! Leicht wie Flaum ist sie, warm wie ein Öfchen, mollig für meine Beine und weich für meine Schultern.« So schlief er ein.

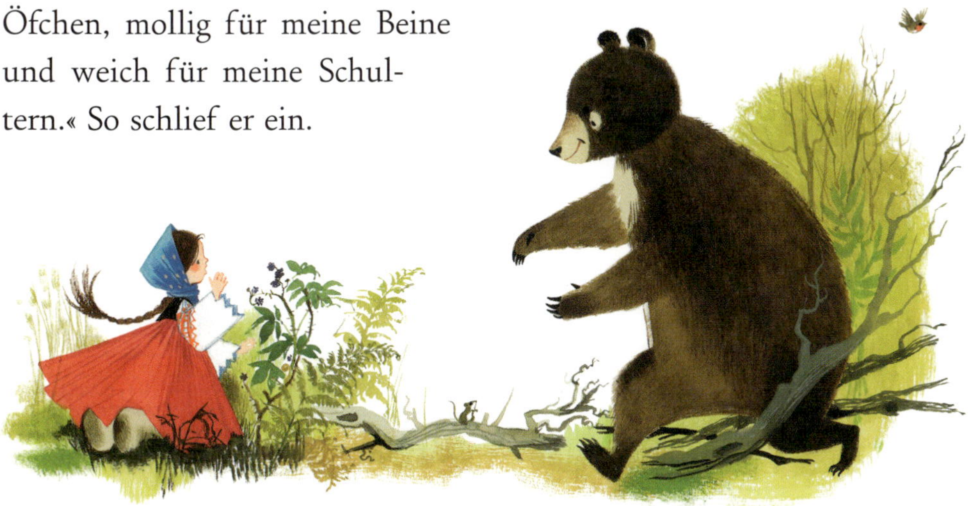

Und Mascha gab Dascha zu essen und dann durfte sie auf dem Ofen schlafen.

Am Morgen stand der Mischka-Bär auf und sagte: »Womit kann ich dir eine Freude machen, kleines Mädchen? Du darfst mich um alles bitten, was du haben willst.«

Da sagte Mascha: »Ich brauche nichts, Mischka, aber bring doch meiner Großmutter etwas Kuchen!«

»Gut«, brummte er und Mascha sagte:

»Ich werde viele Kuchen backen, werde sie in eine Kiepe legen und du bringst sie zur Großmutter und legst sie ihr vor die Tür! Aber sieh nicht in die Kiepe hinein und rühr die Kuchen nicht an! Ich werde auf dem Dach sitzen und dich beobachten.«

»Gut«, brummte der Bär.

Nun ging Mischka auf die Jagd, und die kleine Mascha war bald mit dem Kuchenbacken fertig.

Dann setzte sie Dascha in die Kiepe, kletterte selber hinein und deckte sich mit dem Kuchen zu.

Der Bär kam und sah die Kiepe mit dem Backwerk. Er lud sie auf die Schultern und ging los.

Tap-tap-tap, er zertrat die Beeren, zertrampelte das Gras und zerbrach die Äste. Dann wurde er müde und bekam Hunger.

»Ach«, sagte er, »ich will mich auf den Baumstumpf setzen und will essen. Kuchen will ich essen!«

Aber Mascha rief mit einem ganz zarten Stimmchen: »Ich sitze gar hoch und ich sehe gar weit. Dass du nicht auf dem Baumstumpf sitzt, dass du auch keinen Kuchen isst!«

»Na«, brummte der Bär, »die kann aber weit sehen!«

Und er lief geschwind weiter. Tap-tap-tap, zertrat die Beeren, zertrampelte das Gras und zerbrach die Äste.

Und wieder wurde er müde und bekam Hunger.

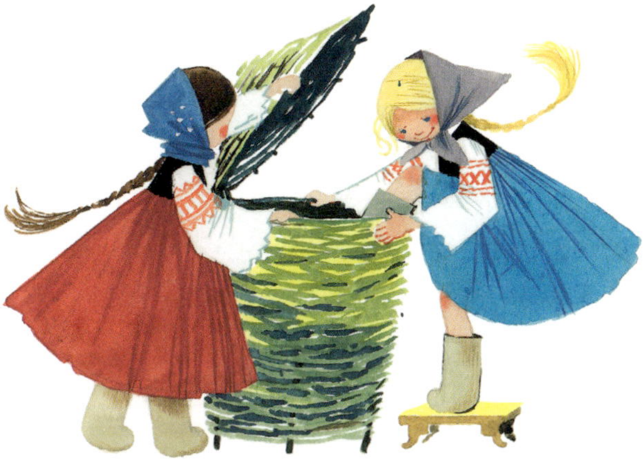

»Nun«, brummte er, »jetzt bin ich weit genug vom Hause weg, jetzt sieht mich die kleine Mascha nicht mehr. Jetzt setz ich mich auf den Baumstumpf und esse Kuchen.«

Und wieder rief Mascha mit einem ganz feinen Stimmchen aus der Kiepe: »Ich sitze gar hoch und ich sehe gar weit! Dass du nicht auf dem Baumstumpf sitzt, dass du auch keinen Kuchen isst!«

»Nanu«, brummte der Bär, »die sieht mich immer noch! Da ist nichts zu machen. Ich muss die Kiepe recht schnell hinbringen und dann nach Hause gehen. Erst dort darf ich etwas essen!«

Und er lief ganz schnell weiter und kam zur Großmutter. Da warf er die Kiepe vors Tor und tapste schnell wieder davon. Die Großmutter kam heraus und sah die Kiepe stehen. Sie guckte hinein und erblickte die Kuchen. Da nahm sie ein Stück heraus, biss etwas ab und begann zu weinen: »Ach, das sind die gleichen Kuchen, wie sie meine Mascha so gut backen konnte. Wo mögen meine Enkelchen nur stecken, meine lieben kleinen Mädchen?«

Da sprangen die beiden heraus: »Hier sind wir, Großmütterchen!« Und alle fingen vor Freude an zu tanzen. Sie tanzten und sangen:

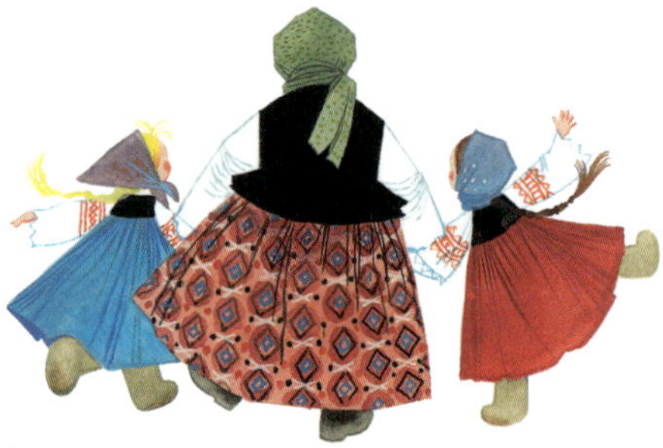

»Trallala, nun lasst uns springen
und ein frohes Liedchen singen!«

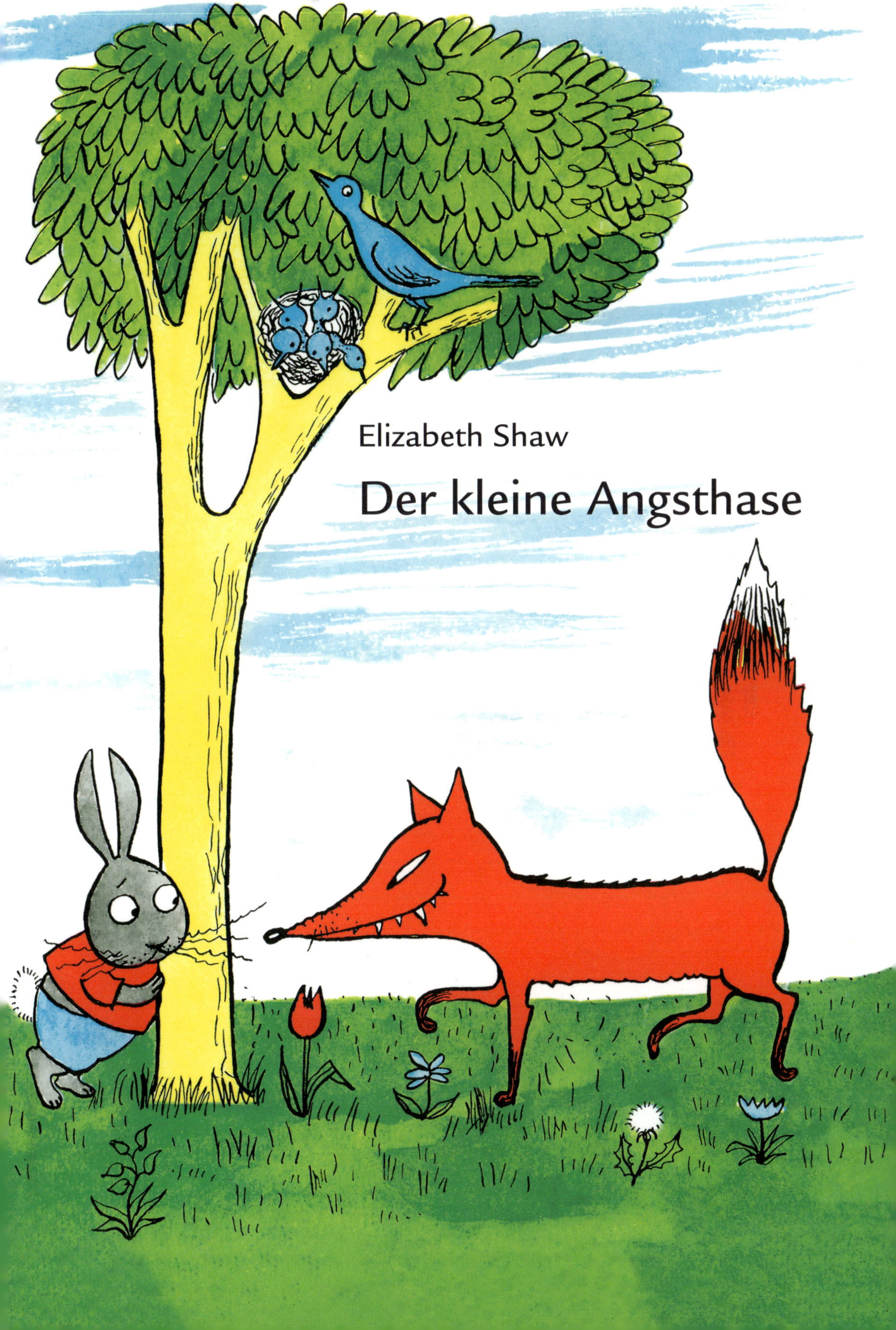

Elizabeth Shaw

Der kleine Angsthase

Es war einmal ein kleiner Angsthase. Der wohnte bei seiner lieben Oma, die leider auch sehr ängstlich war.

»Pass nur immer auf, Kleiner«, sagte sie. »Es könnte dir etwas zustoßen.«

Angsthase hatte Angst vor dem Hund. Oma hatte gesagt: »Hunde beißen.«

Er fürchtete die Dunkelheit. Oma hatte gesagt: »Es gibt Räuber und Gespenster.«

Er fürchtete das Wasser. Oma hatte gesagt: »Im Wasser kann man ertrinken.«

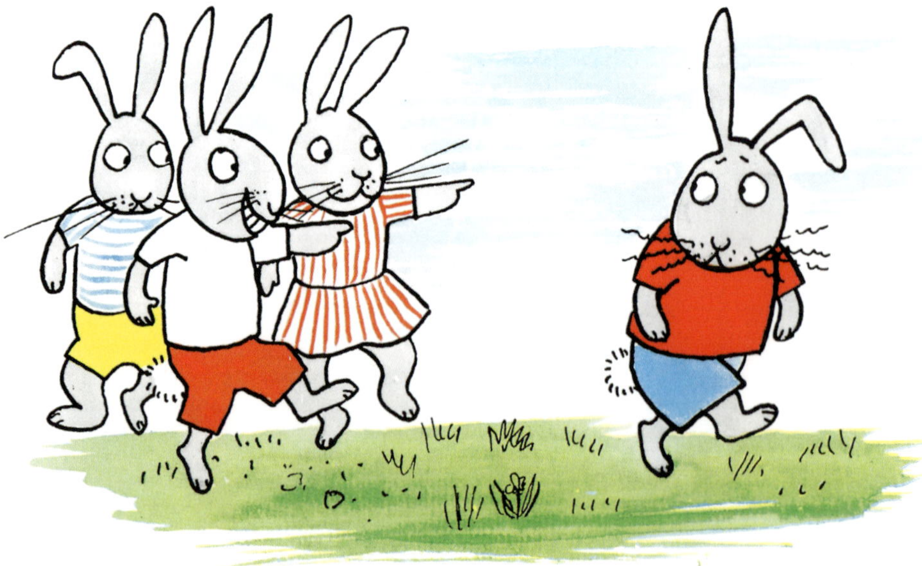

Er hatte Angst vor großen Jungen. Oma hatte gesagt: »Sie werden dir wehtun.«

»Angsthase, Angsthase!«, riefen die Kinder. Sie wollten nicht mit ihm spielen. Da aber weinte Angsthase bitterlich. Er war sehr unglücklich.

»Du musst deine Angst überwinden«, sagte der gute Onkel Heinrich. »Sei einfach nicht mehr ängstlich.«

Das war leicht gesagt.

Angsthase spielte lieber mit dem kleinen Ulli.

Eines schlimmen Tages schlich der böse Hasenfeind ins Dorf: der Fuchs!

Die Hasen rannten schnell davon. So schnell sie konnten. Sie versteckten sich in den Häusern.

Der kleine Angsthase und der ganz kleine Ulli rannten auch. Aber der ganz kleine Ulli konnte nicht so schnell laufen.

So fing der böse Fuchs den kleinen Ulli-Hasen.

»Der böse Fuchs frisst meinen kleinen Ulli!«, rief der Angsthase laut. »Was soll ich machen?«

Er war einfach nicht mehr ängstlich und griff den Fuchs am Schwanz. Da war Ulli frei.

Der böse Fuchs aber fletschte die Zähne und drehte sich und wälzte sich. Ich schleudere ihn in die Disteln, dachte der schlaue Fuchs. Aber der Angsthase ließ nicht los.

Der Fuchs rannte blitzschnell über die Wiese.

Aber der Angsthase hielt den Schwanz sehr fest.

Der Fuchs rannte auf einen Baum zu. Da fiel dem kleinen

Angsthasen etwas ein. Er ließ ganz plötzlich los. So flog der böse Fuchs gegen den Baum und bekam mächtige Beulen.

Angsthase und der ganz kleine Ulli waren sehr froh. Der Fuchs aber machte, dass er wegkam.

Die anderen Hasen waren auch zufrieden.

Und der Bürgermeister hängte dem Angsthasen eine Auszeichnung um: für seinen Mut!

»Siehst du«, sagte der gute Onkel Heinrich, und alle Hasen riefen: »Bravo!«

Zu Hause seufzte die Oma: »Mein Kleiner, hast du nicht daran gedacht, dass dir etwas zustoßen könnte?«

»Eigentlich hatte ich keine Zeit dazu«, sagte der kleine Angsthase.

»Ich musste an den ganz kleinen Ulli denken.«

Am nächsten Tag riefen alle Hasenkinder: »Hier kommt der mutige Hase. Er hat den bösen Fuchs besiegt.«

Alle gingen gemeinsam spielen.

So war der kleine Angsthase kein Angsthase mehr.

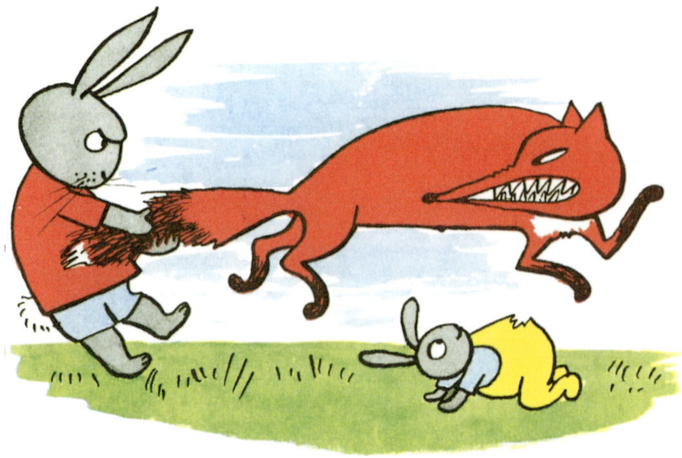

Hannes Hüttner

Bei der Feuerwehr wird der Kaffee kalt

mit Bildern von Gerhard Lahr

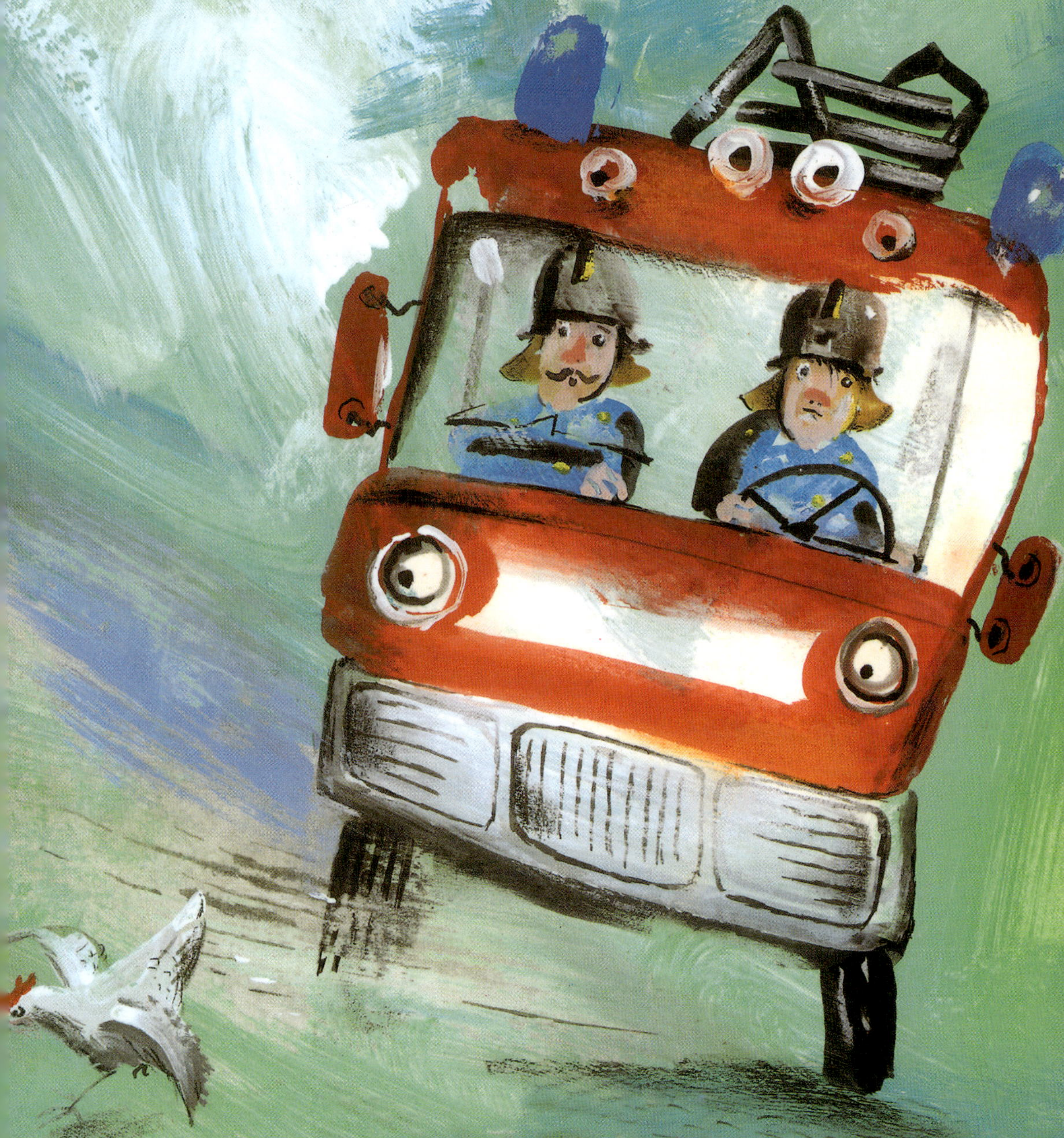

Es ist Kaffeepause bei der Feuerwehr.

»Wachtmeister Meier!«, sagt Löschmeister Wasserhose.

»Hier!«, ruft der kleine Wachtmeister Meier.

»Ist der Kaffee warm?«

»Jawohl«, sagt der kleine Meier.

»Dann wollen wir uns setzen, Jungs!«, sagt Löschmeister Wasserhose, und alle Feuerwehrleute setzen sich um den großen Holztisch.

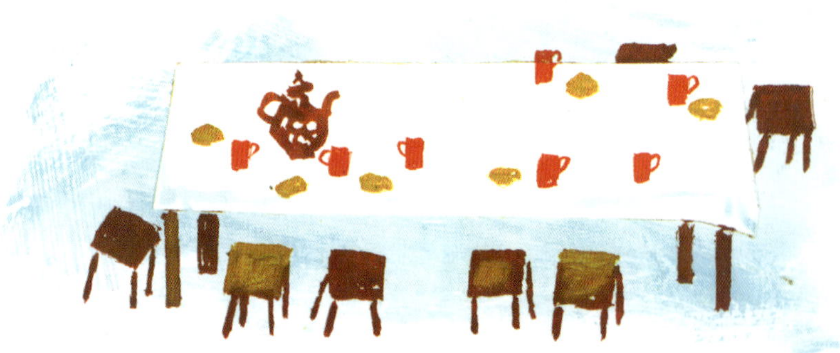

»Hat jeder einen Becher?«, fragt Löschmeister Wasserhose. »Alle mal hochhalten! Eins, zwei, drei, vier, fünf, sechs, sieben! In Ordnung! Wachtmeister Meier, schenken Sie bitte ein!«

Und während der kleine Wachtmeister Meier einschenkt, freuen sich alle auf die Kaffeepause. Die Feuerwehr hat sie verdient. Die Feuerwehrleute haben heute Wasser aus einem Keller gepumpt, in einem Kuhstall Feuer gelöscht und eben haben sie einem gestürzten Pferd auf die Beine geholfen.

»Na, Jungs, hat jeder seine Stulle?«, fragt Löschmeister Wasserhose. »Dann haltet sie mal alle hoch! Eins, zwei, drei, vier, fünf, sechs ... Meier, wo ist Ihre Stulle?«

»Ich hab sie aufgegessen!«, sagt der kleine Wachtmeister Meier, der immer großen Hunger hat.

»Hm, hm«, sagt der Löschmeister. »Und was nun? Na, nehmen Sie eine von mir. Meine Frau hat mir zwei eingepackt. Also, dann: Guten Appetit!«

»Guten Appe ...«, erwidern die Feuerwehrleute – plötzlich aber schrillt das Telefon: »Brimmbrimmbrrimm!«

Löschmeister Wasserhose nimmt den Hörer ab.

»Hier ist die Feuerwehr«, sagt er. »Was, wo? Bei Oma Eierschecke in der Kaffeestraße? In Ordnung! Alarm, Jungs!« Und er springt auf und rennt zur Rutschstange. »Sst« – ist er unten.

Die anderen Feuerwehrmänner rutschen hinterher. »Sssst, ssst, sst!«

Unten steht das Löschauto. Schnell greift jeder seinen Helm, seine Gasmaske, sein Koppel und setzt sich auf seinen Platz.

Ab saust die Feuerwehr. Löschmeister Wasserhose steuert.

Sie fahren so schnell, dass es aussieht, als ob die Häuser schief stünden.

Das Martinshorn ruft: »Tatü, tata! – Die Feuerwehr ist da!«

Schon sind sie in der Kaffeestraße. Im Haus Nr. 13 qualmt es aus einem Fenster im dritten Stock. Vorm Haus stehen aufgeregte Leute. Jeder Feuerwehrmann weiß, was er zu tun hat. Zwei laufen mit dem Füllschlauch zum nächsten Hydranten. Die Feuerwehrspritze pumpt das Wasser in den Löschschlauch.

An der Pumpe steht der Löschmeister. Der kleine Meier und ein zweiter Feuerwehrmann rennen mit dem Schlauch die Treppen hoch.

»Schschscht« – spritzen sie das Wasser durch die Tür in die Wohnung. Dick und schwarz wird der Qualm. Das Feuer wehrt sich. Aber sie ersäufen es.

Schließlich ist das Feuer gelöscht. Der kleine Wachtmeister Meier hat eine rußige Nase bekommen. Er wischt sich den Schweiß von der Stirn.

»Wo ist denn Oma Eierschecke?«, fragt der Löschmeister.

Oma Eierschecke steht ganz verstört auf der Treppe.

»Ich weiß nicht, wie das passiert ist«, sagt sie. »Ich bin in den Keller gegangen, und als ich wiederkam, brannte die ganze Stube!«

»Hm, Oma Eierschecke«, sagt der Löschmeister, »vielleicht hast du die Ofentür offen gelassen ...«

»Aber nein«, beteuert Oma Eierschecke.

»Das sehen wir uns an«, sagt Löschmeister Wasserhose und steigt mit ihr in den dritten Stock. Es stinkt scheußlich nach Rauch. Und da sieht man es: Oma Eierschecke hatte doch die Ofentür offen gelassen, und es war ein bisschen Glut herausgefallen. Vor der Ofentür aber war kein Ofenblech, und so hat erst der Teppich

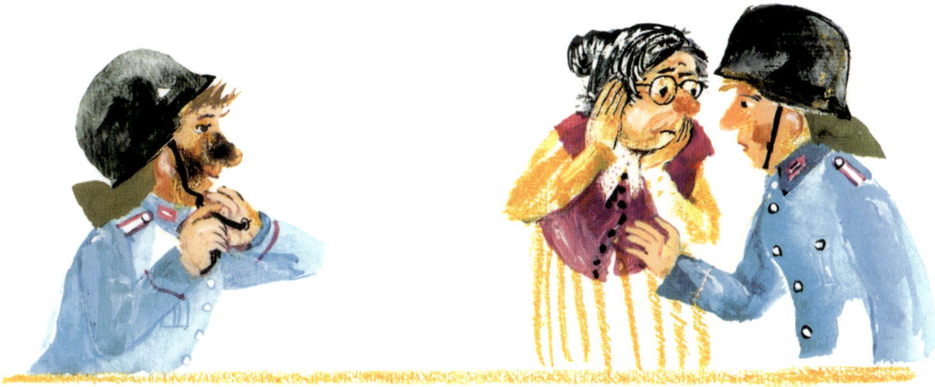

gebrannt, dann die Dielen und das Sofa und dann die Gardinen und dann ...

»Meine schöne gute Stube«, jammert die Großmutter. »Oh, oh, oh.« Aber dann sagt sie: »Wie gut, dass ihr noch gekommen seid. Sonst wäre vielleicht das ganze Haus abgebrannt! Weißt du, in der Küche habe ich noch ein bisschen Kuchen. Ich pack ihn euch ein. Mir ist der Appetit vergangen!«

»Danke schön«, sagt Wasserhose, »aber behalte deinen Kuchen nur – wir helfen gerne! Jungs, alles fertig? Aufsitzen!« Und ab rollt die Feuerwehr, zurück in die Wache.

»Und jetzt«, sagt Löschmeister Wasserhose, »jetzt machen wir aber Kaffeepause!«

Und der kleine Meier, der sich gerade seine rußige Nase gewaschen hat, nimmt die Kaffeekanne vom Ofen, und alle setzen sich an den langen Holztisch.

»So, Jungs«, sagt Wasserhose, »hat jeder einen Becher? Alle mal hochhalten! Eins, zwei, drei, vier, fünf, sechs, sieben! In Ord-

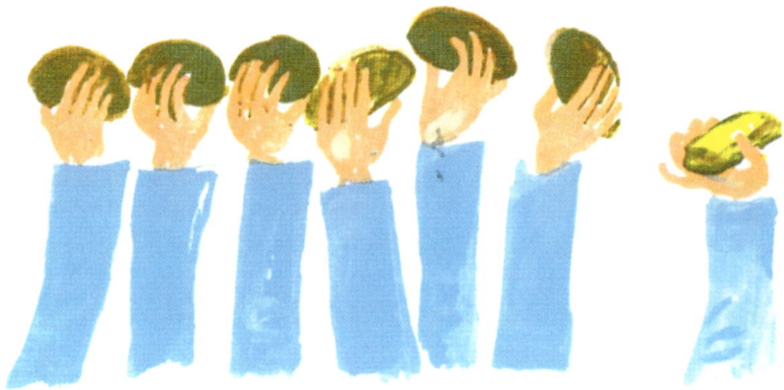

nung! Hat jeder seine Stulle mit? Alle mal hochhalten! Eins, zwei, drei, vier, fünf, sechs ... Halt! Meier! Was haben Sie da in der Hand?«

»Das, das ist Quarkkuchen!«, sagt Meier.

»Wo haben Sie den Kuchen her?«

»Den, den, den muss mir Oma Eierschecke in die Tasche gesteckt haben!«

»Und wo ist die Stulle, die ich Ihnen vorhin geschenkt habe?«

»Hab ich schon aufgegessen, Löschmeister Wasserhose!«

Wasserhose blickt kopfschüttelnd den verfressenen Meier an. Wie kann einer denn immer hungrig sein?

»Na, guten Appetit, Jungs!«, sagt er schließlich.

»Guten Appetit«, sagen alle und wollen gerade abbeißen ... Da bimmelt das Feuerwehrtelefon.

Löschmeister Wasserhose nimmt den Hörer ab.

»Wie, was?«, fragt er. »Ein kleiner Junge? Gut, wir kommen! Alarm!«

Da legen alle ihre Stullen auf den Tisch und rennen zur Rutschstange. »Sssst, sst, sst« sind sie unten.

Der Löschmeister gibt ordentlich Gas. Alle Autos halten an, um den roten Wagen vorbeizulassen.

Und die Leute fragen sich auf der Straße: »Was wird denn nun wieder passiert sein?«

Ja – was war passiert? Der kleine Emil Zahnlücke war zum Schwanenteich gelaufen. Der Schwanenteich hatte eine Eishaut bekommen. Und Emil Zahnlücke dachte: Ich werde auf dem Eis schlittern! Wie werden die Kinder über meine Schlitterbahn staunen!

Am Ufer hielt das Eis auch. Emil Zahnlücke ging einen Schritt und dann noch einen und dann nahm er Anlauf und schlitterte über das Eis.

Aber mit einem Mal machte es »Ping!« und quer durch die Eisdecke lief ein Riss. Emil Zahnlücke erschrak.

Er wollte sich umdrehen und zurücklaufen. Da machte es noch einmal »Pling« und »Pleng« und »Klirr«, und er lag im Wasser.

Jetzt hält sich Emil Zahnlücke am Rand des Eisloches fest und schreit.

Die Arme sind ihm schon lahm. Manchmal bricht unter seinen Fingern ein Stückchen Eis ab, dann taucht Emil Zahnlücke mit dem Kopf unter und schluckt eisiges Wasser und fuchtelt mit den Armen und versucht, den Rand des Eisloches wieder zu fassen.

Was meint ihr, welche Angst der kleine Emil hat!

Am Ufer stehen Menschen und wollen helfen. Aber sie kommen nicht an Emil Zahnlücke heran, sie sind schwerer als er und brechen schon am Ufer durch die Eisdecke.

Alle atmen auf, als sie das »Tatü-tata« der Feuerwehr hören.

Löschmeister Wasserhose prüft das Eis.

»Wachtmeister Meier!«, ruft er. »Sie sind der Leichteste von uns. Nehmen Sie sich zwei Steckleitern und arbeiten Sie sich an den Jungen heran!«

Wachtmeister Meier holt aus dem Auto zwei kurze Leitern. Er schiebt sie aufs Eis. Dann legt er sich vorsichtig auf eine Leiter, schiebt die andere vorwärts und kriecht dann darauf. Am Koppel hat er eine Leine mitgenommen. Bald ist er bei Emil Zahnlücke angelangt.

Gerade lässt der kleine Emil den Eisrand los. Aber Wachtmeister Meier erwischt ihn am Mantelkragen und zieht ihn auf die Leiter. Das ist eine schwere Arbeit, denn Emil ist tropfenass. Schließlich hakt der kleine Meier die Leine vom Koppel und bindet sie an die Leitern. Die Feuerwehrleute am Ufer ziehen. Wie ein Schlitten rutscht die Leiter über das Eis. So werden der kleine Meier und Emil ans Ufer geholt.

Emil klappert mit den Zähnen. Er wird in eine dicke Feuerwehrdecke gewickelt. Dann fahren sie mit »Tatü-tata« ins Krankenhaus. Wer so lange in eiskaltem Wasser gelegen hat, dem muss der Arzt helfen.

»So, Jungs!«, sagt Löschmeister Wasserhose, als sie alle wieder in der warmen, gemütlichen Feuerwache sitzen. »Der Emil Zahnlücke ist versorgt – jetzt trinken wir aber endlich unseren Kaffee, Donnerunddorothee!«

»Jawohl!«, rufen die Feuerwehrleute und setzen sich an den langen Holztisch. Der kleine Meier holt die Kanne vom Ofen.

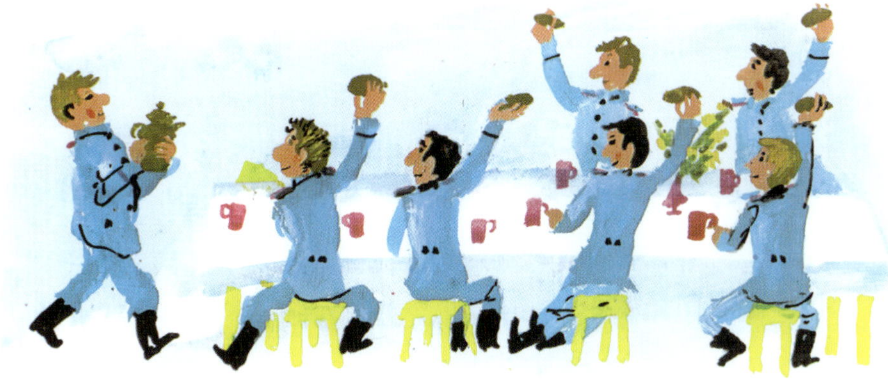

»Hat jeder einen Becher? Alle mal hoch halten!«, sagt der Löschmeister. »Eins, zwei, drei, vier, fünf, sechs, sieben – in Ordnung! Und hat jeder eine Stulle? Eins, zwei drei, vier, fünf, sechs ... Meier, wieso haben Sie jetzt wieder eine Stulle? Vorhin hatten Sie doch ein Stück Quarkkuchen?«

»Den Quarkkuchen?«, sagt der kleine Meier. »Den Quarkkuchen? Den werde ich wohl aufgegessen haben. Und die Stulle, die hat meine Mutter hier abgegeben.«

»Und wie viel essen Sie jeden Tag?«, fragt Wasserhose.

»Nie mehr als zwölf!«, sagt der kleine Meier.

»Das ist mir im Leben noch nicht vorgekommen«, meint der Löschmeister und schüttelt den Kopf. »Na, guten Appetit!«

Und er beißt in seine Stulle und nimmt einen Schluck Kaffee dazu und da ... Da bimmelt das Telefon ...

»Mhmmhmm«, meldet sich Löschmeister Wasserhose und schluckt schnell hinunter. »Hier ist die Feuerwehr. Wie bitte? Ein Baum? Wer schreit? Die Elefanten? Wir kommen sofort!«

Zu den Feuerwehrmännern sagt er: »Auf, Jungs! Wir nehmen den Kranwagen mit!«

Unten in der Halle steht neben dem Feuerlöschwagen ein Kranauto. »Sssst, sst, sst« kommen die Feuerwehrmänner die Rutschstange herunter und steigen in den Spritzenwagen. Wachtmeister Meier aber fährt mit dem Kranwagen hinterdrein.

Dunkel und stürmisch ist es geworden. Sie fahren zum Tierpark. Dort stand direkt neben dem Futterhaus eine große Linde. Keiner hatte ihr angesehen, dass sie innen morsch war. Aber die Linde hatte sich schon fünf Jahre lang überlegt: Fall ich heute um? Oder fall ich morgen?

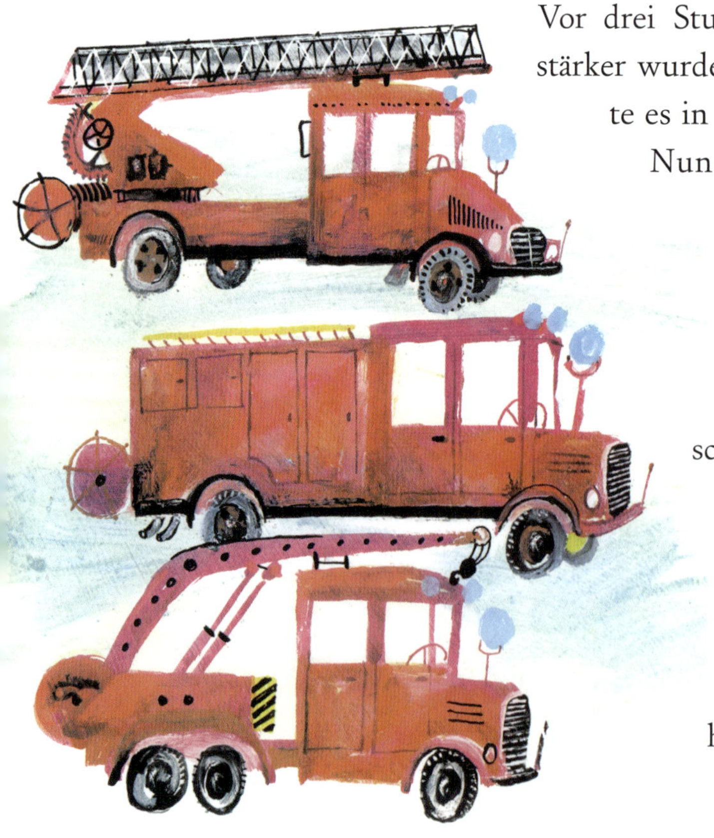

Vor drei Stunden nun, als der Wind stärker wurde, da knackte und knirschte es in ihrem Holz.

Nun liegt die dicke Linde direkt vorm Eingang zum Futterhaus. Dort lagern das Heu für die Elefanten, die Kartoffeln für die Hängebauchschweine, die Regenwürmer für die Frösche und die Fleischstücke für die Tiger. Der Futterkoch steht mit seiner weißen Mütze vorm Futterhaus und kann nicht in die

Futterküche. Die Tiere aber im Tierpark werden unruhig. Sie wollen ihr Abendbrot haben.

»Tetereteh« – trompeten die Elefanten.

»Uak, uak, uak« – quaken die Frösche.

»Nuk, nuk, nuk« – grunzen die Hängebauchschweine.

»Haaaaauuuuu« – brüllen die Tiger.

Die Arbeiter des Tierparks versuchen, die Linde fortzuräumen. Aber sie kommen nur langsam voran.

Da hat der Direktor die Feuerwehr angerufen.

Der kleine Wachtmeister Meier fährt den Kranwagen heran. Mühelos hebt er mit seinem Kran den starken Baum beiseite.

Der Futterkoch kann in seine Küche.

Aber er steht noch in der Tür und sagt: »Ach, du meine Güte! Unser guter Jakob!«

Da sehen es alle: Dort, wo die Linde mit der Krone aufgeschlagen ist, liegt ein zerdrückter Drahtkäfig. Aber wo ist Jakob? Im Käfig ist er nicht. Ist er davongeflogen?

»Jungs«, sagt Löschmeister Wasserhose. »Hat einer von euch einen Raben gesehen?«

»Ja!«, ruft Wachmeister Meier. »Er sitzt bei mir im Fahrerhaus!«

»Bringen Sie ihn bitte her!«, sagt der Löschmeister.

Und tatsächlich – der kleine Wachtmeister Meier kommt mit dem Raben Jakob an!

»Wie ist das bloß zugegangen?«, fragt der Löschmeister.

»Ich habe eine Stulle gegessen«, sagt der kleine Meier. »Da kam dieser Rabe und sah mich hungrig an. Ich habe meine Stulle mit ihm geteilt.«

»Das ist doch nicht zu glauben!«, sagt der Löschmeister.

Der Tierparkdirektor bedankt sich bei der Feuerwehr.

»Gerne geschehen«, sagt der Löschmeister und ruft: »Aufsitzen, Jungs!«

Dann geht der Koch in die Futterküche, der Rabe Jakob bekommt einen neuen Käfig, die Feuerwehr fährt zurück in die Feuerwache, die Männer schnallen die Koppel ab, der kleine Meier nimmt die große, dicke Kaffeekanne vom Ofen, alle setzen sich an den langen Holztisch und nehmen die Schnitten in die Hand ...

Und da ...

Da ist unsere Geschichte zu Ende.

Denn sonst bimmelt wieder das Telefon!

Ingeborg Feustel

Bibi

mit Bildern von Eberhard Binder

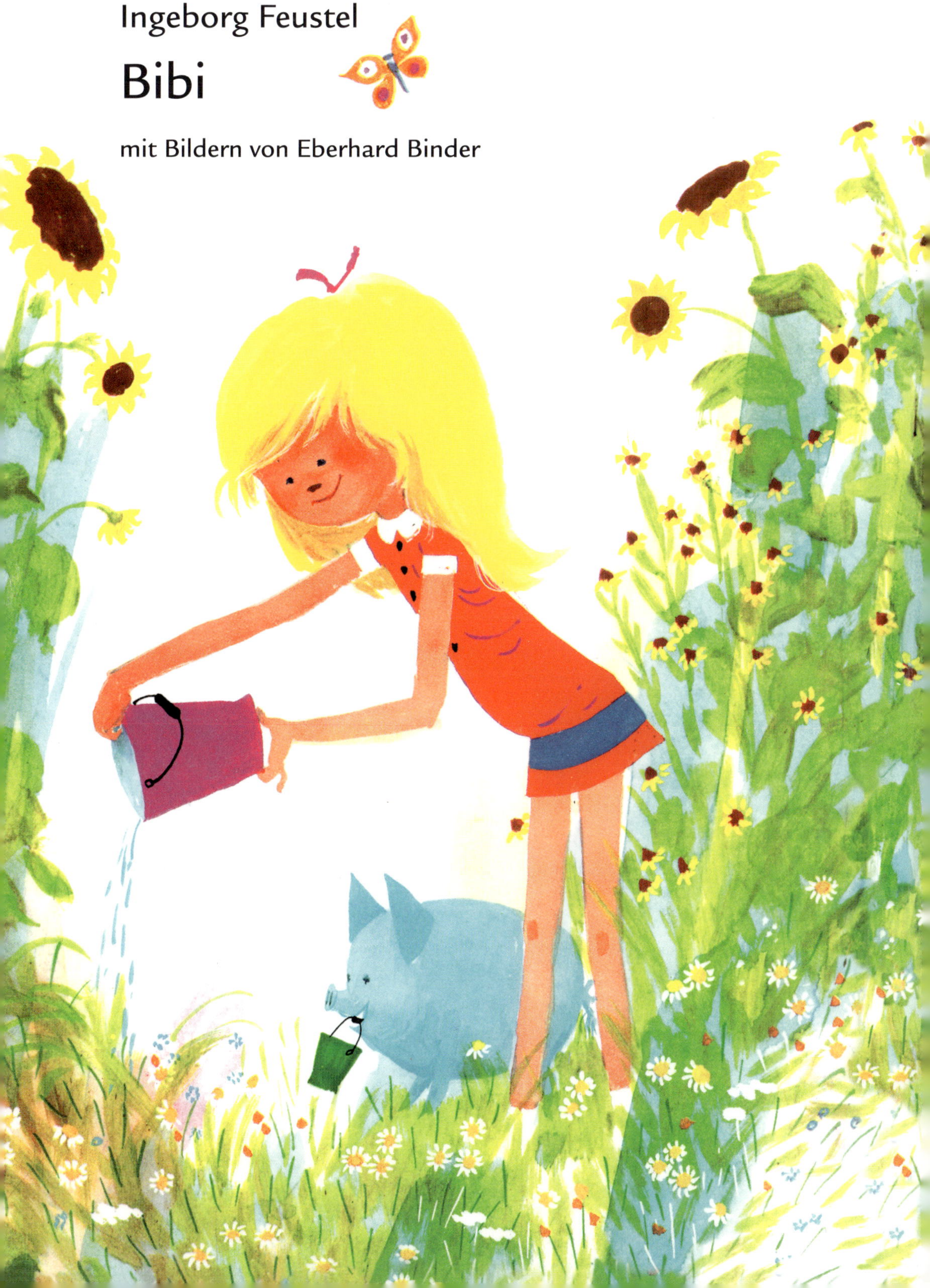

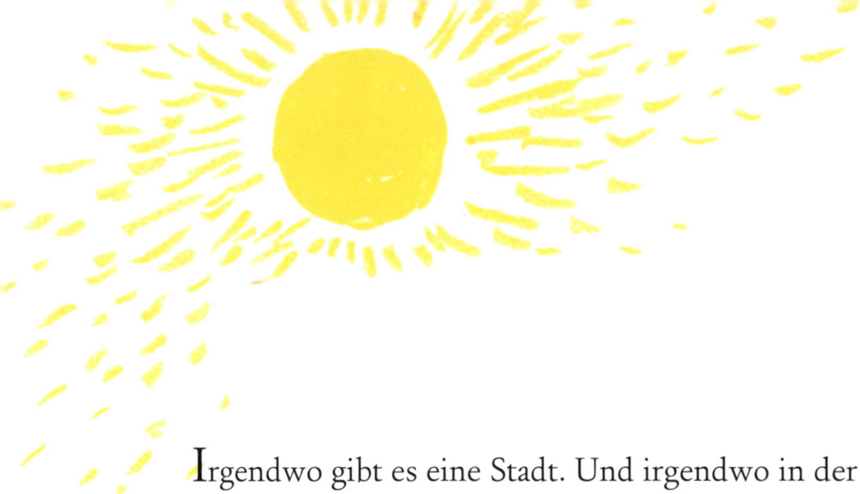

Irgendwo gibt es eine Stadt. Und irgendwo in der Stadt steht eine Anschlagsäule. In der Anschlagsäule wohnen das kleine Mädchen Bibi und das himmelblaue Schweinchen Jo.

Die Sonne scheint und scheint. Am Himmel segelt ein einziges pfannkuchenkleines weißes Plusterwölkchen.

Bibi guckt aus dem Fenster. »Du kannst sagen, was du willst, Schweinchen Jo – heute würde meine Großmutter Wäsche waschen!«

Schweinchen Jo seufzt. »Ich habe den Verdacht, deine Großmutter ist nur eine Ausrede. Du machst doch immer gerade das, was du willst!« Bibi lacht. »Was bist du nur für ein kluges Schweinchen, Jo! Ich habe ordentlich Angst, du wirst noch einmal berühmt.«

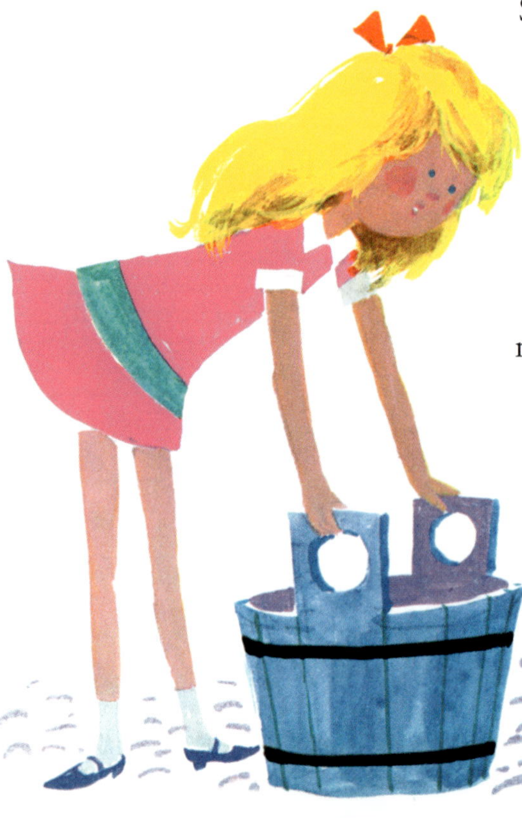

Bibi holt den kleinen Waschtrog aus dem Keller. Sie stellt den Trog vor die Anschlagsäule.

Die Sonne scheint und scheint. Bibi nimmt den kleinen roten Eimer und holt Wasser. Schweinchen Jo sitzt vor

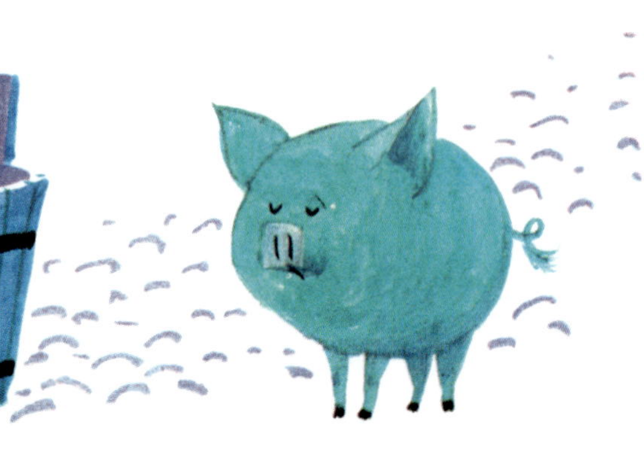

der Anschlagsäule und guckt angestrengt zum Himmel hinauf. Es zählt die einzige pfannkuchenkleine weiße Plusterwolke.

»Bibi, wenn es nun aber regnet!«, sagt Schweinchen Jo ernst.

»Faules Schweinchen!«, schimpft Bibi. »Wer heute keine Wäsche wäscht, bekommt auch keinen süßen Kakao!«

Schweinchen Jo steht schnell auf und seufzt noch einmal.

»Wenn es nun aber doch regnet! Ich jedenfalls habe dich vor der Wäsche gewarnt!« Schweinchen Jo nimmt den kleinen grünen Eimer und holt auch Wasser.

Die Sonne scheint und scheint. Der kleine Waschtrog ist beinahe voll.

»Noch zwei Eimer, und dann fängt der Waschspaß an!«, ruft Bibi.

Bibi und Schweinchen Jo kommen mit einem roten Eimer voller Wasser und einem grünen Eimer Viertel voller Wasser um die Ecke.

Am Waschtrog steht ein Pferd und trinkt und trinkt. Der kleine Waschtrog ist ganz leer getrunken.

Bibi schimpft: »Ist mein Waschtrog vielleicht eine Tankstelle für Pferde!«

Das Pferd sieht Bibi durstig an. Es leckt die letzten Tropfen aus dem Waschtrog.

»Na ja, wer Durst hat, der muss trinken. Das muss man schließlich einsehen!«

Bibi und Schweinchen Jo gießen Wasser aus dem roten und dem grünen Eimer in den Waschtrog. Das Pferd trinkt alles aus. Dann trottet es weiter.

Die Sonne scheint und scheint.

»Ich habe keine Lust mehr!«, quängelt Schweinchen Jo. »Und außerdem ist es heiß!«

Bibi sieht Schweinchen Jo streng an. »Punktum – es wird heute gewaschen!«

Bibi und Schweinchen Jo holen wieder Wasser. Der kleine Waschtrog ist beinahe bis zum Rand gefüllt. Bibi und Schweinchen Jo kommen mit einem roten Eimer ganz voller Wasser und einem grünen Eimer Viertel voller Wasser um die Ecke.

Schweinchen Jo lässt erschrocken seinen Eimer fallen.

Links vom Waschtrog sitzen hundert Spatzen und trinken und hundert andere Spatzen baden und waschen sich ihre Federn. Und rechts vom Waschtrog stehen sieben Hunde und ein Dackel dazu und trinken. »Das ist unser Wasser! Wir wollen gerade waschen!«, ruft Bibi empört.

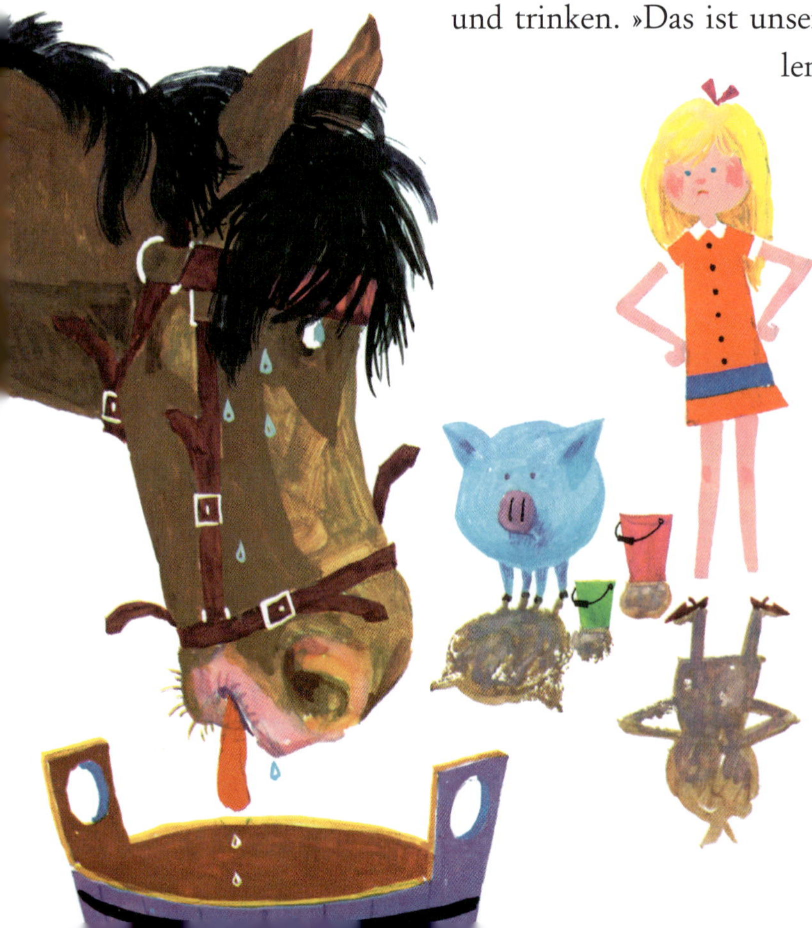

Aber es kommen immer mehr Spatzen und Hunde zu Bibis Waschtrog, und alle baden und schlappen im Wasser herum.

»Das kommt davon, wenn man an einem

heißen Tag waschen will!«, jammert Schweinchen Jo. »Ich habe dich gewarnt!«

»Das wird sich gleich ändern!« Bibi zieht den Stöpsel aus dem Waschtrog. Das Wasser fließt in den Rinnstein. Die Spatzen baden im Rinnstein weiter.

Bibi gießt das Wasser aus dem roten Eimer hinterher. »Zum Nachspülen!«, ruft sie.

Die Spatzen fliegen auf die Bäume und schütteln sich die Tropfen aus den Federn. Die Hunde setzen sich vor den Waschtrog und warten.

Die Sonne scheint und scheint und scheint.

Bibi holt den kleinen Handwagen. Sie lädt den Waschtrog und die beiden Eimer und eine lange Wäscheleine auf. Schweinchen Jo legt sich in den Waschtrog. »Ich kann nicht laufen, es ist so heiß!« Schweinchen Jo stöhnt.

Bibi fährt mit dem Handwagen zum Park. Hinter dem großen Holunderbusch hält sie an.

»Jetzt stört uns niemand mehr!« Bibi stellt den Waschtrog auf. Sie nimmt die Eimer und holt Wasser vom Brunnen. Schweinchen Jo trottet müde hinterher.

Die Sonne scheint und scheint und scheint.

Bibi bleibt erschrocken neben der großen Sonnenblume stehen. Die Blätter der Sonnenblume welken. Ihre Blüte hängt tief zur Erde.

Schweinchen Jo geht um die Sonnenblume herum. »Au weia – hier braucht schon wieder jemand unser Waschwasser. Wenn ich Durst habe, lasse ich auch mein Ringelschwänzchen hängen!«

Bibi und Schweinchen Jo gießen Wasser auf die Sonnenblume.

Die Sonnenblume hebt wieder ihre Blätter und streckt ihren Blütenkopf der Sonne entgegen.

Bibi und Schweinchen Jo holen Wasser für alle Blumen im Park, die die Blätter hängenlassen.

Es ist Nachmittag. Bibi und Schweinchen Jo kommen zu dem kleinen Waschtrog am Holunderbusch zurück. »Jetzt geht die große Wäscherei endlich los!«, ruft Bibi.

»Gerade das glaube ich nicht«, sagt Schweinchen Jo und starrt in den Waschtrog.

Im Waschtrog schwimmt eine Entenmutter mit fünf, sechs, sieben kleinen buttergelben Entenkindern.

»Das geht nun aber doch zu weit!«, schimpft Bibi. »Einmal muss ich doch schließlich waschen!«

»Ich habe dich ja gleich gewarnt!« Schweinchen Jo seufzt. Bibi sammelt die Entenmutter und die sieben kleinen buttergelben Entenküken in ihre Schürze und trägt sie zu dem kleinen Parkteich zurück.

Der Parkteich ist ausgetrocknet. Nur in der Mitte glänzt noch eine schlammige Pfütze. Alle Goldfische wühlen im Schlamm herum.

»Das ist ja schlimm!«, flüstert Bibi erschrocken. »Das ist ja sehr schlimm. Jo, das ist beinahe eine Katastrophe!«

Bibi trägt die Entenmutter und die sieben kleinen buttergelben Entenkinder zum Waschtrog zurück. Sie nimmt den roten Eimer und rettet die Goldfische aus der Schlammpfütze.

»Drängelt nicht so! Jeder wird gerettet!«, ruft Bibi.

Bibi und Schweinchen Jo laufen hin und her, bis alle Goldfische im Waschtrog schwimmen.

Bibi setzt sich neben den Waschtrog und zählt die Goldfische. »Ich glaube, es sind neun oder dreizehn, aber ganz bestimmt nicht mehr als zweiundzwanzig!«

Schweinchen Jo sitzt neben Bibi und denkt nach. Hinter seinen Ohren wachsen tiefe Falten, so sehr denkt Schweinchen Jo nach.

»Bibi, ich habe eben etwas sehr Wichtiges entdeckt! Im Sommer ist Wasser für alle Welt wichtiger als Streuselkuchen und süßer Kakao! Und ich habe immer geglaubt, Streuselkuchen und süßer Kakao sind das Allerwichtigste auf der Welt!«

Bibi lacht und klopft Schweinchen Jo auf die hellblauen Schinken. »Du bist schon beinahe so klug wie meine Großmutter!«

Schweinchen Jo lacht geschmeichelt. »Bibi, jetzt ist mir doch schon wieder etwas eingefallen. Wir können nicht waschen. Der Waschtrog ist ein Ententeich!«

Bibi lacht. »Nein, mein Waschtrog ist ein Goldfischteich. Und einen Goldfischteich hat nicht ein jeder!«

Hinter den Parkbäumen kommt der große gelbe Mond angeschwommen. Bibi winkt dem Mond zu. »Meine Großmutter hat immer gesagt, wenn der Mond scheint, soll man keine Wäsche waschen. Dann soll man ins Bett gehen.«

Bibi nimmt den Handwagen und lädt Schweinchen Jo und die beiden Eimer und die Wäscheleine auf. »Bibi, jetzt könnte ich deiner Großmutter einen Kuss geben!« Schweinchen Jo gähnt und schläft ein.

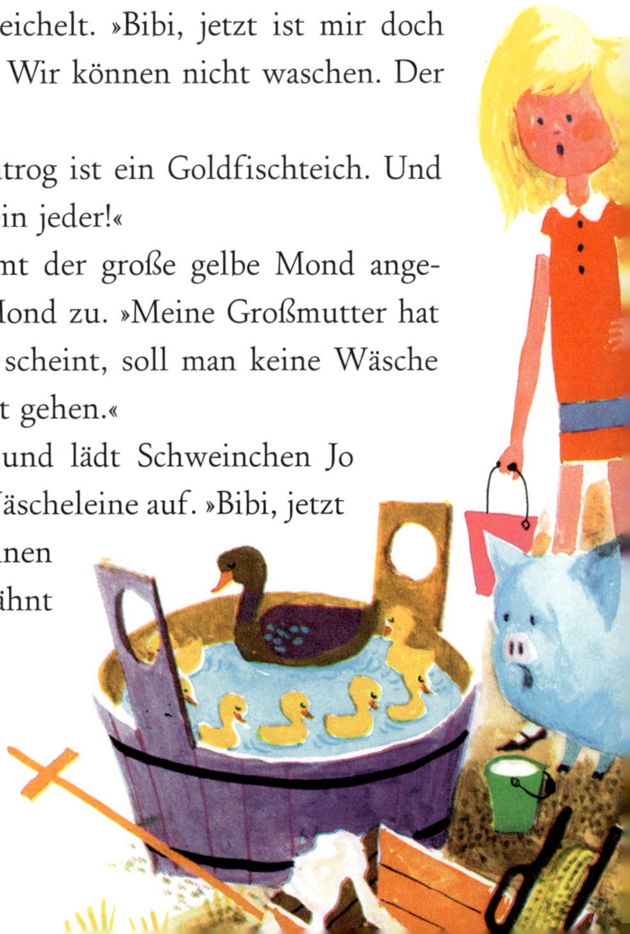

Bibi fährt mit dem Handwagen zur Anschlagsäule zurück. Und schon nach drei Augenblicken steigen kleine weiße Ringelwolken aus dem Schornstein.

Der gelbe Mond wundert sich.

Was kocht Bibi mitten in der Nacht?

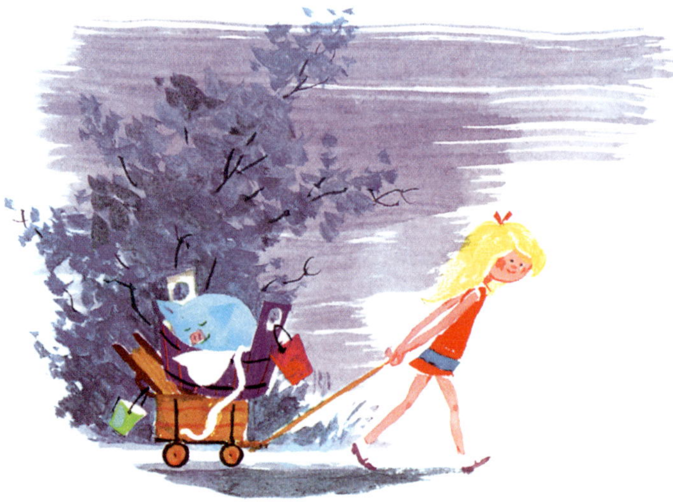

Benno Pludra

Heiner und seine Hähnchen

mit Bildern von Ingeborg Meyer-Rey

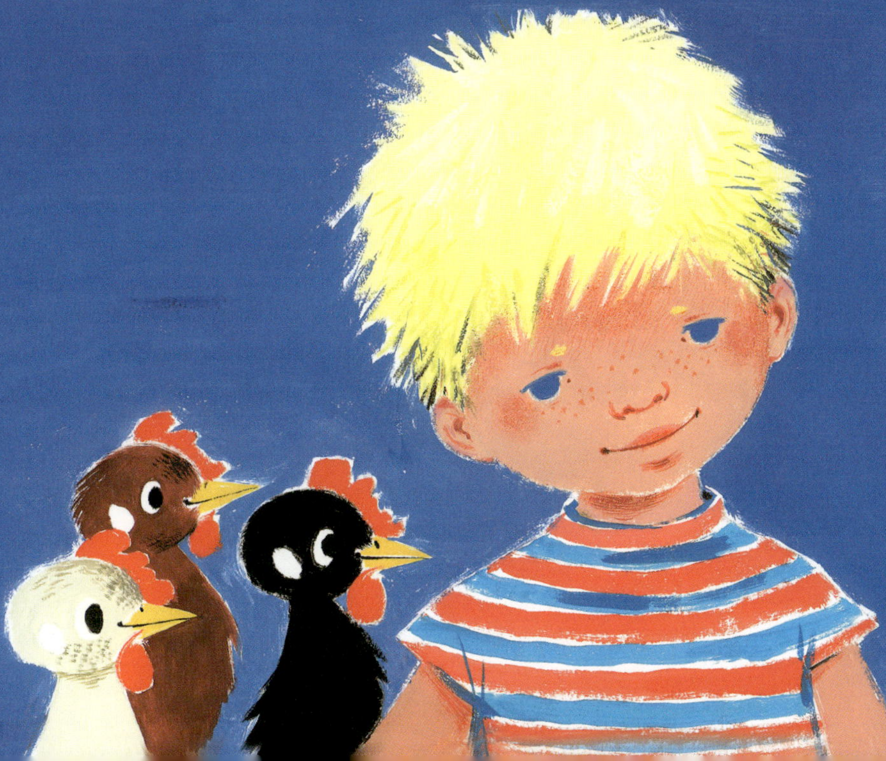

Heiner hat drei Hähnchen. Die sind so klein, dass sie noch keinen richtigen Kamm haben. Doch ihre Federn werden schon bunt. Die Hähnchen wohnen in einem grünen Häuschen. Es steht auf vier Pfählen hinter dem Stall im alten Garten, wo Apfel- und Kirschbäume ihre Äste breiten.

Drinnen im Häuschen liegt feiner Sand.

Der Sand muss immer sauber sein, und Heiner hat den Hähnchen versprochen, sooft sie es wünschen, für sauberen Sand zu sorgen.

Heiner ist vier Jahre alt. Man sagt von ihm, er sei so klein wie seine Hähnchen. Das stimmt aber nicht. Heiner ist viel größer, mindestens fünfmal größer als die Hähnchen. Rund um seinen Kopf wächst weizengelbes Igelhaar.

Eines Morgens sagen die Hähnchen: Heiner, wir brauchen frischen Sand.

Da nimmt Heiner seinen roten Eimer und Mutters kleine Gartenschaufel und läuft hinunter ans Meer. Denn das Meer hat den schönsten Sand, weiß und weich, wie ihn die Hähnchen lieben.

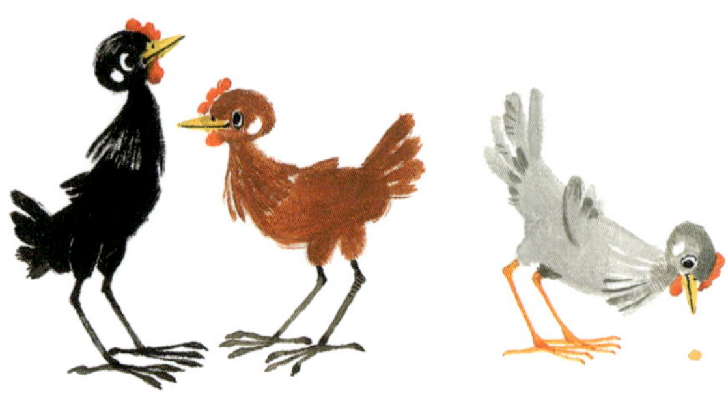

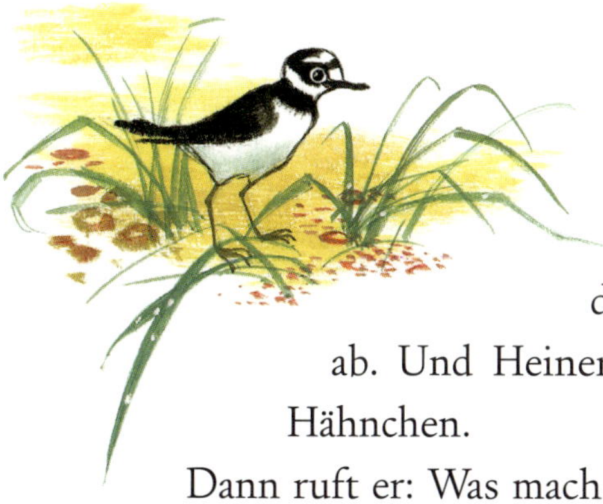

Doch als Heiner ans Meer kommt, sieht er dort einen Regenpfeifer. Auf hohen Beinchen, die so dünn sind wie Streichhölzer, huscht der Regenpfeifer den Strand auf und ab. Und Heiner schaut ihm zu und vergisst seine Hähnchen.

Dann ruft er: Was machst du da?

Ich trinke Sonnentropfen, erwidert der Regenpfeifer.

Das will ich auch!, ruft Heiner.

Er wirft Eimer und Schaufel fort und rennt zum Regenpfeifer und rennt neben ihm her, emsig und flink den Strand auf und ab.

Aber wie flink sich Heiner auch bewegt, der Regenpfeifer ist viel, viel schneller und hat zehn Sonnentropfen getrunken, noch ehe Heiner den ersten überhaupt gefunden hat.

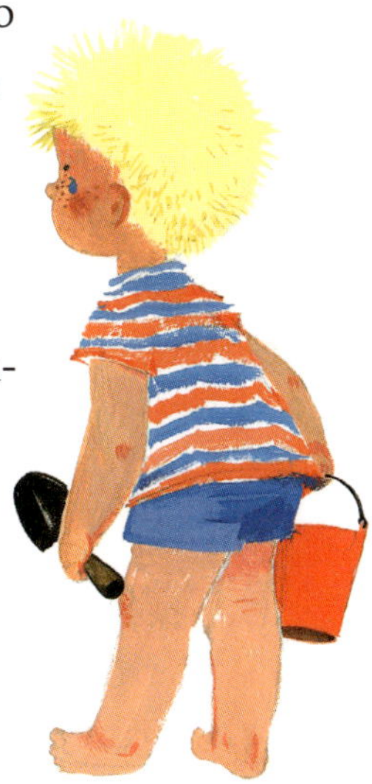

Da verliert er den Spaß an diesem Spiel, und so denkt er wieder an seine Hähnchen und sagt zum Regenpfeifer: Du hast es gut, du kannst den lieben langen Tag am Strand umherlaufen. Ich muss jetzt weiter, Sand besorgen für die Hähnchen.

Doch kaum ist Heiner mit Eimer und Schaufel hundert Schritte gelaufen, da sieht er auf dem Wasser eine Möwe.

Leicht und heiter, den Schnabel erhoben, gleitet die Möwe von Welle zu Welle. Und Heiner schaut ihr zu und vergisst seine Hähnchen abermals.

Dann ruft er: Heh, Möwe! Was machst du da?

Ich schwimme ein wenig vor mich hin, erwidert die Möwe.

Das will ich auch!, ruft Heiner.

Eimer und Schaufel und Heiners Hemd und Heiners Hose bleiben am Strand zurück.

Heiner rennt ins Wasser.

Er streckt die Arme und streckt die Beine.

Er macht sich lang und will schwimmen wie die Möwe, leicht und heiter von Welle zu Welle. Aber das Wasser schlägt über Heiners Kopf zusammen. Da wird er böse und ruft der Möwe nach: Du hast es gut, schwimmst den lieben langen Tag nur vor dich hin. Aber ich muss Sand besorgen für die Hähnchen.

So läuft er denn weiter mit Eimer und Schaufel und sieht nach hundert Schritten einen Schmetterling.

Der Schmetterling leuchtet zitronengelb. Er gaukelt vor Heiners Nase, hierhin und dorthin, wie im Spiel mit dem Wind und Heiner vergisst seine Hähnchen zum dritten Mal.

Er eilt dem Schmetterling nach. Er will ihn fangen.

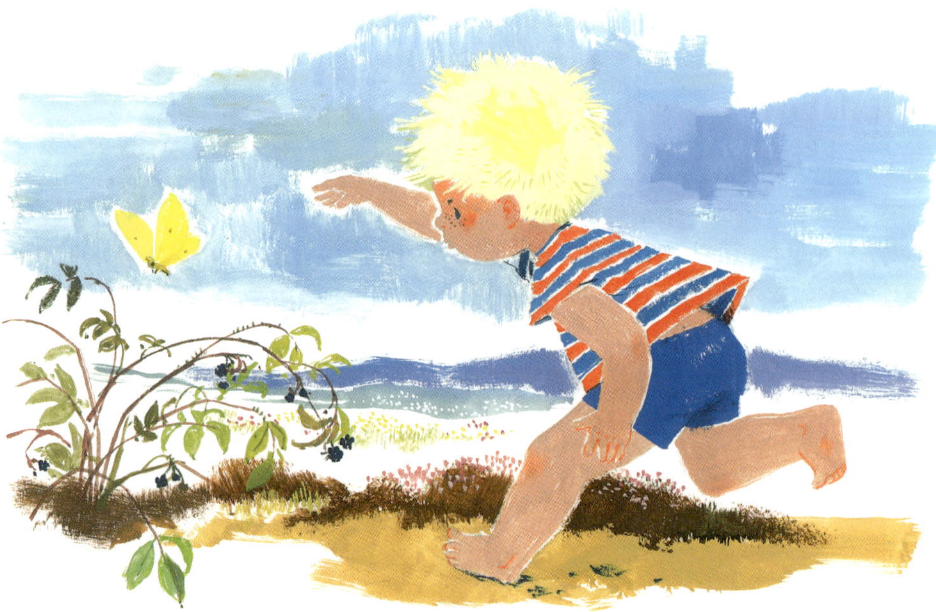

Der Schmetterling flieht in die Heide.

Er steigt auf und nieder, sucht Schutz bei den Blüten und verbirgt sich im wilden Brombeerstrauch.

Doch überall findet ihn Heiner, stöbert ihn auf und weiter geht die lustige Jagd.

Heiners Haarschopf wird immer kleiner und ist am Ende so klein wie das gelbe Blütenköpfchen einer Hundeblume.

Zu Hause aber, im alten Garten mit den Kirsch- und Apfelbäumen, gehen die Hähnchen ihrer Beschäftigung nach.

Sie picken Körner, scharren im lockeren Erdreich nach Würmern oder trinken aus dem Entenbottich, indem sie nach jedem Schluck den Schnabel steil in den Himmel recken.

Und weil sie drei mutige Hähnchen sind, kämpfen sie auch manchmal gegeneinander oder stürzen sich auf die dicken, schillernden Fliegen, die träge an der sonnenwarmen Stallmauer kleben.

Die Sonne wird müde. Sie blickt rot übers Meer und sagt den Hähnchen und allen Tieren des Tages: Es wird Schlafenszeit für euch.

Da rennen die Hähnchen zu ihrem Häuschen.

Aber was müssen sie sehen? Es ist kein frischer Sand gestreut und es fehlt jede Spur von Heiner. Die Hähnchen stehen bestürzt vor ihrem Häuschen. Sie blicken sich an. Sie legen die Köpfchen schief und denken nach.

Warum ist kein frischer Sand gestreut? Warum ist Heiner noch nicht zurück?

Vielleicht hat er sich verlaufen, sagt das erste Hähnchen. Vielleicht sucht er auch besonders schönen Sand, sagt das zweite.

Das dritte Hähnchen bleibt stumm. Endlich sagt es zaghaft: Und wenn ihn der große, böse Hühnervogel fortgetragen hat?

Der große, böse Hühnervogel ist der Feind der Hähnchen. Sie fürchten ihn, und sobald sie nur von ihm reden, möchten sie lieber unter dem schützenden Dach ihres Häuschens sein.

Aber jetzt besiegen alle drei Hähnchen ihre Furcht. Sie sagen: Wir müssen Heiner suchen!

Sie schütteln ihr Gefieder und strecken die Brust vor. Sie zeigen der Welt, dass sie mutige Hähnchen sind. Dann marschieren sie los. Bis hinunter ans Meer.

Dort sehn sie den Regenpfeifer und fragen ihn nach Heiner.

Doch der Regenpfeifer kann nur erwidern: Heiner, der ist schon längst weiter. Wohin, das weiß ich nicht.

Und als die Hähnchen ratlos und bekümmert dreinschauen, sagt der Regenpfeifer: Ich komme mit. Ich helfe euch suchen. Ich kenne hier Stein und Strauch.

So wandern sie weiter zu viert und sehen bald darauf die Möwe und fragen sie nach Heiner.

Aber auch die Möwe erwidert: Heiner, der ist schon längst weiter. Wohin, das weiß ich nicht.

Nach diesen Worten schwingt sie sich in die Luft und ruft: Ich komme mit. Ich helfe euch suchen. Aus der Höhe sehe ich weiter als ihr.

So sind sie also nun zu fünft. Hoch im Himmel kreist die Möwe. Dicht überm Strandhafer schwirrt der Regenpfeifer.

Ganz unten marschieren die Hähnchen und wohl hundertmal fragen sie die anderen: Seht ihr noch nichts?

Doch jedes Mal müssen Möwe und Regenpfeifer zur Antwort geben: Alles ist kahl und leer. Kein Heiner, kein Eimer, keine Schaufel.

So suchen sie ohne Rast und Ruh und die Hähnchen fühlen ihre Füße schmerzen.

Die rote Sonne geht unter.

Ein kühler Wind springt auf.

Blau zieht der Abend über Meer und Land.

Da wollen die Tiere verzagen.

Die Hähnchen bleiben stehen, dicht beieinander, mit traurig eingezogenen Köpfchen. Die Möwe segelt nieder und landet auf einem Stein. Der Regenpfeifer schmiegt sich in ein Erdloch.

Und alle denken: Was soll nun werden?

Und alle sind stumm.

Aber seht: In diesem Augenblick kommt aus der Heide pfeilschnell ein rotbeiniger Kiebitz daher, zieht einen Kreis und ruft:

Sucht ihr den Heiner? Ich hab ihn getroffen. Ich kann euch führen.

Da schlagen die Hähnchen ihre kurzen Flügel. Der Regenpfeifer schwirrt aus seinem Erdloch.

Die Möwe steigt kühn in den Abend. Alle folgen dem Kiebitz.

Und nicht lange, da erblicken sie vor sich, mitten im Blütenmeer der Heide, eine große flache, sandige Mulde. Der Sand in der Mulde ist samtweich und fein. Nie haben die Hähnchen feineren Sand gesehen.

Am Rande der Mulde aber liegt Heiner. Er liegt wie ein kleines

Kaninchen im Nest, neben sich das rote Eimerchen und Mutters Gartenschaufel.

Heiner schläft. Auf seiner Nasenspitze sitzt zitronengelb der Schmetterling und schläft auch.

Die Hähnchen betrachten lange den schlafenden Heiner.

Dann sagt das erste: Er ist zu weit gelaufen und müde geworden.

Und das zweite: Er hat uns den schönsten Sand gesucht.

Und das dritte: Welch ein Glück, dass wir ihn gefunden haben.

Und mit den Hähnchen freuen sich Regenpfeifer, Möwe und Kiebitz.

Das erste Hähnchen pickt nun ganz sacht gegen Heiners Hand. Einmal, und noch einmal, und noch einmal.

Davon erwacht der Schmetterling und flattert in die dämmergraue Heide.

Heiner aber schläft noch immer.

Er muss sehr müde sein, sagen die Hähnchen.

Sie betrachten ihn still. Am liebsten möchten sie ihn gar nicht wecken. Aber bald wird es Nacht sein. Sie müssen nach Hause und sie haben noch einen weiten Weg.

Diesmal pickt das zweite Hähnchen gegen Heiners Hand. Und

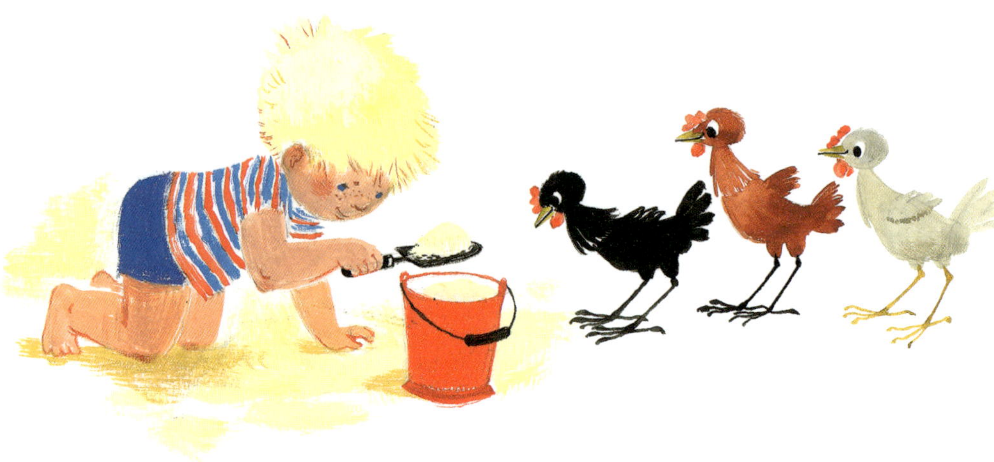

als er wieder nur tief atmet, pickt auch noch das dritte, sodass Heiner plötzlich mit einem Ruck aus dem Schlaf fährt.

Er sitzt aufrecht und reibt sich die Augen. Er kann nicht glauben, was er sieht.

Wie kommen die Hähnchen hierher?

Und die Möwe? Und der Kiebitz? Und der Regenpfeifer? Und alle schauen sie ihn freundlich an. Warum schauen sie mich so freundlich an?, denkt Heiner.

Da sagt das erste Hähnchen: Wir freuen uns, dass wir dich gefunden haben.

Und das zweite: Du bist so weit gelaufen und hast uns diesen wunderschönen Sand gesucht.

Und das dritte sagt: Dafür danken wir dir recht herzlich.

Sie scharren im Sand und machen jedes einen Kratzfuß.

Heiner aber sitzt still und steif. Er schämt sich vor den Hähnchen. Er hat keinen Sand gebracht. Er hat die Hähnchen den lieben langen Tag warten lassen. Er hatte sie vergessen.

Nun sind sie hier, schauen ihn freundlich an und loben ihn.

Ach, ihr lieben Hähnchen, denkt Heiner.

Doch die Hähnchen merken von seinem Kummer nichts. Sie preisen dem Kiebitz und der Möwe und dem Regenpfeifer den Sand.

So fein und weich, sagt das erste.

So sauber und weiß, sagt das zweite.

Und das dritte sagt: Welch eine Freude, dass Heiner uns diesen Sand gesucht hat. Er ist der beste Junge weit und breit.

Als Heiner das hört, denkt er wieder: Ach, ihr lieben Hähnchen.

Und schweigt und weiß kein Wort zu sagen.

Und nimmt sein rotes Eimerchen und füllt es mit dem wunderschönen Sand.

Dann mahnt der Kiebitz zum Aufbruch: Ihr Freunde zusammen, es wird Zeit, dass wir nach Hause gehen.

Der Kiebitz zieht einen Abschiedskreis.

Die Möwe steigt auf und segelt dem Meere zu.

Der Regenpfeifer schwirrt aus seiner Mulde.

Heiner und die Hähnchen sind wieder allein. Sie machen sich auf den weiten Weg nach Hause. Heiner trägt das rote Eimerchen und Mutters Gartenschaufel. Er ist sehr müde. Wie müde mögen erst die Hähnchen sein? Sie sind so viel kleiner, mindestens fünfmal kleiner als Heiner.

Ihr lieben guten Hähnchen, denkt Heiner. Ich will euch jetzt immer Sand aus dieser Mulde holen. Wenn es auch hundertmal weiter ist.

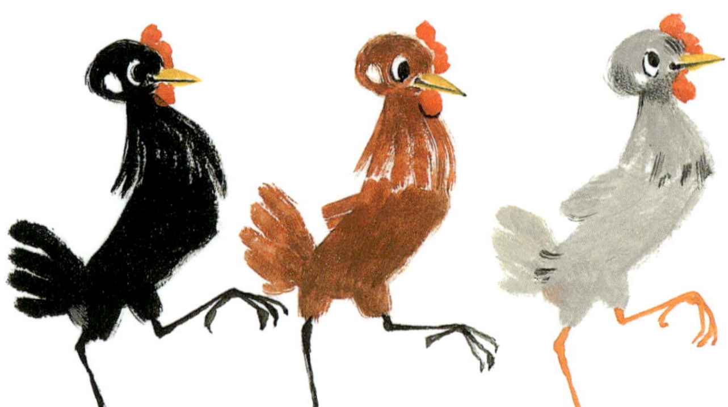

Werner Heiduczek

Vom Hahn, der auszog, Hofmarschall zu werden

mit Bildern von Wolfgang Würfel

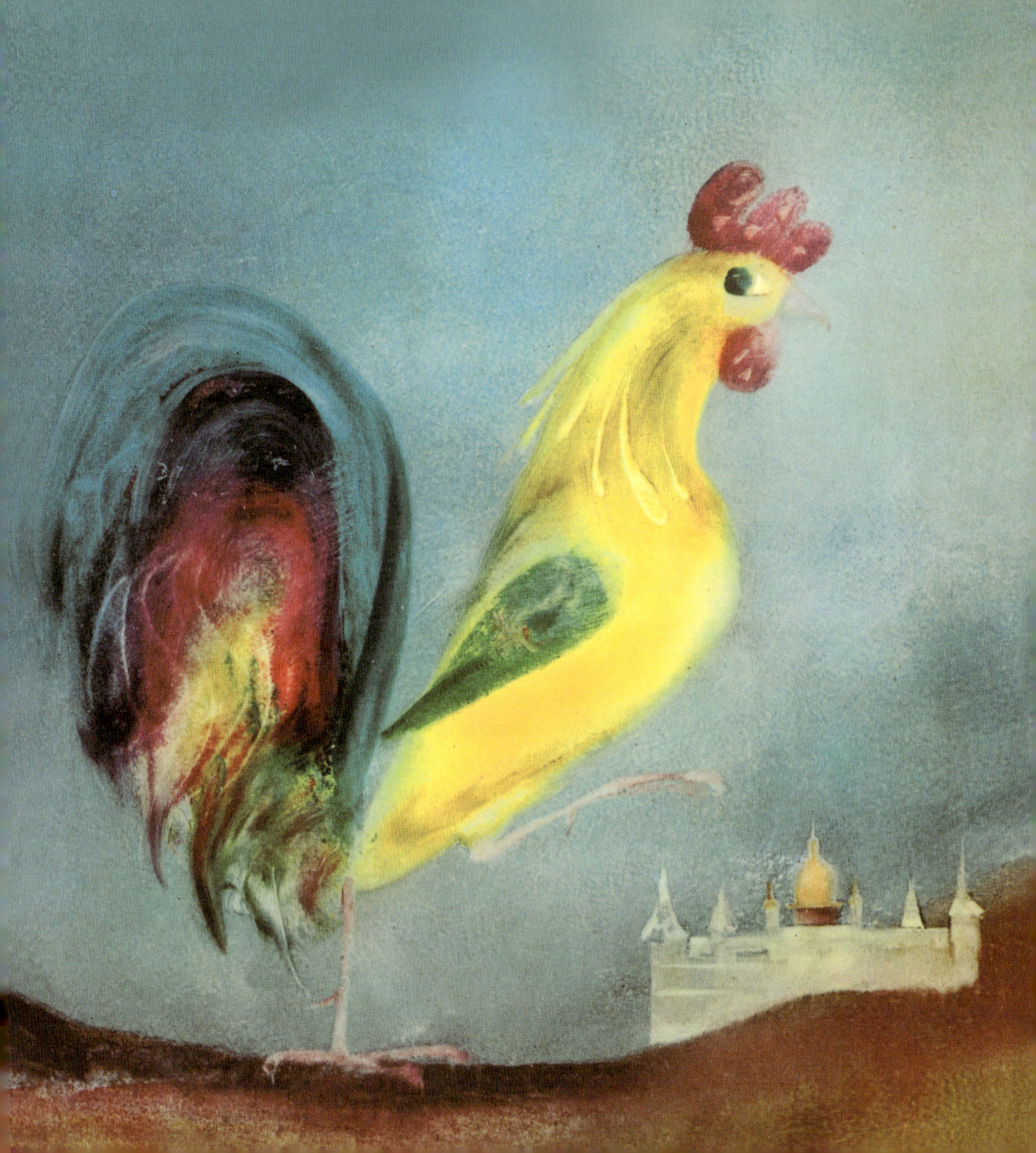

Es war einmal ein Hahn, und er lebte in Spanien.

Jeden Morgen, bevor die Sonne aufging, stieg er von seiner Leiter, reckte den Hals zum grauen Himmel und krähte.

Der Hund kroch aus seiner Hütte, der Bauer stieg aus dem Bett, und die Kühe brüllten, denn sie wollten gemolken werden. So begann der Tag, und alle waren zufrieden.

Es war ein schöner Hahn. Die Federn seines Schwanzes waren lang und bunt. Und wenn die Sonne auf seinen Kamm schien, leuchtete dieser wie Gold. So freute sich ein jeder über das schöne Tier.

Das Huhn, dem er zugehörte, brütete ihm ganz viele Küken aus, und der Hahn scharrte den ganzen Tag nach Körnern, um die Seinen satt zu machen.

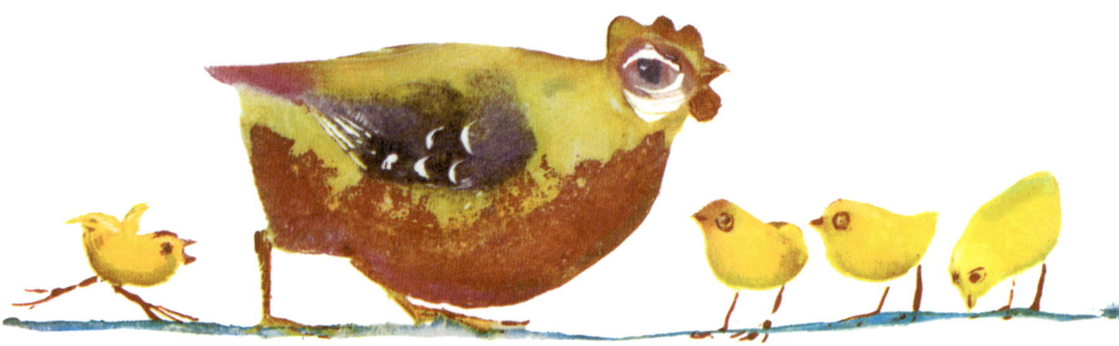

Nun geschah es, dass nach einer langen trockenen Zeit ein starker Regen fiel. Das Wasser überschwemmte den Hof. Der Hahn saß auf seiner Leiter und wartete auf die Sonne, dass sie die Erde trockne.

Und als es soweit war, dass die Sonne auf das Wasser schien, leuchtete der Tag in vielen Farben, und alles auf dem Hof lebte im Spiegel des Wassers zweimal.

Der Hahn sah von seiner Leiter, erblickte sein Spiegelbild und sagte zum Huhn: »Was für einen schönen Hahn hat uns der Regen gebracht.« Und er neigte seinen Kopf und grüßte sein Ebenbild.

Und da dieses Gleiches tat, sagte der Hahn: »Was für ein höflicher Hahn.« Und er reckte ihm seinen Hals zu und grüßte ihn mit lautem Krähen.

»Mein lieber Mann«, sagte das Huhn, »was du dort siehst, bist du selbst. In ganz Spanien gibt es keinen schöneren Hahn als dich.«

Als der Hahn das hörte, schaute er immer und immer wieder auf den Spiegel des Wassers und konnte sich nicht satt sehen an seiner Schönheit.

Zuletzt stieg er auf die oberste Sprosse der Leiter, denn er meinte, einen so schönen Hahn müssten alle sehen. Und da saß er den ganzen Tag und die ganze Nacht bis zum Morgen.

Da er aber den Schlaf versäumt hatte, versäumte er auch das Krähen, und das ganze Dorf schlief bis in den hellen Tag.

Die Kühe brüllten vor Schmerz; denn ihre Milch drückte. Der Bäcker hatte sein Brot nicht gebacken und der Bauer seine Pferde nicht gefüttert.

Der Bauer war zornig über den Hahn. Da er ihn aber so müde auf der Leiter sitzen sah, meinte er, das Tier sei krank, holte es in seine Küche und gab ihm die besten Körner, die sich fanden, und das klarste Wasser.

Der Hahn glaubte nicht anders, als der Bauer erwiese ihm damit seine Hochachtung, fraß die Körner, trank das Wasser und begab sich wieder auf den Hof. Alsgleich flog er dort auf den Brunnen und suchte im Wasser sein Bild. Und als es ihm entgegensah, verneigte er sich und ergötzte sich an seiner Schönheit.

Das Huhn aber scharrte unentwegt den ganzen Tag, um seine Küken satt zu machen. Und wenn es bat: »Ach, lieber Hahn, so hilf mir doch!«, so hörte er es nicht. So ging es eine Zeit. Eines Tages rief der Bauer seine Frau und sagte: »Ich bin es leid. Der Hahn ist zu nichts nutze, so wollen wir ihn schlachten und eine Suppe kochen.«

Die Frau aber dauerte das schöne Tier, und sie antwortete: »Lieber Mann, der Hahn hat uns treu gedient, und hat ihn eine

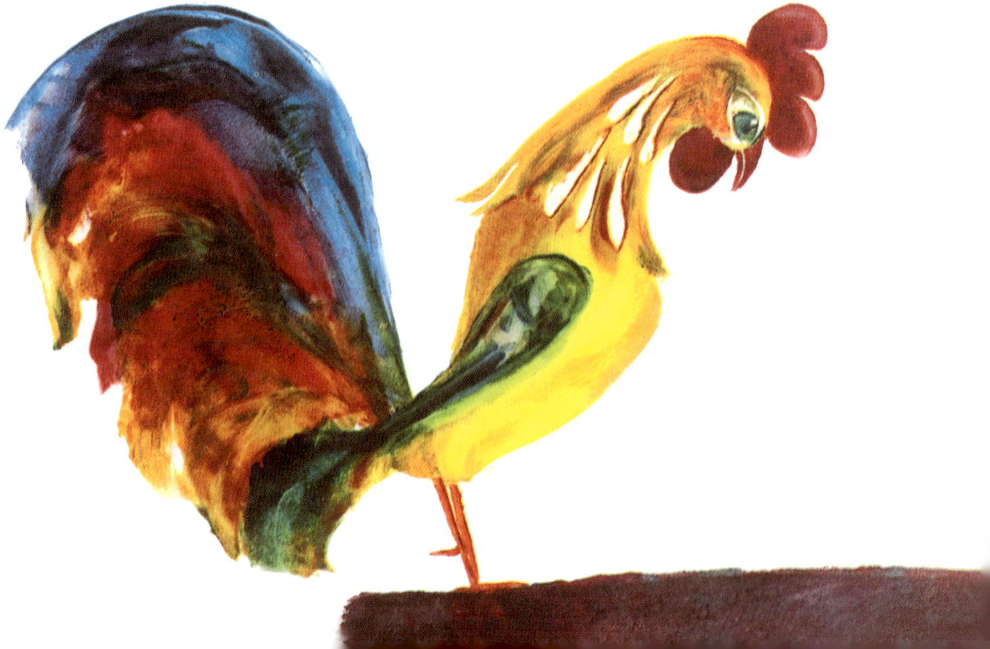

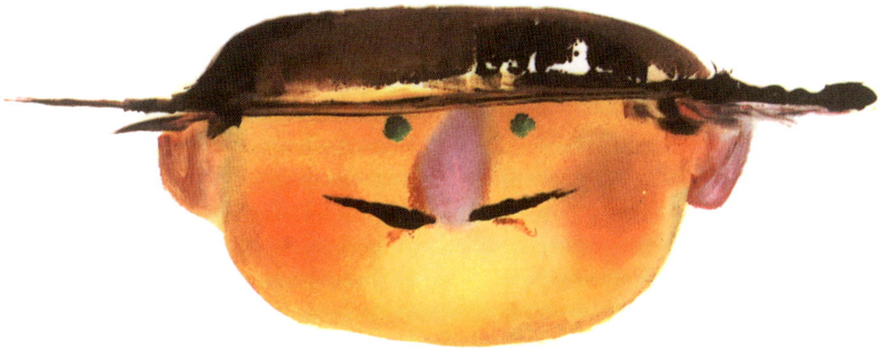

böse Krankheit befallen, so wollen wir ihn dafür nicht auch noch strafen. Mag er seine Tage auf unserem Hof verbringen. Reicht's für uns, so reicht es auch für ihn.«

So lebte der Hahn dahin, saß auf dem Brunnenrand und schaute unentwegt in das Wasser, das ihm sein Bild zurückwarf.

Und da er sich wenig rührte, wurde er steif und fett. Seine Federn verloren ihren Glanz, und sein Kamm ward gelb und welk.

Niemand beachtete das närrische Tier weiter, nur dem Huhn wollte es das Herz brechen; denn es liebte den Hahn, ob er nun schön war oder stumpf und grau. Was es an Würmern und Körnern fand, gab es seinen Küken, und was die nicht fraßen, brachte sie dem Hahn, der es nahm ohne den geringsten Dank.

Nun hatte der König von Spanien seinen Hofmarschall in den Kerker geworfen, da ihm dieser einige Säcke Gold durchgebracht hatte. Und er schickte Boten ins Land, um ausrufen zu lassen, wer klug sei und stark und zudem schön, der möge an den Hof kommen. Gefiele er dem König, wolle er ihn zum Hofmarschall machen.

Das hörte der Hahn, und er sprach zum Huhn: »Was der König fordert, erfülle ich in hohem Maße.

Wenn ich des Morgens krähe, steigt der Bauer aus dem Bett, der Bäcker bäckt Brot, und der Müller mahlt Mehl. Also bin ich stark, denn sie gehorchen mir.

Klug bin ich nicht minder. Du scharrst den ganzen Tag nach Körnern, die Pferde schleppen den Pflug, und die Rinder ziehen den Karren des Bauern. Ich jedoch sitze im Schatten des Brunnens und habe nicht weniger zu leben als ihr, die ihr euch schindet. Niemand aber ist schöner in Spanien als ich. Ich werde zum König gehen und sein Hofmarschall werden.«

»Ach, lieber Hahn«, sagte das Huhn, »du krähst nicht mehr, und trotzdem bäckt der Bäcker das Brot, der Bauer steigt aus dem Bett, und der Müller mahlt das Korn.

Was du isst, verdienen andere, und deine Augen sind trübe geworden; denn wären sie klar, würdest du im Wasser sehen, dass dein Kamm welk ist und dein Kleid stumpf. Geh nicht an den Hof des Königs, es wird dir ein Übel geschehen.«

Aber so sehr das Huhn auch bat und klagte, der Hahn schalt es ein dummes Huhn und machte sich auf den Weg nach Madrid.

Da weinte das Huhn einen Tag lang und mit ihm die Küken.

Das aber brachte den Hahn nicht zurück und bewahrte ihn nicht vor der Gefahr, der er so töricht entgegenlief.

So ging das Huhn zum Huhn auf den Nachbarhof und sagte: »Mein Hahn ist ausgezogen, Hofmarschall zu werden. Nimm, ich bitte dich, meine Küken in deine Obhut, denn ich will ihm nachziehen, um ihn vor Schlimmem zu schützen.«

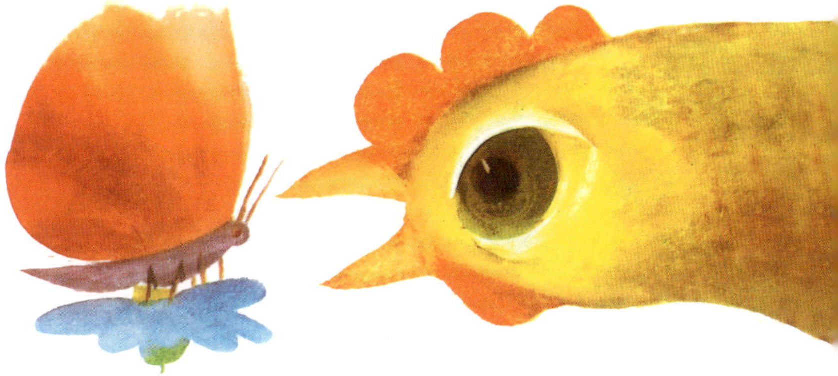

Und das Huhn umarmte das Huhn, nahm die Küken in seine Obhut und wünschte der Tapferen einen guten Weg.

Sie wanderte auf steinigen Wegen, durch hartes Gras und über kahle Berge. Ihre Füße wurden bald wund und schmerzten. Aber das Huhn gönnte sich keine Ruhe, fürchtete es doch, dem Hahn könnte indessen ein Leid geschehen. Es nahm sich keine Zeit, nach Futter zu scharren, und trank während des Laufens den Tau von den Blättern.

Da erblickte das Huhn einen wunderschönen roten Schmetterling, der in der Sonne auf einer Blume schlief. Und da es hungrig war, packte es ihn mit dem Schnabel und wollte ihn verschlingen.

»Liebes Huhn«, bat da der Schmetterling, »es ist ein so schöner Tag. Die Sonne gibt den Blumen ihre Wärme, und ich soll sterben, ich bitte dich, lass mich leben, und ich will dir immer dankbar sein. Kommst du in Not, so will ich dir helfen.«

»Ach«, sagte das Huhn, »wie willst du armes Ding mir helfen?«

Aber da der Schmetterling so innig bat und das Leben so sehr liebte, setzte das Huhn ihn wieder auf seine Blume und zog hungrig weiter.

So kam es nach Toledo.

Die Geschäfte waren geschlossen und die Häuser leer wie die Straßen. Das Huhn wunderte sich, wo wohl die Menschen dieser Stadt geblieben waren, und es fragte ein Maultier, das an einen Pfahl gebunden war und traurig dreinblickte, was das wohl zu bedeuten hätte.

»Mein Herr hat mich hier schon seit Stunden angebunden, um mit den anderen aus der Stadt in die Arena zu gehen. Dort findet ein gar seltsamer Kampf statt. Ein Hahn ist von weit her gekommen und hat verkündet, er sei auf dem Weg nach Madrid, um Hofmarschall zu werden, aber zuvor wolle er den wildesten Stier von Toledo im Kampf bezwingen. Und niemand will sich dieses Schauspiel entgehen lassen.«

So sprach das Maultier.

»Ach, mein armer Hahn«, klagte da das Huhn, »jetzt bist du des Todes.«

So schnell es seine Flügel trugen, flatterte es in die Arena, in der sich die Menschen drängten. Sie lachten und schrien; denn soeben schritt der Hahn auf den Kampfplatz, neigte sich zum Gruß nach allen Seiten, reckte dann seinen Hals und krähte ein schwaches Krähen, zum Zeichen, dass er bereit sei, den Stier zu empfangen.

Alsbald öffnete sich ein Tor, und mit wilden Sprüngen raste ein riesiger Stier in das Rondell, schlug mit den Hörnern gegen die Bretterwand und schleuderte den Sand hoch in die Menge.

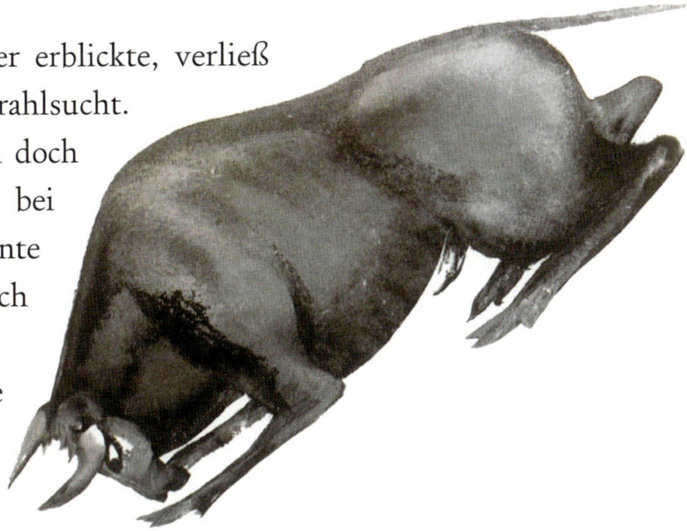

Als der Hahn den Stier erblickte, verließ ihn der Mut und die Prahlsucht. Ach, dachte er, wäre ich doch auf dem Hof geblieben bei meinem Huhn und könnte nach Körnern scharren, ich wollt's zufrieden sein.

Aber der Stier erfasste ihn mit seinen Hörnern und schleuderte ihn so heftig gegen die Holzumrandung, dass es wohl das Ende des Hahns gewesen wäre, hätte er nicht aus Angst seine Flügel ausgebreitet, die dem Stoß seine Gewalt nahmen.

Das Huhn, das alles mitansehen musste, rief in seiner Verzweiflung ein ums andere Mal: »Ach, Schmetterling auf deiner Blume, wüsstest du, was meinem Hahn geschieht, es würde dir das Herz brechen, wie mir.«

Und wie es das dreimal gerufen hatte, senkte sich ein großes rotes Tuch vom Himmel, geradewegs vor die Augen des Stiers, und lockte ihn hierhin und lockte ihn dahin und entwich, wenn er wild danach stieß.

Es waren wohl tausend rote Schmetterlinge und noch mehr, und sie umflatterten den Stier so lange, bis er erschöpft zusammenbrach.

Der Hahn aber, als er das mächtige Tier in der Mitte des Kampfplatzes liegen sah, flog auf eines seiner Hörner, um sich als Sieger ausrufen zu lassen.

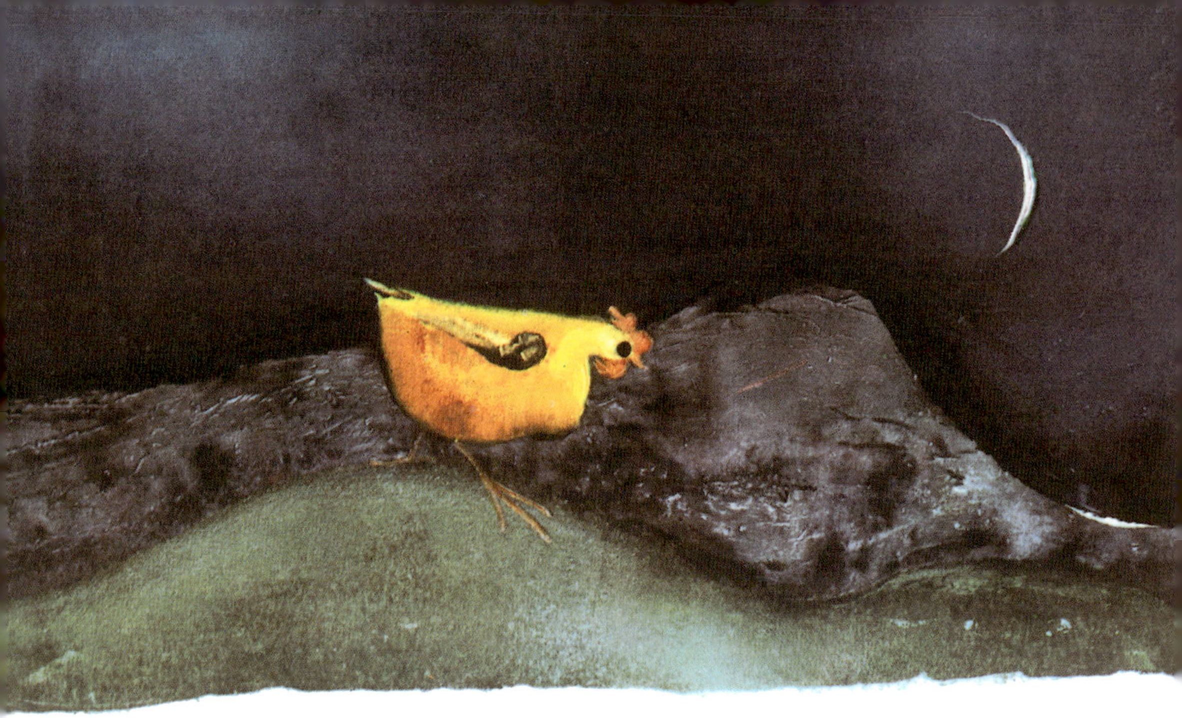

Sein Kamm war zerrissen und einer seiner Flügel lahm. Aber er achtete nicht darauf.

»Ich habe den wildesten Stier von Toledo besiegt«, rief er, »und nichts soll mich jetzt hindern, Hofmarschall zu werden.«

Zur gleichen Stunde machte er sich auf und hinkte nach Madrid.

Das Huhn stellte sich ihm in den Weg und bat: »Ach, lieber Hahn, besinne dich. Du bist einmal mit dem Leben davongekommen, ein zweites Mal könnte es weniger gut ausgehen. Die Küken warten zu Haus, und es wird Freude in unserem Dorf sein, wenn du wieder jeden Morgen den Tag ankündigst.«

»Scher dich aus dem Weg«, erwiderte der Hahn, »niemand hat dich geheißen, mir zu folgen« Und er würdigte das Huhn weiter keines Blickes.

Dieses aber ließ nicht ab, dem Hahn zu folgen. Nachts jedoch verlor es seine Spur und zog des Tags traurig weiter auf Madrid zu.

So kam es an das Ufer eines Flusses, ruhte eine Weile und trank das kühle Wasser, denn die Sonne hatte es durstig gemacht.

Dabei geriet ihm ein kleines Fischlein in den Schnabel, und das Huhn wollte es verschlingen, denn es hatte Hunger.

»Liebes Huhn«, sprach da das Fischlein, »es ist ein so schöner Tag, die Sonne spielt im Wasser, und ich soll sterben. Ich bitte dich, lass mich leben, und ich will dir immer dankbar sein. Kommst du in Not, so will ich dir helfen.«

»Ach«, sagte das Huhn, »wie willst du kleines Ding mir helfen?« Aber das Fischlein bat so innig, dass das Huhn nicht vermochte, es zu töten. So ließ es das Fischlein ins Wasser gleiten und ging hungrig weiter.

Indes hatte der Hahn Madrid erreicht und begab sich gradenwegs auf das Schloss.

Als die Wachen ihm den Zutritt verwehrten, rief er: »Ich habe den wildesten Stier von Toledo besiegt, bin klug, wie es der König verlangt, und schön wie kein Zweiter in Spanien. Also führt mich zu ihm, damit er mich zum Hofmarschall macht.«

Als die Wachen den Hahn so sprechen hörten, wollten sie ihn den Katzen zum Fraß werfen, meinten dann aber, es könne nicht schaden, ihrem Herrn einen Spaß zu bereiten, gaben sich ehrerbietig und geleiteten den Hahn vor den Thron des Königs.

»Dieser Hahn, o König«, sagten die Soldaten, »gibt vor, der Stärkste, Klügste und Schönste in ganz Spanien zu sein. Und er ist gekommen, wie du hast ausrufen lassen, um Hofmarschall zu werden.«

Der König blickte auf das arg gerupfte und schmutzige Tier und sprach: »Herr Hahn, ich zweifle nicht, dass Ihr nicht minder klug seid als schön. Wollt Ihr mir noch Eure Stärke beweisen, dann sollt ihr mein Hofmarschall sein.«

»Mein Herr König«, erwiderte der Hahn, »ich habe den wildesten Stier von Toledo besiegt, aber wenn Ihr für meine Stärke einen weiteren Beweis verlangt, so gebietet, allen Hähnen in Spanien für diese Nacht die Schnäbel zu stopfen. Ich werde des Morgens mit einem Ruf das ganze Land zur Arbeit rufen.«

Der Vorschlag gefiel dem König, und er befahl, allen Hähnen in Spanien den Schnabel zu stopfen.

Der Hahn aber stieg auf den höchsten Turm des Schlosses und brachte dort die Nacht zu. Als sich diese dem Tag zuneigte, reckte der Hahn seinen Hals und krähte, so laut es seine Kraft hergab. Aber da er all die Wochen und Monate faul auf seinem Brunnen gesessen hatte, war seine Stimme so schwach, dass ihn nicht einmal der Küchenjunge im Schloss hörte, der den Koch zu wecken hatte.

Es schliefen die Hunde in ihren Hütten, die Wächter an ihren Toren, die Bauern in ihren Katen und die Bürger in ihren Häusern.

Ganz Spanien schlief drei Tage und drei Nächte, und wenn nicht ein gewaltiger Regen gekommen wäre mit Blitzen und Donner, so schliefe es noch heute.

Der König war über den großsprecherischen Hahn so zornig, dass er befahl, ihn im Fluss zu ertränken.

Also packten die Soldaten den Hahn und warfen ihn in den Fluss.

Das Huhn aber lief am Ufer auf und ab, sah den Hahn im Wasser versinken und rief in seiner Verzweiflung, da es sonst niemand wusste, der ihm helfen konnte: »Ach, Fischlein im fernen Fluss, wüsstest du, was meinem Hahn geschieht, es würde dir das Herz brechen, wie mir.«

Und kaum hatte es das gerufen, da bewegte sich das Wasser, als jagte es der Wind, und es schien, als wollte es aus seinem Bett steigen.

Hervor aber tauchte der Hahn und lief auf dem Rücken von tausend kleinen Fischlein und noch mehr ans Ufer, wo er vor Kälte zitterte und vor Angst in die Knie sank.

Das Huhn breitete seine Flügel aus, wärmte ihn und strich ihm die zerzausten Federn glatt.

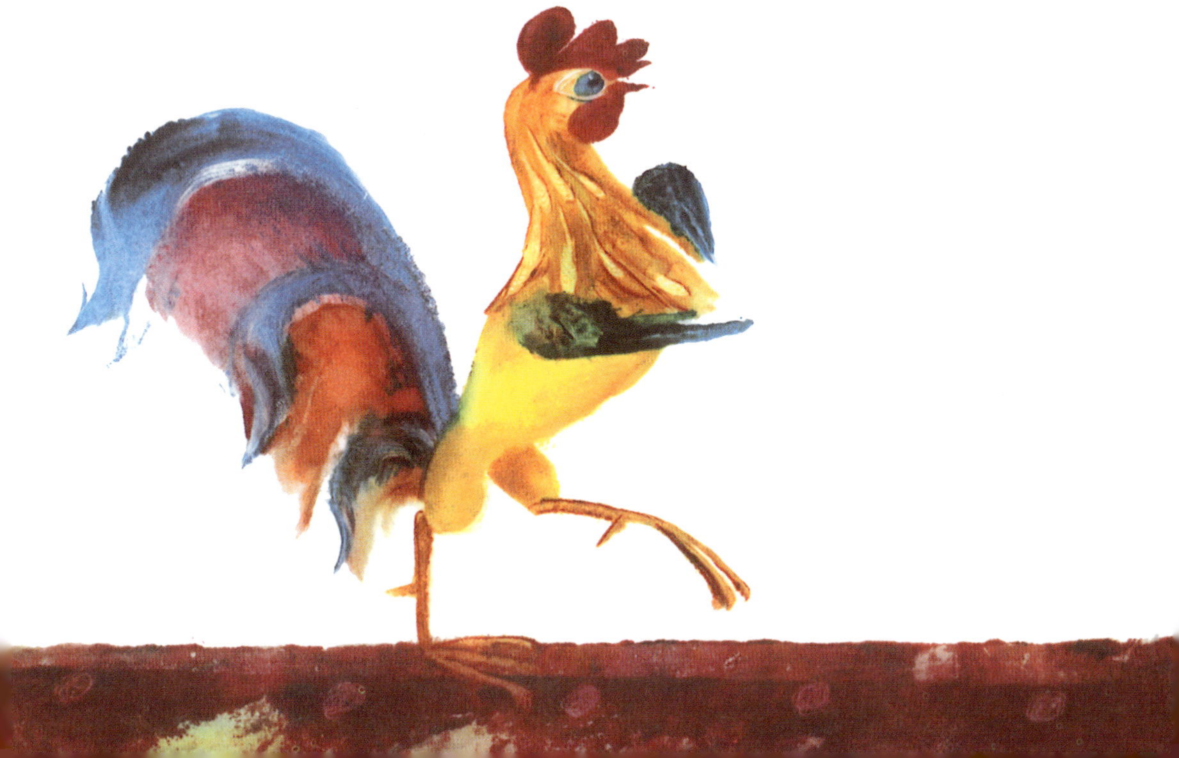

Sieben Wochen liefen beide von Madrid über Toledo in ihr Dorf zurück.

Jedes große Korn und jeden fetten Wurm, den der Hahn fand, gab er seinem Huhn. Und jeden Morgen weckte er es mit seiner Stimme, die von Tag zu Tag kräftiger wurde.

Und als sie das Dorf erreichten, war es, als hätte der Hahn nie seine Schönheit verloren.

Jeden Morgen, bevor die Sonne aufging, stieg er wieder von seiner Leiter, reckte den Hals und kündigte den Tag an.

Das Huhn brütete ihm viele Küken aus, und der Hahn scharrte den ganzen Tag nach Körnern, um die Seinen satt zu machen. Und ein jeder, der ihn sah, freute sich über das schöne Tier.

Eva Strittmatter

Brüderchen Vierbein

mit Bildern von Ingeborg Meyer-Rey

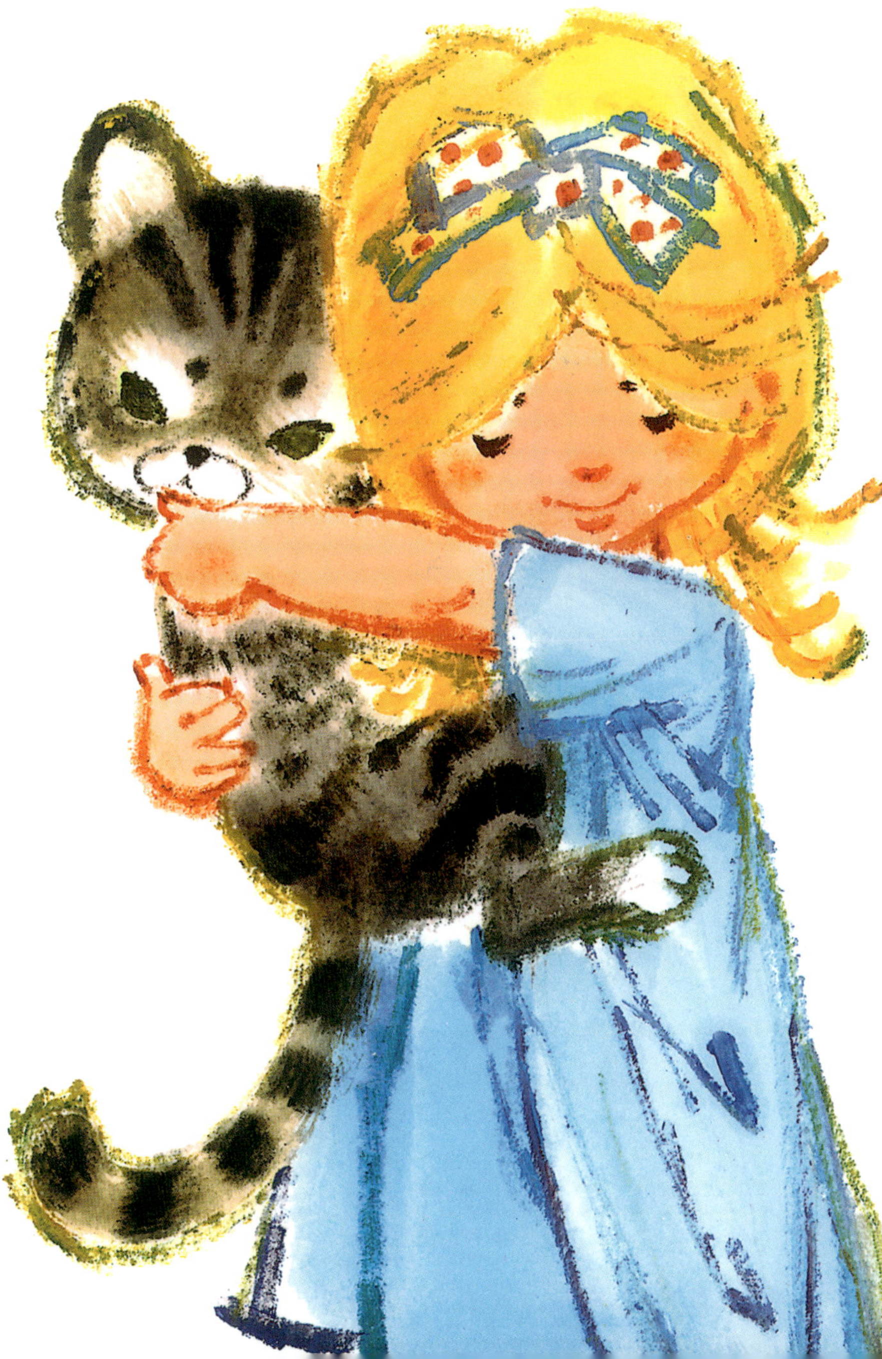

Es lebte einmal ein kleines Mädchen mit seiner Mutter in einer Hütte, das hatte nicht Bruder noch Schwester, und weil seine Mutter tagsüber ihrer Arbeit nachging, war das kleine Mädchen oft allein.

Tagaus, tagein spielte es mit einem Kloben Holz, wickelte ihn in bunte Lappen und nannte ihn sein hölzernes Söhnchen.

Eine alte Kiste und ein wenig Heu nahm es zum Bett für den Kloben. Das war sein Ein und Alles.

Weil der Kloben aber so steif und stumm war, sang das Mädchen, wenn es ihn wiegte, oft:

Hölzernes Söhnchen mein,
hätt ich ein Lebelein,
Zweigebein, Viergebein,
sollt es mein Bruder sein.

Eines Tages, als das Mädchen mit dem Kloben ausging, fand es einen Kater, dem der Jäger den Pelz mit Schrotkörnern zerlöchert hatte. Das Mädchen redete freundlich mit dem Kater und streichelte ihn.

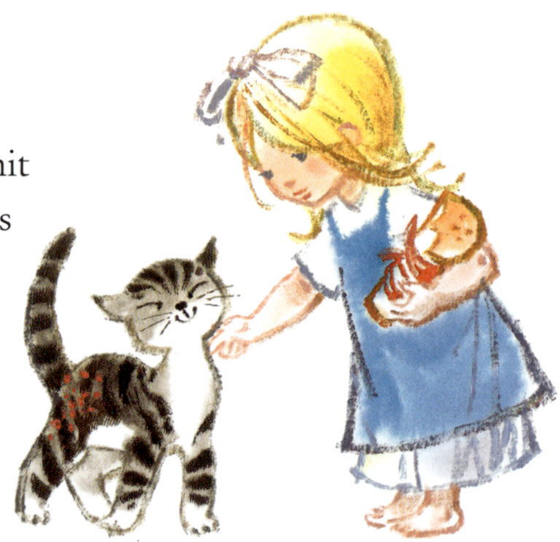

Da lief der Kater dem Mädchen nach, lief durch Straßen und Gassen bis zum Hüttchen, in dem das Mädchen wohnte.

Das Mädchen bekam vor Freude rote Bäckchen und fragte den Kater: »Viergebein, willst du mein Bruder sein?«

Der Kater maunzte. Da verband das Mädchen dem Kater die Wunden, so gut es konnte, gab ihm zu essen und zu trinken, setzte ihn zum Kloben in die Kiste und nannte ihn Brüderchen Vierbein.

Als die Mutter von der Arbeit heimkam, schalt sie:

»Haben wir nicht Sorgen zuviel und Essen und Trinken zuwenig? Was soll uns ein Kater?«

Als sie aber sah, wie lieb das Mädchen den Kater hatte, und als sie hörte, dass es den Kater Brüderchen Vierbein nannte, tat der Mutter das einsame Kind leid.

Sie ließ den Kater in ihrer Hütte wohnen und gab ihm von ihrem kargen Brot zu essen.

Über eine Weile pochte eine dicke Frau ans Tor der Hütte und rief:

»Ihr habt meinen Kater gestohlen! Gebt ihn heraus!«

Der Kater fauchte zornig, als er die Stimme seiner Herrin hörte.

Das kleine Mädchen öffnete die Tür und sagte: »Ich hab ihn gehegt, ich hab ihn gepflegt, der Kater ist mir ein Bruder.«

Und der Kater schmiegte sich an das Mädchen.

Die dicke Frau aber hörte nicht darauf.

Sie packte den Kater, doch der Kater zerkrallte ihr die Hand. Da steckte ihn die Frau in einen Sack und nahm ihn mit.

Das Mädchen war wieder mit dem Kloben allein, und wenn es ihn wiegte, sang es:

Hölzernes Söhnchen mein,
hätt ich ein Lebelein,
Zweigebein, Viergebein,
sollt es mein Bruder sein.

Eines Tages, als das Mädchen mit dem Kloben ausging, fand es einen großen Hund, der hatte seine Pfote in einen Torspalt geklemmt. Das Mädchen machte den Hund frei und streichelte ihn. Da lief der Hund dem Mädchen nach, lief durch Straßen und Gassen bis zur Hütte.

Das Mädchen bekam vor Freude rote Bäckchen und fragte den Hund: »Viergebein, willst du mein Bruder sein?«

Der Hund bellte. Da gab das Mädchen dem Hund zu essen und zu trinken und nannte ihn Brüderchen Vierbein.

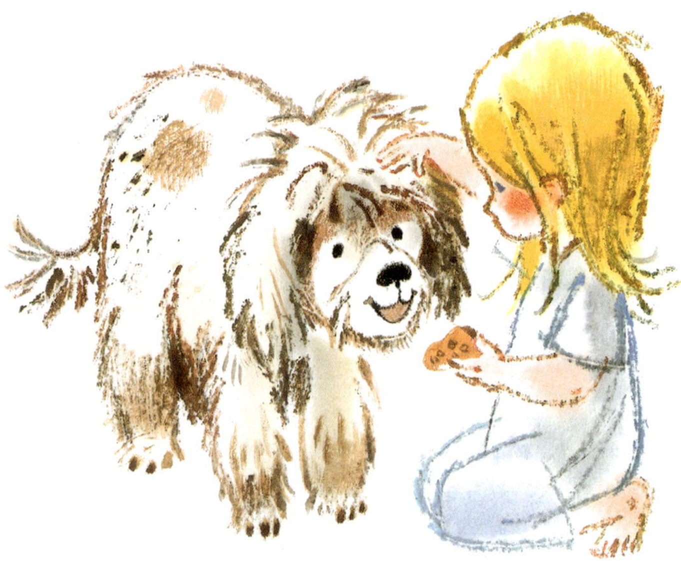

Als die Mutter heimkam, schalt sie:
»Haben wir nicht Sorgen zuviel und Essen und Trinken zuwenig? Was soll uns ein Hund?«
Als sie aber sah, wie lieb das Mädchen den Hund hatte, und als sie hörte, dass es den Hund Brüderchen Vierbein nannte, tat ihr das einsame Kind leid. Sie ließ den Hund in ihrer Hütte wohnen und von ihrem kargen Brot essen.
Über eine Weile pochte ein reicher Mann ans Tor und rief:
»Ihr habt meinen Hund gestohlen! Gebt ihn heraus!«
Der Hund bellte böse, als er die Stimme seines Herrn hörte. Das kleine Mädchen öffnete die Tür und sagte: »Ich hab ihn gehegt, ich hab ihn gepflegt. Der Hund ist mir ein Bruder.« Und der Hund schmiegte sich an das Mädchen.
Doch der reiche Mann hörte nicht darauf und packte den Hund. Da zerbiss der Hund seinem Herrn die Hand. Der Herr aber schlang dem Hund eine Schnur um den Hals und zog ihn mit sich fort.
Das Mädchen war wieder mit dem Kloben allein, und wenn es ihn wiegte, sang es:

Hölzernes Söhnchen mein,
hätt ich ein Lebelein,
Zweigebein, Viergebein,
sollt es mein Bruder sein.

Eines Tages ging das Mädchen wieder mit dem Kloben aus, da traf es ein kleines weißes Pferd. Das Pferd war seinem Herrn fortgelaufen, weil er es alle Tage schlug.

Das Mädchen hatte ein einziges Zuckerstück, das gab es dem kleinen weißen Pferd.

Da lief das Pferd dem Mädchen nach durch Straßen und Gassen bis zum Hüttchen.

Das Mädchen bekam vor Freude rote Bäckchen und fragte das Pferd:

»Viergebein, willst du mein Bruder sein?«

Das Pferd wieherte. Da nahm das Mädchen das kleine Pferd mit in die Hütte, gab ihm zu essen und zu trinken und nannte es Brüderchen Vierbein.

Als die Mutter heimkam, schalt sie:

»Haben wir nicht Sorgen zuviel und Essen und Trinken zuwenig? Was soll uns ein Pferd?«

Als sie aber sah, wie lieb das Mädchen das kleine Pferd hatte, und als sie hörte, dass es das Pferd Brüderchen Vierbein nannte, tat ihr das einsame Kind leid. Sie ließ das Pferd in ihrer Hütte wohnen und von ihrem kargen Brot essen.

Eines Tages aber pochte der böse Mann ans Tor, dem das weiße Pferd gehörte, und rief:

»Ihr habt mein Pferd gestohlen! Gebt es heraus!«

Das Pferd schnob zornig, als es die Stimme seines Herrn hörte.

Das kleine Mädchen öffnete die Tür und sagte:

»Ich hab es gehegt, ich hab es gepflegt. Das Pferd ist mein Bruder.« Und das weiße Pferd wieherte freundlich dazu.

Doch der böse Mann wollte nichts hören. Er packte das Pferd. Da schlug das Pferd seinen Herrn. Der Herr aber nahm die Peitsche und trieb das Pferd fort.

Da war das kleine Mädchen bitter traurig.

Es weinte und weinte, die Augen taten ihm weh. Es wiegte sein hölzernes Söhnchen und sang:

Drei Vierbein warn mein,
bin wieder allein.

Wie aber das Mädchen so sang, fielen seine Tränen, eine um die andre, auf das hölzerne Söhnchen herab. Und wie es immer heftiger weinte, begann sich das hölzerne Söhnchen zu regen. Es reckte und streckte sich, und im Nu wurde aus dem Kloben ein Knabe. Er sprang vom Arm des Mädchens herab und rief:

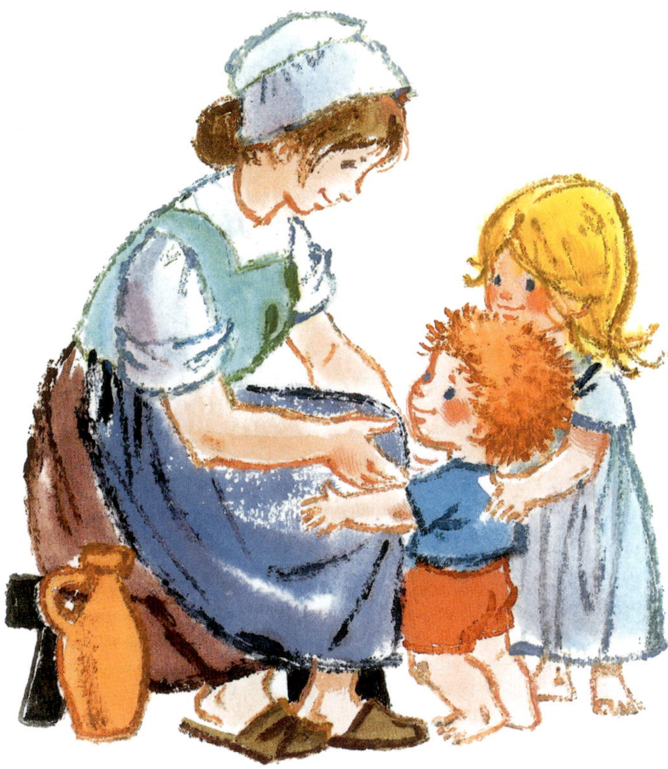

Zweigebein, Viergebein,
ich will dein Bruder sein.

Das Mädchen bekam vor Freude Bäckchen wie Weihnachtsäpfel so rot, es nahm das Brüderchen bei der Hand und lief mit ihm zur Mutter.

Wie die Mutter den Knaben nur ansah, hatte sie ihn lieb. Sie sagte zu ihm »mein Söhnchen«, und von Stund an war das kleine Mädchen nie mehr allein.

Harald Hauser

Häschen Schnurks

mit Bildern von Karl Schrader

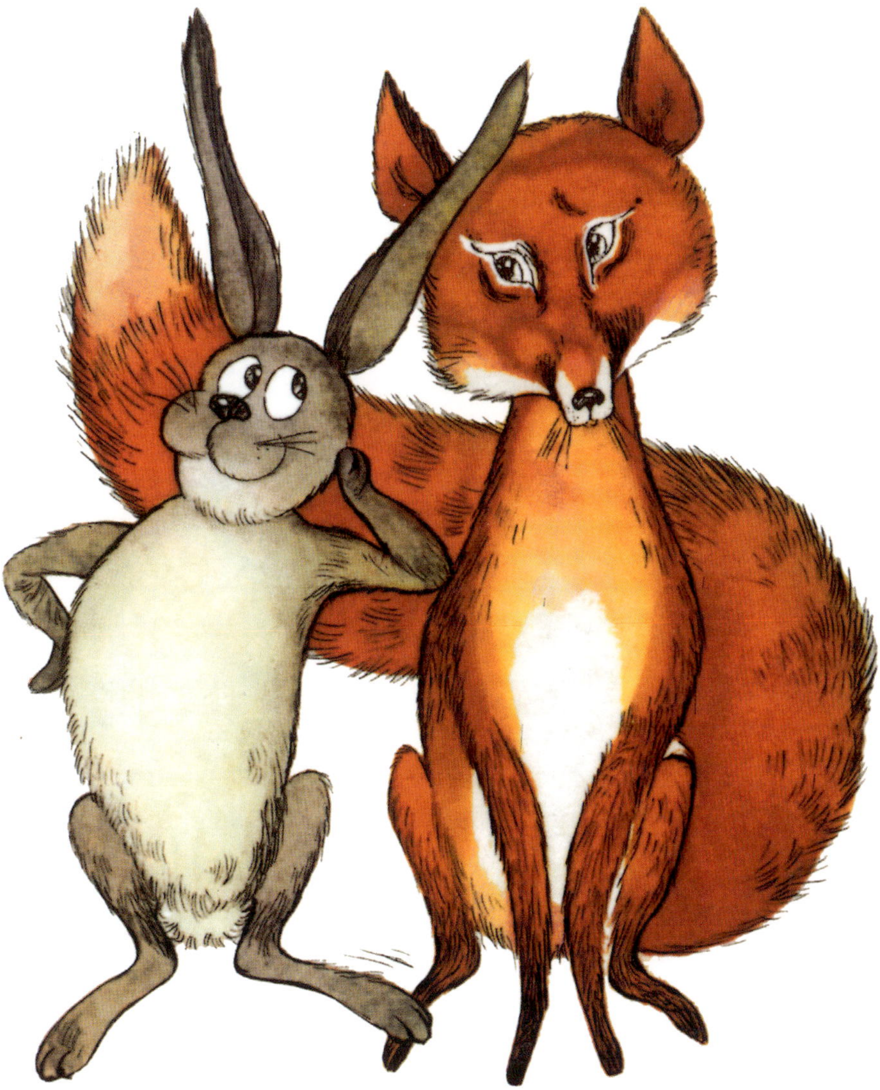

Die Waldapotheke der Tiere steht im grünen Hasenwald. Heute Morgen ist sie geschlossen. Dem Apotheker, Herrn Storch, sind die Kräuter und Tee ausgegangen. Was soll er da noch verkaufen?

Vor der Tür sitzt traurig das Kätzchen Doremiau, ihm tut der Hals weh. Keinen Ton kann es beim Katzenkonzert mehr herausbringen.

Den kranken Igelkindern fehlt der Pfefferminztee.

Auch Schnurks, der Hase, will gar nicht glauben, was da auf dem Schild zu lesen ist:

Vorläufig geschlossen! Tee ausverkauft!

So etwas gab es noch nie. Ächzend kommt der alte Apotheker, Herr Storch, mit seinem Wägelchen daher. Ein paar Blüten, ein paar Blätter liegen darin. Viel zu wenig für all die kranken Waldkinder.

Auf dem Baum sitzt Lehrer Specht. Ein grässlicher Schnupfen plagt ihn. Er niest und niest, dass die Bäume wackeln. »Ich brauche – hatschi, ich brauche – hatschi – millentee, Herr Storch. Ich muss doch unterrichten!«

Der Apotheker nickt betrübt. Wie soll er nur alles herbeischaffen! Vom vielen Bücken tut ihm schon der Rücken weh.

»Mein Schnupfen ist ganz entsetzlich«, klagt der Specht.

»Und mein Hals tut sehr weh«, klagt die Katze.

»Und der Husten ist so schlimm«, jammern die Mäuse.

Dem Herrn Apotheker wird das Herz schwer. Er weiß genau, wer krank und schwach ist, den holt der Lügenfuchs.

Und da ist auch noch der Keiler, das große Wildschwein - ein gefährlicher Feind, weil er mit dem Lügenfuchs auf Hasen Jagd macht.

Was kann man nur tun?

Schnurks und seine Brüder halten Rat. Schnurks ist der älteste und deshalb auch der erfahrenste. Dann folgen Bruder Knickohr und schließlich die Drillinge Eins, Zwei, Drei.

»Wir müssen etwas unternehmen«, sagt Schnurks, »so geht es nicht weiter. Herr Storch ist alt, seine Augen sind müde, die Arbeit fällt ihm schwer.«

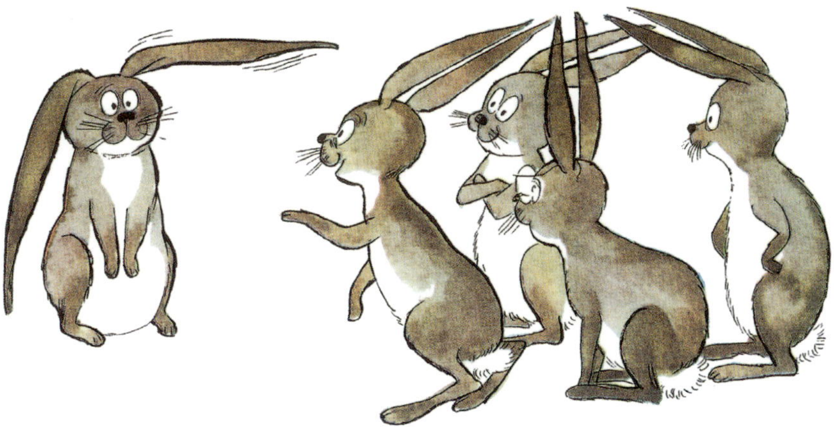

»Woher weißt du das?«, fragt Knickohr.

»Woher weißt du das?«, rufen die Drillinge.

»Weiß es eben. Hab doch Augen und Ohren am Kopf.«

Die Hasen schweigen.

»Du denkst doch nicht etwa, dass wir uns ans Kräutersammeln machen müssen?«, fragt Knickohr vorsichtig.

»Bloß das nicht«, jammern die Drillinge. »Wir wollen zum Kohlfeld!«

Schnurks blickt streng seine Brüder an. »Und was ist, wenn ihr krank werdet? Wenn ihr Pfefferminztee oder Kamillentee braucht? Wer soll euch dann helfen?«

Die Hasen wackeln mit den Ohren, was so viel heißt: Wir haben überhaupt keine Lust.

Dann sagt Knickohr schließlich: »Also gut. Sammeln wir. Aber nur ein paar Tage.«

Die Drillinge stellen die Ohren hoch und nicken. »Also gut. Sammeln wir. Aber nur ein paar Tage. Dann müssen wir wirklich ins Kohlfeld.«

Die Sache ist beschlossen.

Schnurks, Knickohr und die Drillinge Eins, Zwei, Drei werden Herrn Storch, dem Apotheker, beim Teeblätter- und Kräutersammeln helfen.

»Und wo sammeln wir?«, erkundigen sich die Hasen.

»Auf der großen Waldlichtung«, erklärt Schnurks.

»Und was sammeln wir?«

»Kamillenblüten, Pfefferminzblätter, Salbei und Lindenblüten«, antwortet Schnurks und muss sich wirklich wundern, was für dumme Fragen junge Hasen stellen.

Die Sammelei ist nicht ungefährlich. Auf der schönen Waldlichtung, an der alten Linde, wo die besten Kräuter und der beste Tee wachsen, treibt sich der böse Lügenfuchs herum. Und wo der sich herumtreibt, ist der alte Keiler nicht weit. Aber Schnurks wäre nicht der pfiffige Schnurks, fiele ihm nicht etwas Gescheites ein.

»Wir brauchen einen Wächter!«, sagt er.

Die Drillinge zeigen auf Knickohr. Das ist richtig. Knickohr mit seiner Brille hat die schärfsten Augen.

»Wenn der Fuchs kommt, wackelst du mit dem rechten Ohr. Wenn der Keiler in Sicht ist, mit dem linken. Sieht jemand von euch die beiden Böslinge, macht ihr es genauso«, lehrt Schnurks die Hasen.

Die Drillinge sehen einander erschrocken an. O nein, sie wollen den Lügenfuchs und den Keiler nicht sehen.

Aber Schnurks kennt das Waldleben schon länger. »Besser ist, wir üben gemeinsam. Linkes Ohr - der Keiler kommt! Rechtes Ohr - Fuchs in Sicht!«

Links - rechts, Keiler - Fuchs! Die Hasen wackeln mit den Ohren, bis es ganz vorzüglich klappt und Schnurks zufrieden ist. Sie holen den kleinen Wagen und die Kräuter-Tee-Sammlung kann beginnen!

Die Waldlichtung liegt still und sonnenbeschienen. Sausel, das Eichhörnchen, probiert die Lindenblüten, aber Nüsse schmecken ihm doch besser.

Plötzlich erhält der Baum einen Stoß, der Sausel fast von den Zweigen geworfen hätte. Der Keiler sitzt mit den Hauern fest im Baumstamm.

»Was bist du doch für ein ungeschickter Kerl«, spottet der

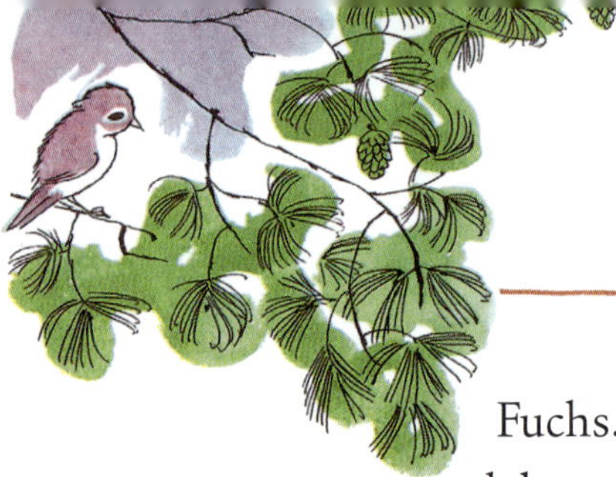

Fuchs. »Erst in Försters Garten nach Kartoffeln buddeln und dann vor Angst in den Baumstamm rennen.«

»Hilf mir raus«, fleht der Keiler, »wenn der Förster kommt, bin ich erledigt.«

Der Fuchs blinzelt den Keiler listig an. »Und was habe ich davon, wenn ich dir hier heraushelfe?«

»Alles, was du willst. Nur befreie mich aus meiner Not.«

Der Lügenfuchs lässt sich Zeit und denkt nach.

»Hilf mir beim Hasenjagen«, sagt er schließlich. »Es laufen hier drei besonders zarte Kerlchen herum. Die würde ich gern verspeisen.«

»Schon gut, schon gut«, schnauft der Keiler, »ich verspreche es!«

Da nagt der Fuchs mit seinen scharfen Zähnen am Baumstamm, und es dauert nicht lange, da ist der Keiler befreit.

Wie sie sich nun beide davonmachen wollen, steht der Tatzbär vor ihnen. Groß und stark ist er und ständig auf Honigsuche. Süßen Honig isst er nun mal für sein Leben gern.

Die führen sicher was Böses im Schilde, denkt sich der Tatzbär. Er lebt schon seit Langem im Walde und weiß noch gut, wie der Lügenfuchs ihn verraten hat, als er bei den Bienen Stech und Stich ein paar

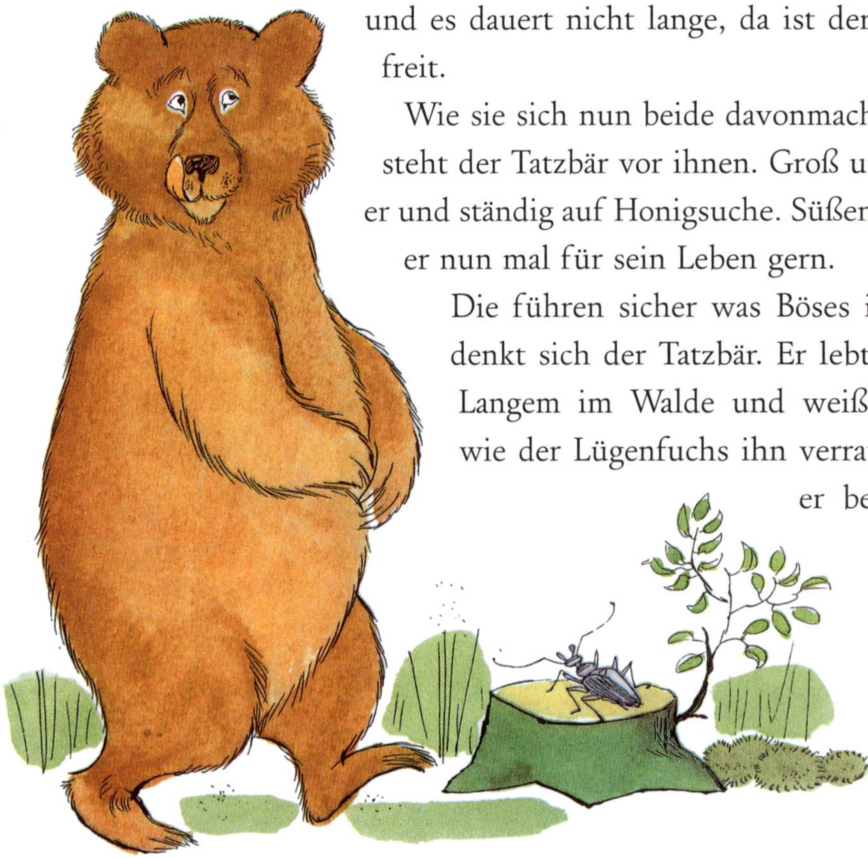

Honigwaben entwendet hat. Nein, dem Lügenfuchs kann man nicht trauen.

»Na?«, fragt der Bär und schaut dem Fuchs in die Augen, »was habt ihr denn heute wieder vor?«

Der Keiler senkt gleich den Rüssel, aber der Lügenfuchs blickt den Bären treuherzig an. »Wir helfen den Hasen Kräuter sammeln. Hast du nicht gehört, Herr Storch hat die Apotheke schließen müssen. Es fehlt an Tee und Kräutern, da wollen wir den Hasen nicht nachstehen«, sagt er brav.

Da staunt der Tatzbär. So viel Hilfsbereitschaft hätte er den beiden Gaunern gar nicht zugetraut. Er lässt sie ungeschoren davonziehen, zumal in seinem Bauch der Honighunger rumort. Dem muss der Tatzbär abhelfen.

Auf der Waldlichtung, gleich unter der Linde, versammeln sich die Hasen. Blüten und Blätter tragen sie zusammen, vergnügt tummeln sie sich durch Gräser und Sträucher.

Auch Sausel macht mit. Wenn ihm die Lindenblüten auch nicht schmecken, so beißt das Eichhörnchen sie doch ab und wirft sie den Hasen hinunter.

Schnell sind die Beutel prall und rund wie Bälle und man kann mit ihnen wunderbar Handball oder Fußball spielen. Nein, die Hasen ahnen nicht, wer sich da heranschleicht.

Dem Fuchs läuft schon das Wasser im Mund zusammen. So viele Hasenbraten hatte er sich nicht träumen lassen. Das wird einen Festschmaus geben.

»Vergiss nicht, was du mir versprochen hast«, flüstert er dem Keiler zu.

»Aber alle mit einem Male, das schaffst selbst du nicht«, brummt das Wildschwein.

»Lass es nicht deine Sorge sein«, zischt der Fuchs böse, »tu deine Pflicht!«

So schnell stürmen sie hervor, dass keine Zeit mehr für die gelernten Signale bleibt. Die ganze Hasengesellschaft springt durcheinander und ist im Nu hinter den Bäumen verschwunden.

Nur Schnurks, der tapfere Hase, bleibt mitten auf der Lichtung sitzen und schaut dem Feind entgegen.

»Wo sind sie denn, all meine Häschen, die knusprigen, kleinen, zarten Dinger?«, zischelt der Fuchs böse zwischen den Zähnen hervor.

»Such sie nur!«, erwidert Schnurks und springt dem Fuchs verwegen vor die Nase und sogleich wieder hinter einen Baum. Der Fuchs schnappt ins Leere.

»Hier bin ich!«, ertönt es von der Linde her.

»Nein, hierher musst du kommen!«, ruft es hinter der Eiche.

»Schau dich mal um!«, hört man es von der Buche her.

So viele Hasen, so viele Bäume! Der Fuchs und der Keiler wissen gar nicht, wohin sie zuerst springen sollen.

Immer wütender wird der Fuchs. Immer tollpatschiger der Keiler, und schließlich ist ihm ganz schwindelig.

Sausel, auf einem Baum, sieht alles und hört alles und lacht über so viel Dummheit. Doch da plötzlich kommt es ihm in den Sinn: Wenn der Fuchs nun doch den armen Schnurks zu fassen bekommt? Wo ist dann Hilfe? Er blickt zu Schnurks, und der stellt ein Ohr in Richtung Bärenheim.

Das Eichhörnchen versteht: Tatzbär muss her! Sausel saust los, springt von Ast zu Ast, fliegt von Wipfel zu Wipfel. Nicht weit von der Waldlichtung findet Sausel den Bären, honigsatt und schnarchend.

»Wach auf!«, ruft Sausel, »ein Unglück geschieht! Der Fuchs will die Hasen fressen, zuallererst Schnurks.«

Der Bär ist sofort hellwach und stürmt durch den Wald. »Halt mir die Bienen vom Leib«, brummt er Sausel zu, »mir scheint, ich dufte noch ein wenig nach Honig. Du weißt, mit Stech und Stich ist nicht zu spaßen.«

»Keine Bange«, tönt es vom Baum herunter, »mit den beiden werde ich schon zurande kommen.«

Keine Sekunde zu spät kommen sie zur Waldlichtung.

Der Fuchs hat Schnurks schon kräftig ins Ohr gebissen, da erwischt ihn die Tatze des Bären. Das war wohl die saftigste Ohrfeige, die der Lügenfuchs je bekommen hat. Und dessen nicht genug, er bleibt an der Honigtatze des Bären kleben.

Wild schüttelt der Bär die Pranke mit dem Fuchs daran, dass dem Hören und Sehen vergeht. Am Ende bleibt er jammernd und heulend auf dem Boden liegen.

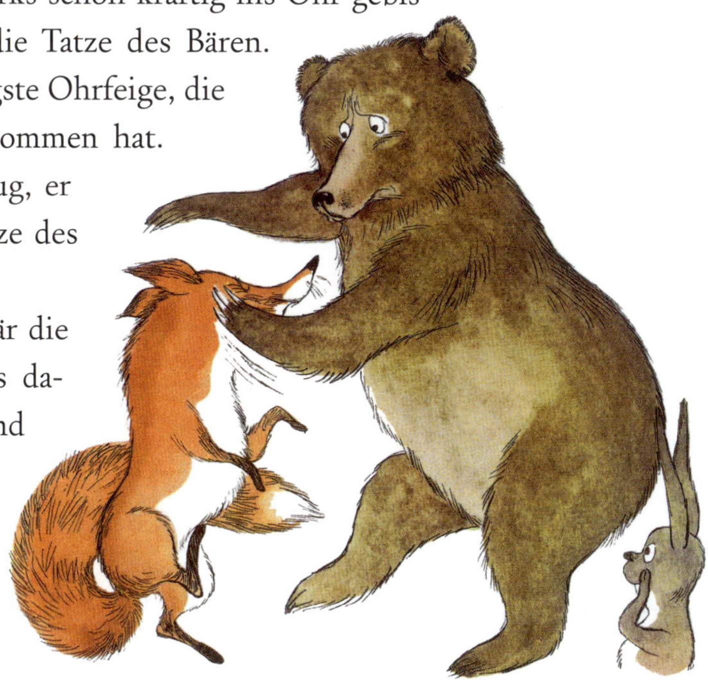

Niemand hilft dem Fuchs. Auch der Freund ist treulos. Er legt die Ohren an und will sich heimlich davonschleichen.

Doch da sind Schnurks und Knickohr zur Stelle. »So kommst du uns nicht davon!«, rufen sie und jagen den Keiler direkt in die Arme des Bären.

Der Tatzbär packt die Bösewichter fest bei den Ohren. Die Hasen Schnurks und Knickohr, die Geschwister Eins und Zwei umtanzen sie fröhlich.

»Wo ist Drei?«, fragt Schnurks besorgt.

Sausel hält Ausschau. »Keine Sorge, Nummer Drei holt den Herrn Apotheker.«

»Das ist mal ein guter Einfall«, sagt Schnurks. »Da können wir ein Fest feiern.«

Doch Tatzbär will keine Feste feiern, sondern nach Haus. Längst hat er die Bienen Stech und Stich auf dem Zweig bemerkt. Sie suchen den Honigdieb und werden ihn plagen. Aber Schnurks und Knickohr legen ein gutes Wort für ihn ein.

»Hört mal«, sagt Schnurks zu den Bienen, »wir wollen mit euch reden.«

»Und worüber, bitteschön?«, fragt Stich.

»Über den Bären«, sagt Knickohr.

»Was gibt es da zu reden«, ereifert sich Stech. »Er hat wieder Honig gestohlen, und wenn das Fest vorbei ist, dann kann er was erleben!«

Nun erzählen die Hasen von den guten Taten des Bären, dass er Schnurks das Leben gerettet hat und den anderen Hasen auch. Zum Beweis zeigt Schnurks sein zerbissenes Ohr.

Die Bienen sehen sich das genau an und überlegen ein Weilchen.

»Na ja«, sagen sie dann, »dieses Mal wollen wir es noch gut sein lassen.«

»Aber beim nächsten Mal«, stichelt Stich, »kommt er uns nicht ungeschoren davon.«

Sie fliegen los und machen eine Zwischenlandung direkt auf die Nase des Bären.

»Hast du gehört, Großer?«, fragt Stech.

Der Bär reißt erschrocken die Augen auf. »Na – na – natürlich«, stottert er erschrocken und schielt ängstlich zu den Bienen, ob sie ihn vielleicht doch noch in die Nase stechen.

»Nicht klauen, sondern fragen, verstehst du? Dann geben wir dir gern etwas ab.«

Der Bär leckt sich das Maul. »Und ich kann immer kommen, wenn ich Honighunger habe?«

Stich und Stech kichern. »Wenn du schön brav bist«, summen sie und fliegen davon.

Knickohr stellt die Löffel auf. »Drilling Drei ist im Anmarsch«, sagt er.

Von den Baumwipfeln hören sie Sausel rufen: »Ich sehe den Herrn Apotheker.«

Flink ordnen Schnurks und Knickohr die Beutel mit den Kräutern und Teeblättern. Im zugebundenen karierten Beutel sind die Lindenblüten. Im gepunkteten Beutel ist Salbei. Aus dem offenen Beutel leuchten die grünen Blätter der Pfefferminze. Im gelben Beutel duften die Kamillenblüten.

Endlich, endlich steht Herr Storch vor ihnen. Schnurks reicht ihm den Beutel mit den Lindenblüten. »Sehen Sie, Herr Apotheker, genug Tee für alle Erkältungskrankheiten. Jetzt kann die Apotheke wieder öffnen.«

Zufrieden und dankbar betrachtet Herr Storch die tüchtigen Sammler. »Ich ernenne euch zu meinen Apothekergehilfen«, erklärt er feierlich.

Schnurks und Knickohr werden vor Stolz mindestens einen Zentimeter größer.

Drilling Drei tritt unruhig von einem Fuß auf den andern. Die Brüder werden ihm die besten Kohlköpfe wegfressen. »Kann ich jetzt los?«, fragt er und saust auch schon auf und davon.

Doch wer da denkt, dass Lügenfuchs und Keiler sich heimlich, still und leise davonmachen dürfen, der irrt.

Der kluge Apotheker hat auch darüber schon nachgedacht. »Dem Lügenfuchs hängen wir die Apothekerglocke um den Hals. Da hört man ihn schon von Weitem, keiner wird sich mehr erschrecken, und jeder kann, wenn's Not tut, Reißaus nehmen.«

»Und der Keiler?«, fragt Schnurks.

»Der gräbt mir den Apothekengarten um. Mit seinen kräftigen Hauern kann er das vorzüglich. Ich werde einen Kräutergarten anlegen, damit wir immer etwas zur Hand haben.« Herr Storch klappert zufrieden mit dem Schnabel.

Die Pfefferminzblätter werden in das Eimerchen getan. Das Eimerchen wird auf das Wägelchen gestellt, der Keiler zieht und der Lügenfuchs schiebt. So kommt alles zur Apotheke. Wer hätte je gedacht, dass die beiden Unholde so brav sein können.

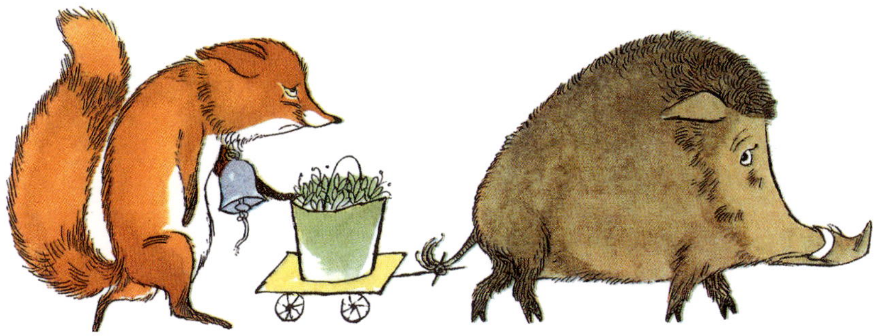

Indessen finden sich Herr Storch, der Lehrer Specht und das Kätzchen Doremiau auf der Waldlichtung ein.

Nun geht es ans Erzählen: Schnurks springt auf den Baumstumpf und beginnt. Schließlich waren sie nicht dabei, als der Kampf mit Fuchs und Keiler begann.

Am Ende sagt Herr Storch: »Das war doch ziemlich gefährlich, findet ihr nicht?«

»Das war es«, bestätigen die Hasen.

»Ihr seid meine tapfersten Schüler«, lobt der Lehrer.

»Das sind wir«, sagen die Hasen.

»Dann seid ihr wohl die klügsten und mutigsten Hasen hier im Wald?«, miaut Doremiau.

»So ist es«, rufen die Hasen.

»Und Sausel ist der schnellste Waldbote, den es hier je gab«, fügt Schnurks hinzu, »und ohne den Tatzbären wäre es wohl ganz schlimm geworden.«

Das Eichhörnchen reckt vor Stolz die Öhrchen und versteckt sich hinter dem Baumstamm.

Alles hat wieder seine Richtigkeit.

Niemand muss sich mehr vor dem Lügenfuchs und dem Keiler fürchten.

Herr Storch hat genügend Tee und Kräuter in seiner Apotheke.

Der Specht bekommt sein Schnupfenmittel, das Kätzchen Doremiau Gurgeltee und die Mäuse Lindenblütentee.

Und wem verdanken sie das alles? Dem Hasen Schnurks, dem Hasen Knickohr und den Drillingen Eins, Zwei und Drei. Nicht zu vergessen Eichhörnchen Sausel und den großen Tatzbären.

Wo der wohl schon wieder ist?

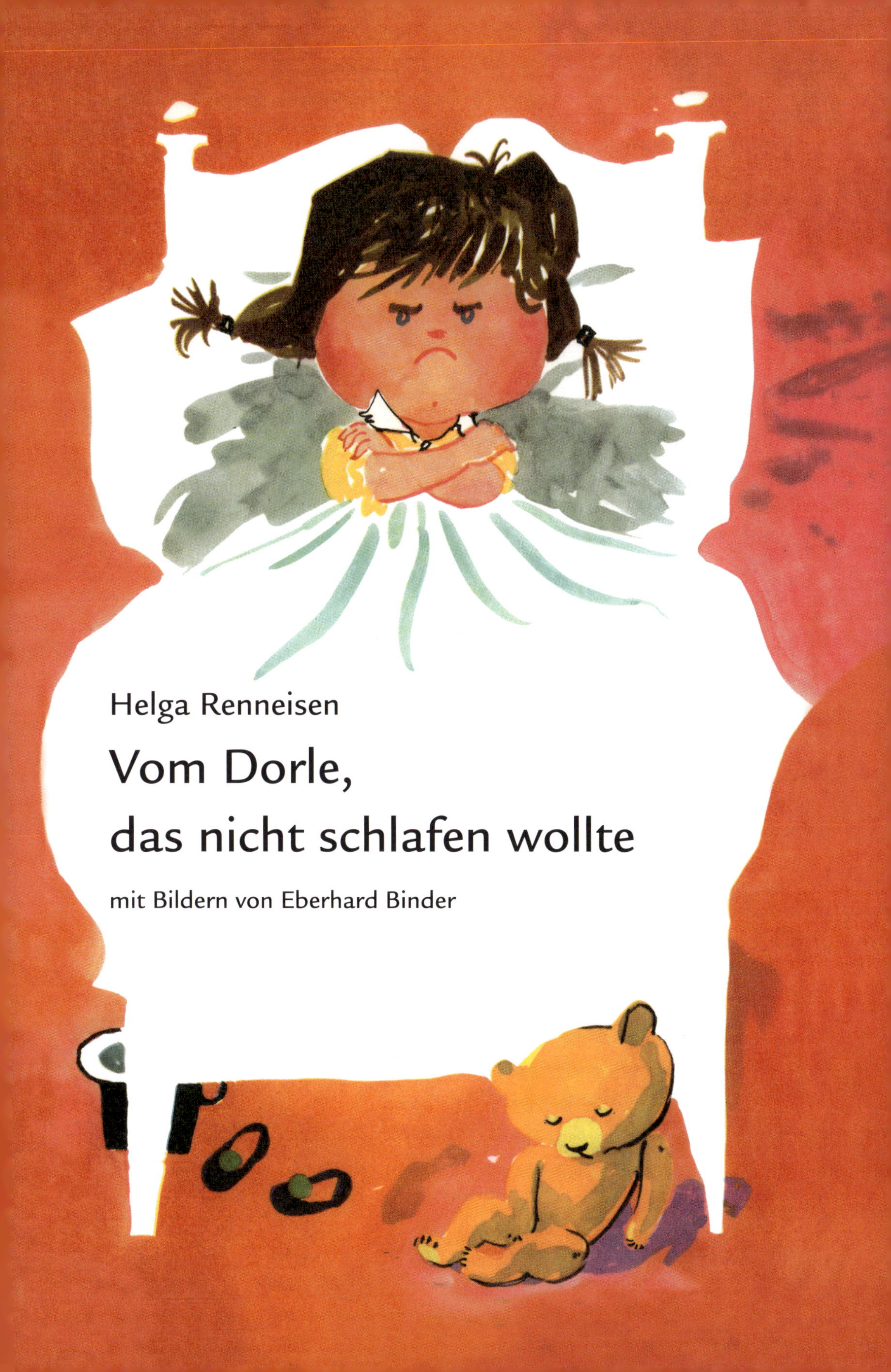

Helga Renneisen

Vom Dorle, das nicht schlafen wollte

mit Bildern von Eberhard Binder

Das ist Dorle. Ein kleines Mädchen in einer großen Stadt. Sie hat ein rundes Gesicht mit einer lustigen Stupsnase.

Vati, Mutti und Dorle wohnen in einem großen Haus mit bunten Balkons.

Viele Leute wohnen in dem Haus. Alle haben Dorle gern: von Oma Müller, die ganz unten wohnt, bis zu Peter Hein ganz oben. Und doch wird aus der lieben, kleinen Dorle manchmal ein bitterböses, ungezogenes Kind.

Eines Abends war es draußen schon dunkel. Kein Mensch war auf der Straße. Nur Oma Müllers großer schwarzer Kater schlich auf Sammetpfoten zum Park. Über den Bäumen schaukelte der Mond. Den wollte der Kater ansingen. Plötzlich setzte er sich verwundert mitten auf die Straße und sah mit grünen Funkelaugen zu Dorles Fenster empor.

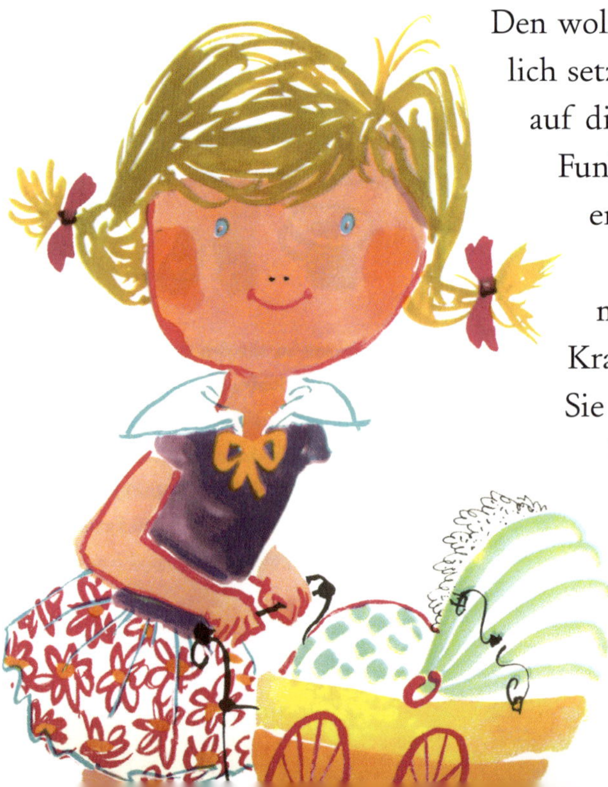

Was für ein Lärm? Wer macht am Abend noch solchen Krach? Den Lärm machte Dorle. Sie lag im Bettchen und schrie.

Die Kinderzimmertür ging auf und Mutti blickte mit

traurigem Gesicht zu Dorle. Aber Dorle schrie weiter. Leise klappte die Tür und Schritte gingen die Treppe hinunter. Da hörte Dorle auf zu schreien.

Wenn ich weine, bleiben sie bestimmt hier, dachte sie. Aber Vati und Mutti waren fortgegangen. Nun war sie allein in der Wohnung.

Es war still. Nur der Wecker auf dem Spielzeugschrank klopfte leise: Tick, tick, tack, tack, tick, tick, tack, tack. Die Zahlen auf seinem Zifferblatt leuchteten.

Dorle schob die Decke zurück und sah sich um.

Die Lampe mit dem bunten Schirm hatte ihr glühendes Auge geschlossen. Der weiße Schrank knarrte im Traum. Die Puppen auf ihren Stühlen nickten müde.

Das Kinderzimmer schlief wohl. Dorle war aber nicht müde. Jetzt kann ich spielen, dachte sie und kletterte aus dem Gitterbett. Barfuß tappte sie zum Lichtschalter. Doch sosehr sie sich auch reckte und streckte, sie war zu klein. Sie konnte das Licht nicht anknipsen.

Aber die Laterne schien ja ins Zimmer. So war es nicht dunkel. Dorle ging, patsch, patsch, patsch, in ihre Spielzeugecke und setzte sich an den Tisch.

Auf dem Tisch lag der Teddy. Komm, Teddy, wir spielen. Aber der Teddy brummte nur. Er wollte weiterschlafen. Na, dann nicht, dummer Teddy!

Unter dem Tisch stand die Eisenbahn. Dorle zog sie aus dem Tisch-Bahnhof hervor.

Die Lokomotive schnaufte böse: Ich habe Feierabend, Feierabend, Feierabend. Dorle wurde traurig. Will denn niemand mit mir spielen?

Plötzlich ist ein helles Klingen im Zimmer. Es läutet wie silberne Glocken.

Dorle horcht. Was ist das? Der Wecker läutet. Aber er sieht ganz anders aus.

Auf dem Kopf trägt er eine kleine, feuerrote Mütze. Sogar Arme und Beine hat der Wecker bekommen. Dorle staunt. Der Wecker fängt an zu laufen. Er marschiert über den Spielzeugschrank. Dann klettert er auf das Bücherregal. Vom Bücherregal auf das Sofa. Vom Sofa rutscht er auf den Fußboden. Direkt neben Dorles Bein bleibt das Weckermännlein stehen. Es schiebt seine Mütze nach hinten und schüttelt langsam den Kopf. Potz Glockenschlag und Uhrenläuten, sagt das Männlein mit feiner Stimme, ich passe auf, dass die Menschen rechtzeitig aufstehen. Wann sie schlafen gehen, kümmert mich nicht. Aber ich glaube, du solltest längst im Bettchen liegen, Dorle.

Da irrst du dich sicher, sagt Dorle schnell. Du meinst die Babys, die ganz, ganz kleinen, die nur schlafen und schreien. So große Kinder wie ich dürfen lange aufbleiben.

Der Wecker wiegt den Kopf hin und her. So genau weiß ich das auch nicht. Aber wir können die anderen Uhren fragen. Sicher wissen die es ganz genau. Willst du mitkommen? Eigentlich möchte Dorle lieber zu Hause bleiben. Aber sie sagt schnell: Ja, sehr gern.

Wie du willst. Das Männlein lächelt. Wie du willst.

Es trippelt zum Spielzeugschrank und stemmt sich gegen die

Tür. Langsam öffnet sie sich. Im Regal steht ein Segelflugzeug. Es fliegt aus dem Schrank und landet vor Dorle.

Steig ein, Dorle, läutet das Weckermännlein. Gehorsam klettert sie in das Flugzeug. Das Weckermännlein setzt sich auf den Pilotensitz. Das Zimmerfenster öffnet sich. Leise fliegt das Flugzeug in die Nacht.

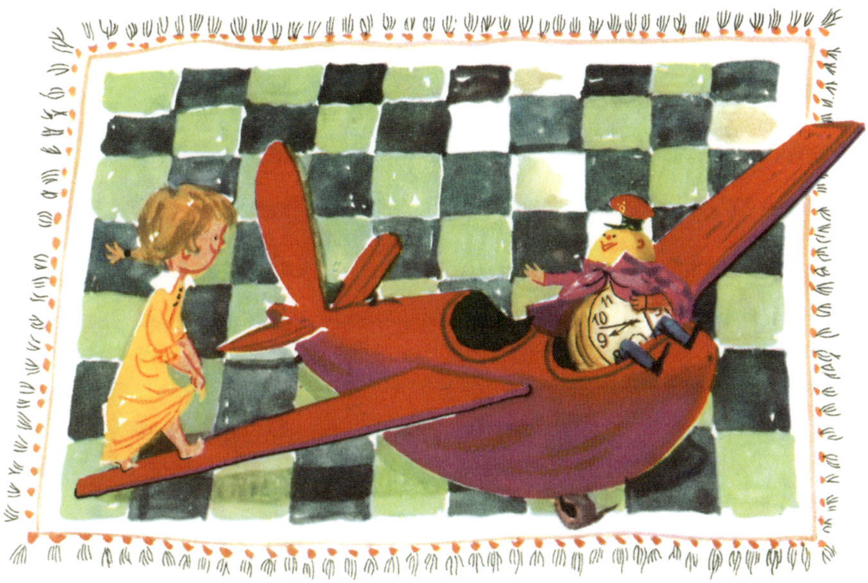

Dorle und das Weckermännlein fliegen höher, immer höher. Dorle sieht die große Stadt unter sich liegen. Die Laternen schimmern. Ganz klein sehen die Autos, Omnibusse und Straßenbahnen aus.

Es ist schon dunkel, sagt das Weckermännlein. Weißt du genau, dass du noch nicht schlafen musst?

Ja, sagt Dorle wieder.

Gut, sagt das Männlein. Aber wir fragen die anderen Uhren.

Sie fliegen auf den riesigen Rathausturm zu. Dorle bekommt einen Schreck. Wir stoßen an den Turm, wir werden abstürzen. Vor Angst kann Dorle nicht sprechen. Doch das Flugzeug hält genau vor der großen Rathausuhr.

Tack krrrr, tack krrrr, tack krrrr, knarrt die alte Rathausuhr. Ihre Zeiger bewegen sich so langsam wie die Beine der alten Oma Müller aus Dorles Haus. Ihre Stimme kratzt und ächzt beim Sprechen. Wer bei Wind und Wetter so hoch oben wohnt, der ist oft erkältet.

Nanu, krrrr krrrr, das ist doch ein kleiner Wecker, brummt die Uhr. Was willst du denn hier oben, Söhnchen, krrrr?

Weißt du vielleicht, wann die kleinen Kinder schlafen gehen müssen, läutet das Weckermännlein.

Das kann ich euch nicht sagen, knarrt die Rathausuhr. Um kleine Kinder kümmere ich mich nicht. Aber ich weiß, wann die Ratsmänner morgens zur Arbeit in mein Haus kommen. In unserer Stadt wohnen viele Leute. Sie brauchen alle eine Wohnung und Licht und Wasser und auch zu essen. Und die Kinder im Kindergarten brauchen eine Wippe und neuen Sand für die Buddelkiste. Meine Ratsmänner wissen das, sie arbeiten dafür. Oft

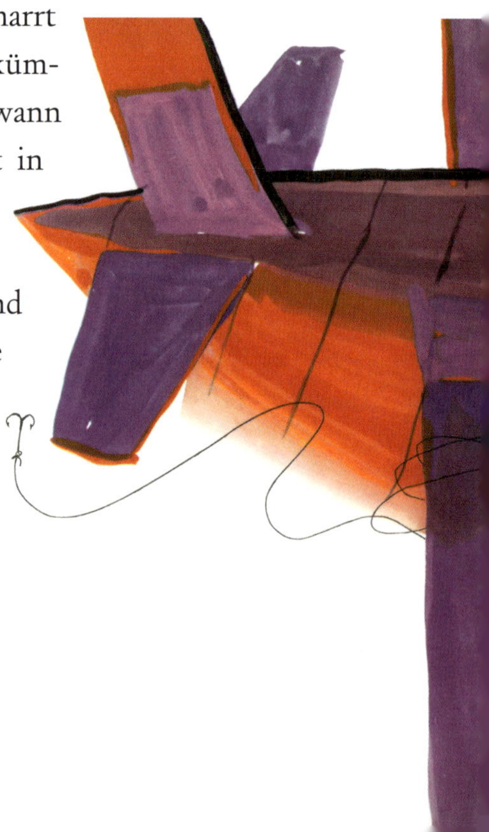

gehen sie spät nach Hause. Ihre Fenster sind bis in die Nacht hinein hell. Aber wann kleine Kinder ins Bett gehen müssen, das kann ich dir nicht sagen. Die Stimme der alten Uhr rollt und rasselt, krrrr, krrrr. Auf der Straße seh ich kein Kind mehr. Sie sind wohl alle schlafen gegangen.

Nein, nein, ruft Dorle. Sie spielen zu Hause oder sie sind auf dem Hof. Du kannst sie bloß nicht sehen.

Das mag sein, krächzt die alte Uhr. Da kannst du Recht haben. Krrrr, krrrr.

Das Weckermännlein sieht Dorle an. Dann sagt es: Danke, liebe Tante, und auf Wiedersehen.

Das Männlein knüpft das Seil von dem großen Zeiger der Rathausuhr ab und das Flugzeug fliegt weiter. Immer die Straße entlang. Dorle kennt diese Straße gut. Hier ist ihr Kindergarten. Gleich dahinter muss der Bahnhof sein.

Schon von Weitem sieht ihnen die Bahnhofsuhr entgegen. Sie hat ein rundes, helles Gesicht. So rund und hell wie der Mond.

Guten Abend, sagt das kleine Weckermännlein.

Guten Abend, klick, sagt die Bahnhofsuhr mit fröhlicher Stimme. Der große, schwarze Zeiger in ihrem Gesicht hopst nach jedem Wort ein Stückchen weiter. Das klingt, als ob sich die Uhr vor Lachen verschluckt.

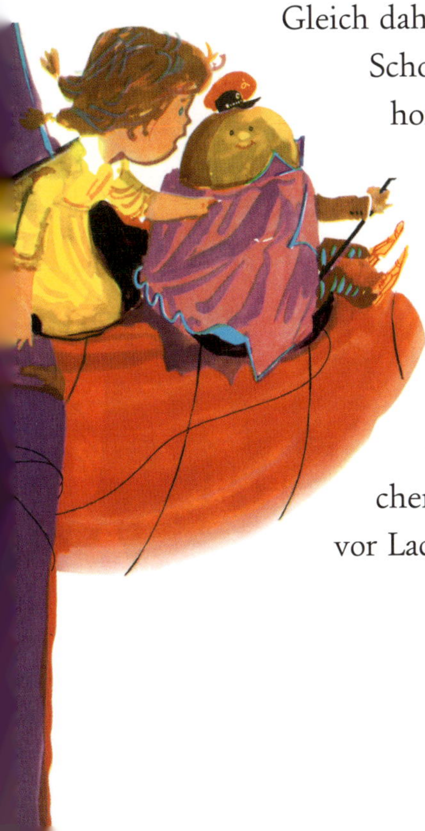

Du bist, klick, ein Wecker, klick, kichert die Bahnhofsuhr. Ich kenne dich, klick. Sag schnell, klick, was du willst, klick. Ich muss aufpassen, dass der Zug nach Klein-Wiesenbach pünktlich fährt, klick.

Wir wollen nur wissen, wann kleine Kinder ins Bett müssen, sagt der Wecker eilig.

Wie soll ich denn das wissen, klick? Die Bahnhofsuhr lacht. Ich kann dir sagen, klick, wann jeder Zug in meinem Bahnhof ankommt und wieder abfährt, klick. Wann kleine Kinder schlafen gehen müssen, habe ich noch nie gehört. Aber wenn ihr euch eine Fahrkarte holt, klick, dann könnt ihr mit dem Zug nach Klein-Wiesenbach fahren, klick. Das schafft ihr noch, klick.

Danke, sagt das Weckermännlein. Heute haben wir keine Zeit.

Na, dann nicht, gluckst die Bahnhofsuhr. Jetzt entschuldigt mich bitte, klick. Ich muss aufpassen, klick, und habe keine Zeit mehr, klick.

Schon schwebt das Flugzeug weiter über der dunklen, langen Straße. Das leuchtende, runde Gesicht der Bahnhofsuhr wird kleiner und immer blasser.

Bald ist es nicht mehr zu sehen. Jetzt fliegen sie auf die Fabrik zu. Aus den langen Schornsteinen steigt rotgrauer Rauch in den Himmel.

Dorle hört das Brummen und Brausen der großen Maschinen. Hell leuchten die großen Fenster.

In der Fabrik arbeitet Dorles Vati. Schon oft hat sie am Tor auf ihn gewartet.

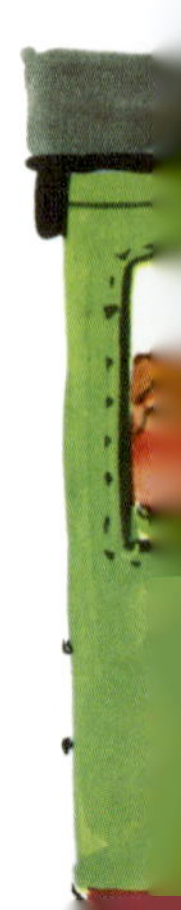

Manchmal aber kommt er spät und manchmal erst am Morgen

nach Hause. Dann muss Dorle beim Aufstehen ganz leise sein. Der Vati ist müde und will schlafen.

Jetzt kann Dorle in den Fabrikhof hineinsehen. Die Türen der riesengroßen Hallen stehen weit auf. Hier macht man Schienen für die Straßenbahn, das weiß Dorle.

Das Flugzeug sinkt tiefer und tiefer, bis es genau am Werktor neben der Fabrikuhr landet. Die Fabrikuhr schaut nur auf die Arbeiter, die durch das große Tor gehen.

Guten Abend, sagt das Weckermännlein höflich.

Da sieht die Fabrikuhr das Männlein mit großen Augen an. Was wollt ihr denn, ihr Knirpse?, fragt sie. Doch nicht etwa arbeiten? So kleine Leute nehmen wir nicht. Sie lacht leise. Nein, nein, sagt das Weckermännlein, wir wollen dich nur fragen, wann kleine Mädchen im Bett liegen müssen.

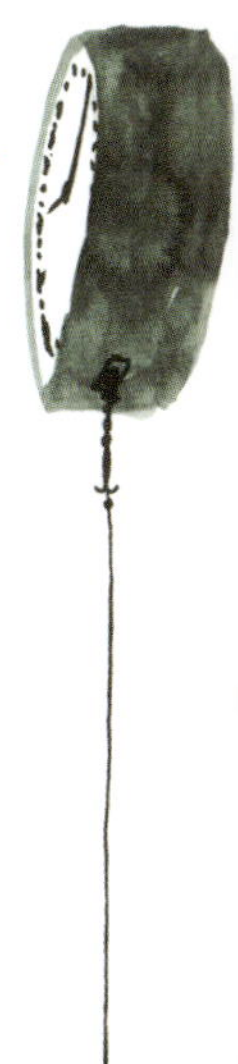

Die Fabrikuhr rasselt und kneift die Augen zusammen. Dann sagt sie: Bist du nicht Dorle? Ich kenn dich doch. Musst du nicht schon lange schlafen?

Aber Dorle ruft laut und erschrocken: Das ist nicht wahr. Ich darf immer so lange aufbleiben, wie ich will.

Na schön, sagt die Fabrikuhr, genau weiß ich das nicht. Aber vielleicht kann euch die Schuluhr helfen.

Du hast Recht, liebe Fabrikuhr, sagt das Weckermännlein. Die

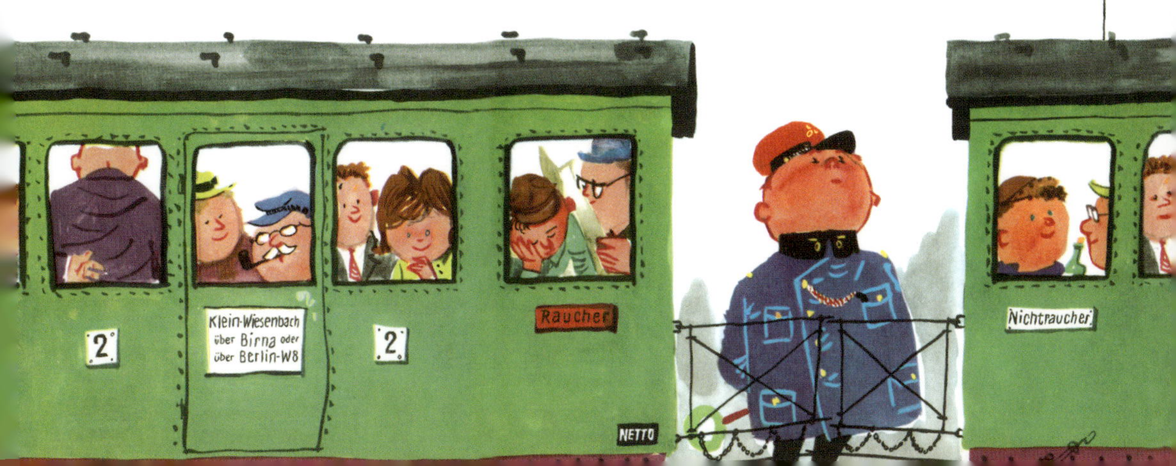

Schuluhr hätten wir gleich fragen sollen. Auf Wiedersehen und schönen Dank.

Bim, bam, bum, bim, bam, bum, die Schuluhr schlägt schon von Weitem ganz aufgeregt und schnell, als sie im Flugzeug die kleine Dorle sieht. Bim, bam, bum, was muss ich sehen?

Schämst du dich nicht, Weckermännlein? Du fliegst in der Nacht mit dem kleinen Mädchen herum? Das Kind muss längst schlafen, bim, bam, bum.

Das Weckermännlein dreht sich um und sieht Dorle mit großen, zornigen Augen an.

Dorle macht sich ganz klein. Sie schämt sich sehr. Leise sagt sie: Sei nicht böse, liebe Schuluhr. Das Weckermännlein hat keine Schuld.

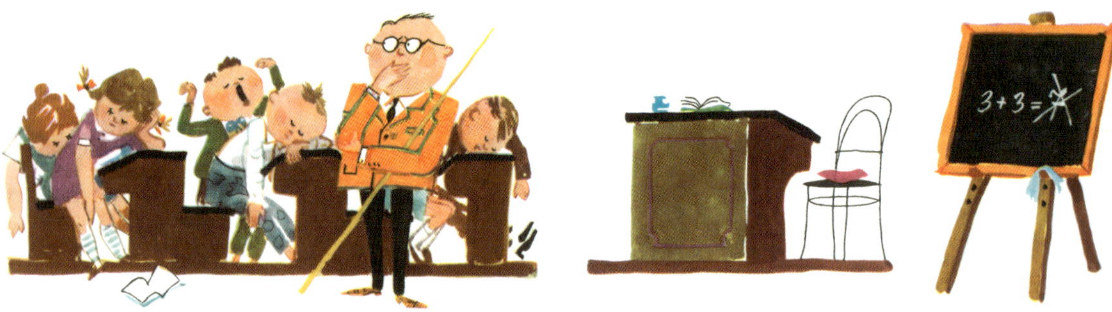

Zwei dicke Kullertränen rollen über ihr Gesicht. Ich war böse, weil Vati und Mutti weggegangen sind. Als ich allein war, wollte ich noch spielen und dann – dann hast du das Weckermännlein angeschwindelt, sagt die Schuluhr.

Ja, traurig nickt Dorle.

Bim, bam, bum, bim, bam, bum, tickt die Schuluhr. Hier in der

Schule gibt es auch Kinder, die nicht schlafen gehen wollen. Aber morgens sind sie müde und können nicht lernen. Bald macht ihnen Schreiben und Rechnen keinen Spaß mehr. Willst du denn ein schlechter Schüler sein?

Nein, das möchte Dorle nicht. Sie freut sich auf die Schule. Aber jetzt ist sie sehr müde. Und kalt ist es geworden. Heimlich wünscht sie sich ganz schnell nach Hause und ins Bett.

Sie hört nicht mehr, dass die kluge Schuluhr leise lacht. Mit ihrem langen, goldenen Zeigefinger zeigt sie auf Dorle. Dorle ist eingeschlafen.

Die Schuluhr blinzelt dem Weckermännlein zu.

Das Flugzeug fliegt weiter - immer weiter - immer weiter. Dorle friert in ihrem dünnen Hemdchen. Bum, jetzt hat sie sich den Kopf gestoßen.

Sie reibt sich die Augen und sieht ganz erstaunt - dem Teddy ins Gesicht. Er liegt noch immer auf dem Tisch. Nanu, bin ich denn schon zurück? Ich habe nicht gemerkt, wie das Flugzeug gelandet ist, denkt sie. Jetzt aber schnell ins Bett.

Sie klettert in ihr Gitterbettchen und kuschelt sich unter die warme Decke.

Und im nächsten Jahr komm ich zur Schule, denkt Dorle noch. Dann fallen ihr die Augen wieder zu.

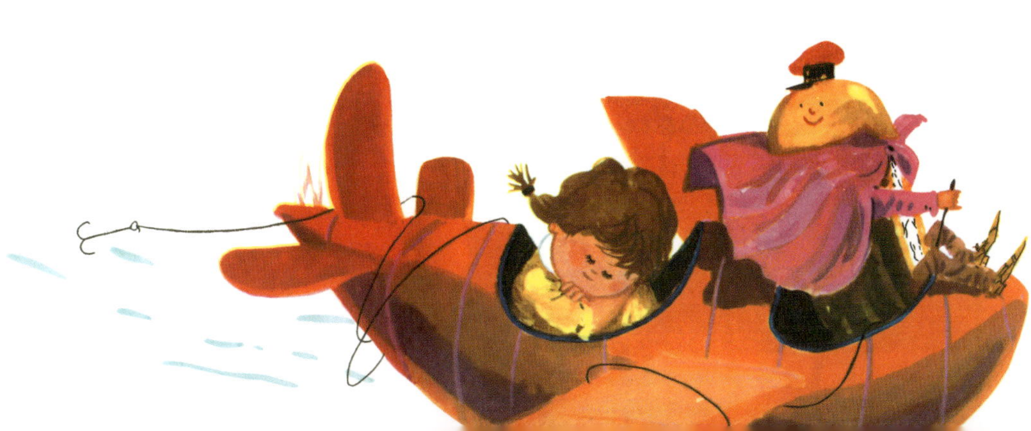

Als plötzlich der große, bunte Lampenschirm aufleuchtet, dreht sich Dorle ganz verschlafen herum und blinzelt ins Licht. Bist du es, Mutti?, murmelt sie müde. Seid ihr schon zurück? Ihr könnt gleich noch einmal ins Kino gehen. Ich weine nicht mehr!

Dorle hebt den Kopf und sieht hinüber zum Wecker. Der Wecker steht wie alle Tage auf dem Regal und tickt leise. Lächelt er oder sieht es nur so aus?

Leise löscht die Mutti das Licht. Aus dem bitterbösen kleinen Mädchen ist wieder ihre liebe Dorle geworden.

Günter Spang

Ein Teufel namens Fidibus

mit Bildern von Werner Klemke

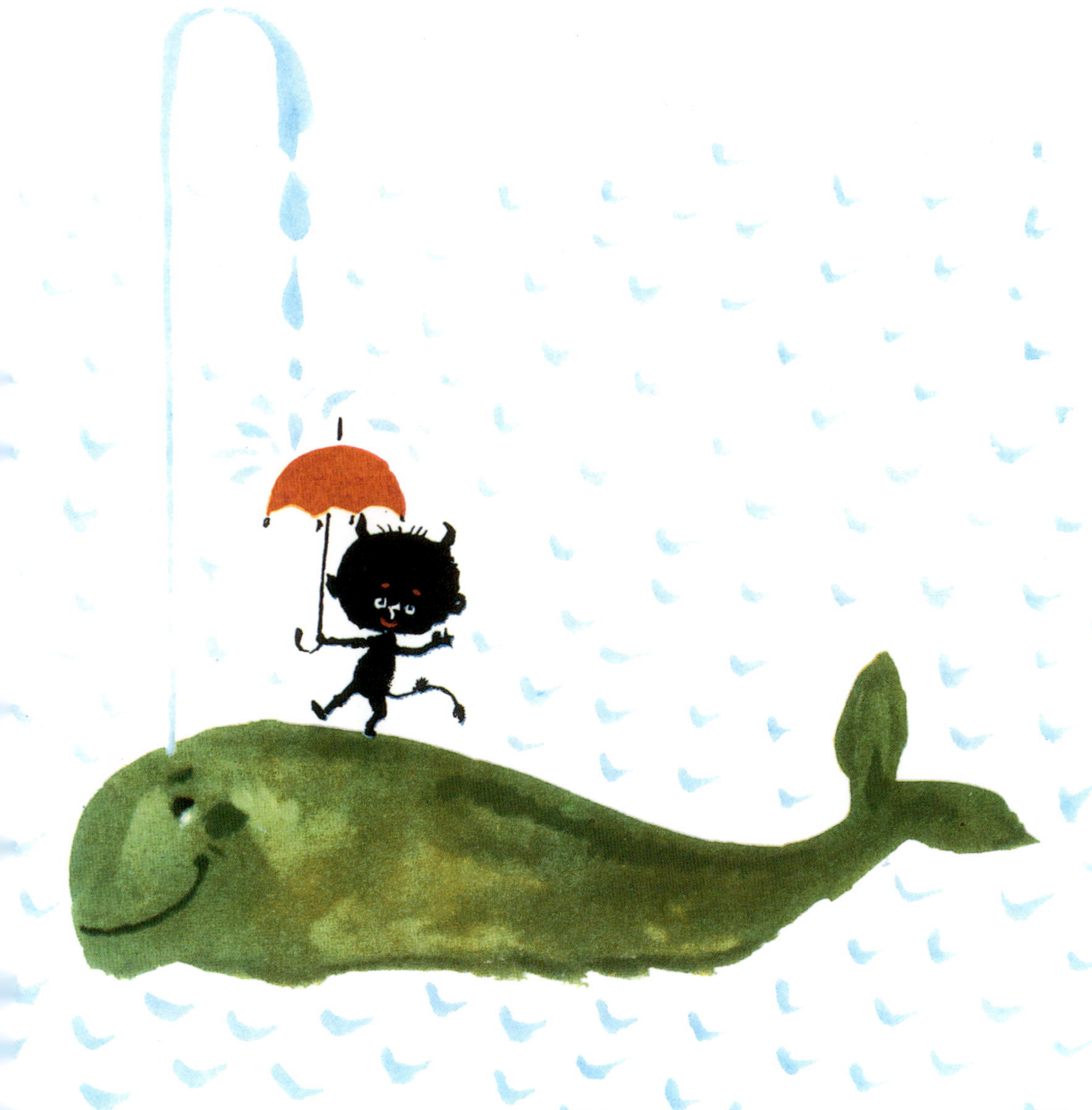

Das hier ist Fidibus. Er hat winzige Hörner und einen Knoten im Schwanz. Er ist ein ganz besonderer kleiner Seeteufel.

Der Vater von Fidibus war der gefürchtete Seeteufel Pollo, und seine Mutter war die berüchtigte Wasserhexe Nugelgugel. Beide wurden durch ihre Schandtaten berühmt.

Aber sie lebten nicht lange. Eines Tages gerieten sie miteinander in Streit, und da blähten sie sich im Zorn so sehr auf, dass sie auseinanderplatzten.

Seitdem ist Fidibus allein. Weil er keine Eltern mehr hat, hat er auch kein richtiges Zuhause. Nachts schläft er in einer verrosteten Konservenbüchse, die auf dem Meeresgrund liegt.

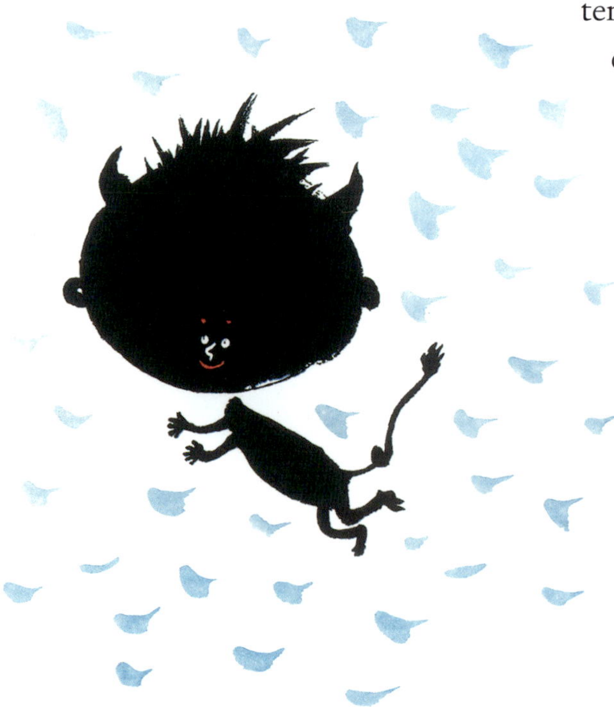

Auch Fidibus soll einmal große Schandtaten vollbringen. Doch er muss erst lernen, wie man das macht. Deshalb muss er jeden Morgen zum Oberteufel Quacklabrack schwimmen, wie die anderen kleinen Seeteufel auch. Jeder nimmt in einem Rucksack sein Frühstück mit. Der Oberteufel Quacklabrack wohnt in dem untergegangenen Segelschiff »Clementine«. Er ist ein sehr schlauer und sehr strenger Lehrmeister. Jeden Vormittag führt er den kleinen Seeteufeln Seeteufeleien vor.

Der Oberteufel Quacklabrack bringt den kleinen Seeteufeln zum Beispiel bei, wie man mit dem Schwanz Funken schlägt, mit denen man Schiffe anzünden kann.

Oder wie man Meereswellen auf die Schiffe pustet.

Die Vorführungen sind immer sehr abwechslungsreich, und die kleinen Seeteufel hören aufmerksam zu. Nur Fidibus nicht. Ihn langweilt das alles. Deshalb schläft er zuweilen während des Unterrichts ein.

Da spuckt der Oberteufel Quacklabrack Gift und Galle.

Wenn die anderen kleinen Seeteufel nach Hause schwimmen, muss Fidibus dann oft zur Strafe im Segelschiff »Clementine« bleiben. Das ist noch viel langweiliger.

Fidibus verträumt die Zeit meistens. Aber mit offenen Augen, um den Oberteufel Quacklabrack nicht noch mehr zu verärgern. Er träumt, er würde mit den Seepferdchen, die beim Korallenschiff wohnen, Fangen oder Verstecken spielen. Oder er würde auf dem Walfisch Jonathan eine Reise zum anderen Ende des Meeres machen.

Doch das sind nur Träume. Die Tiere im Meer wollen von Fidibus nämlich nichts wissen. Wenn Fidibus sonntags die Seepferdchen besucht, hüpfen die Seepferdchen immer geschwind davon. Denn sie haben Angst vor ihm.

Und wenn er den Walfisch Jonathan trifft, schnappt der nach

ihm. Und der Tintenfisch Abel spritzt ihm jedes Mal eine Ladung Tinte ins Gesicht.

Fidibus begreift das nicht. Es macht ihn immer ganz traurig.

Das Schlimmste aber sind für Fidibus die praktischen Übungen. Eines Morgens zum Beispiel müssen die kleinen Seeteufel unter Wasser einen Eisberg gegen ein Schiff steuern. Der Eisberg rammt das Schiff, und das Schiff bricht in der Mitte auseinander.

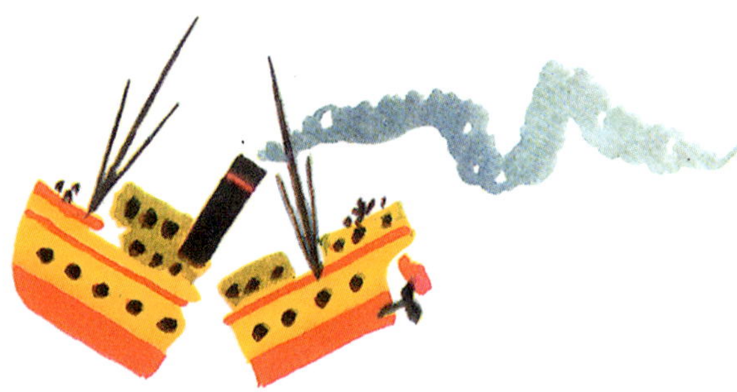

Fidibus findet das schrecklich, und dass sich die Matrosen und der Kapitän noch in letzter Minute in die Rettungsboote setzen können und heil davonrudern, ist kein Trost für ihn.

Immer wieder in den folgenden Tagen muss er an das schöne Schiff denken, und jedes Mal bekommt er eine Gänsehaut.

Da endlich begreift Fidibus, dass die Seeteufeleien, die der Oberteufel Quacklabrack mit ihnen anstellt, böse sind. Und jetzt versteht Fidibus auch, warum die Tiere die Seeteufel nicht leiden können.

Fidibus will aber gar nicht böse sein, und er möchte, dass die Tiere ihn gern haben. Deshalb beschließt er, die Seeteufeleien nicht mehr mitzumachen.

Zwei Tage später sollen die kleinen Seeteufel einen Heringsschwarm in das Fischnetz eines Heringsdampfers hineintreiben. Das gelingt den kleinen Seeteufeln auch, und der Oberteufel Quacklabrack ist so stolz auf seine geschickten Lehrlinge, dass er hinterher für den Rest des Vormittags schulfrei gibt. Da flitzen die kleinen Seeteufel jubelnd nach Hause.

Nur Fidibus nicht.

Der saust heimlich dem Heringsdampfer nach. Er knüpft das Fischnetz auf und befreit die Heringe.

Als der Oberteufel Quacklabrack das erfährt, wird er so wütend, dass er sich siebenundzwanzig Haare aus dem Kopf reißt.

Am nächsten Morgen schimpft er Fidibus gewaltig aus, und Fidibus muss zur Strafe den ganzen Vormittag mit dem Gesicht zur Wand in der Ecke stehen.

Doch Fidibus macht das nichts aus. Während er so dasteht, wedelt er nur trotzig mit dem Schwanz.

Das nächste Mal treibt Fidibus es noch toller. Die kleinen Seeteufel sollen wieder einen Eisberg gegen ein Schiff steuern. Es ist ein ganz besonders großer Eisberg. Auch der Oberteufel Quacklabrack muss mitschieben, und er gerät dabei arg ins Schwitzen. Fidibus aber springt, ehe der Eisberg gegen das Schiff stößt, mit einem gewaltigen Satz aus dem Wasser, aufs Schiff hinauf und zum Steuermann.

Er packt das Steuerrad und reißt es herum.

Da fährt das Schiff an dem Eisberg vorbei und braust davon.

Der Steuermann, der Kapitän und die Matrosen freuen sich, dass Fidibus sie gerettet hat. Der Oberteufel Quacklabrack aber schaut zornig aus dem Wasser. Er ist so zornig, dass er fast auseinanderplatzt.

Am Nachmittag sperrt er Fidibus zur Strafe in eine leere Muschel. Dort sitzt Fidibus wie in einem Gefängnis. Er soll so lange drin bleiben, bis er Besserung gelobt. Doch Fidibus denkt nicht daran!

Also hockt er in der Muschel. Er bekommt nichts zu essen, wird immer magerer, und von Tag zu Tag geht es ihm schlechter. Fliehen kann er auch nicht, denn die Muschel wird von zwei großen Seeteufeln bewacht.

Inzwischen aber haben die Tiere von den guten Taten gehört, die Fidibus vollbracht hat. Sie alle haben sich sehr darüber gefreut. Deshalb wollen sie Fidibus helfen.

Die Seepferdchen galoppieren zum Tintenfisch Abel und sagen ihm Bescheid, und da schwimmt der Tintenfisch Abel mit allen seinen Verwandten zum Gefängnis. Es sind achtundvierzig Tintenfische – und eins, zwei, drei, spritzen sie den großen Seeteufeln, die Wache halten, achtundvierzig mächtige Ladungen Tinte in die Gesichter.

Kohlrabenschwarz ist es nun ringsherum. Niemand kann mehr etwas sehen. Fidibus nützt das aus. Schnell kriecht er aus der Muschel heraus und rudert durch die Tinte, bis er in klares Wasser kommt.

Fidibus schwimmt so schnell er kann.

Doch schon haben die Seeteufel seine Flucht bemerkt und verfolgen ihn.

Auch zwei Wasserhexen sind dabei; die sind dicht hinter ihm

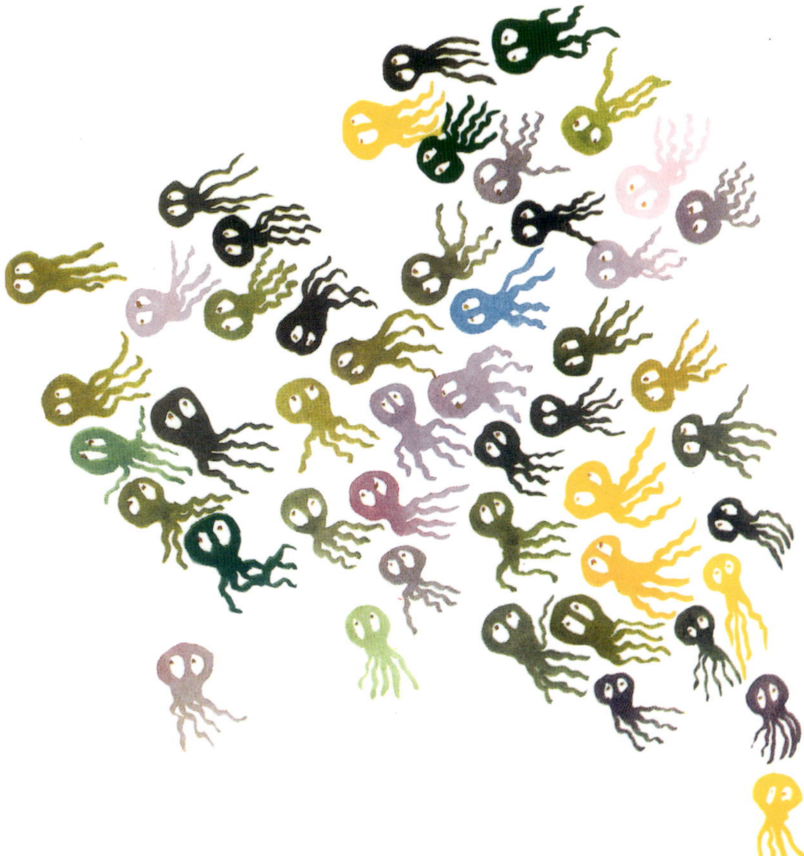

her. Schließlich holen sie ihn ein. Ehe sie Fidibus aber packen können, schwimmt der Walfisch Jonathan herbei.

Der reißt das Maul auf, und Fidibus schlüpft hinein. Dort ist Fidibus in Sicherheit, denn Jonathan klappt das Maul gleich wieder zu und schwimmt in größter Eile davon. Die Wasserhexen und die Seeteufel können den Walfisch Jonathan nicht einholen. Er schwimmt nämlich viel schneller als sie.

So braucht Fidibus nie mehr zum bösen Oberteufel Quacklabrack in die Lehre zu gehen. Und weil es in Jonathans Bauch sehr gemütlich ist, bleibt Fidibus auch weiterhin da. Hier schläft er viel besser und träumt er viel schöner als in der verrosteten Konservenbüchse. Auch ist er hier vor den anderen Seeteufeln in Sicherheit.

Nur muss Fidibus einmal in der Woche dem Walfisch Jonathan den unnützen Kram aus dem Bauch fegen, denn der verschluckt in seiner Fressgier die unmöglichsten Sachen.

Aber Fidibus arbeitet gern als Putzteufel, zumal sich der Walfisch Jonathan hinterher immer viel gesünder fühlt. Ist das Gerümpel aus seinem Bauch heraus, spritzt der Jonathan aus lauter Dankbarkeit jedes Mal einen wunderschönen Springbrunnen in die Luft.

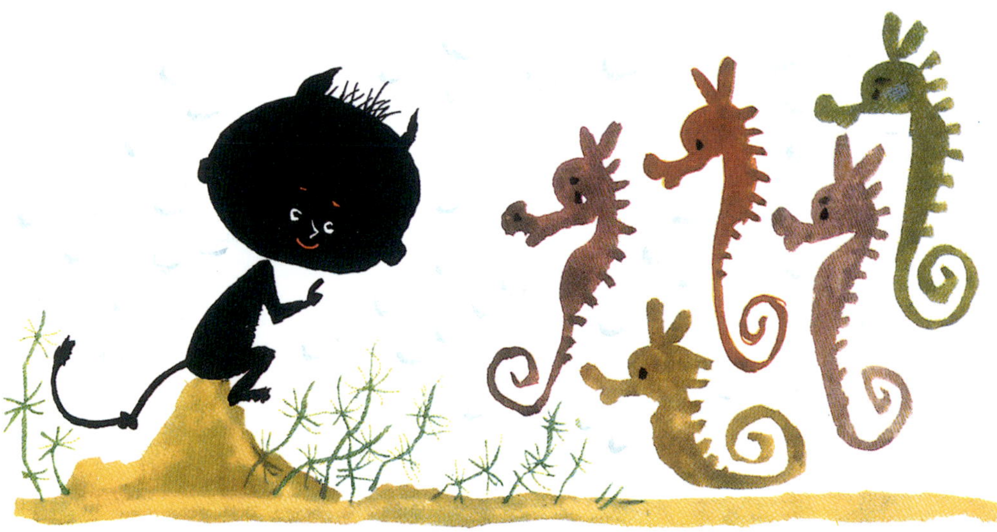

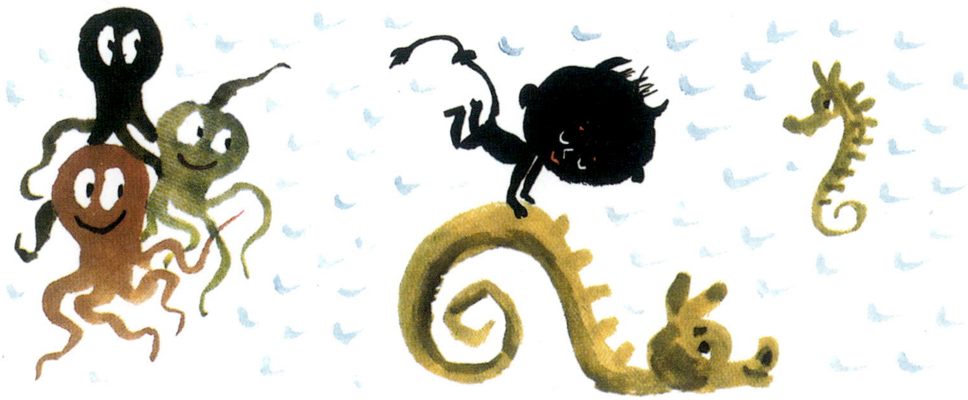

Mitunter machen der Walfisch Jonathan und Fidibus eine Reise übers Meer. Da gibt es für Fidibus viel zu sehen und zu lernen.

Sind sie wieder daheim, kann er seinen Freunden, den Seepferdchen, die beim Korallenriff wohnen, immer viel davon erzählen. Das geht oft bis in die späte Nacht hinein.

Am nächsten Tag aber spielen sie alle miteinander von morgens bis abends Fangen und Verstecken.

Oder Fidibus macht mit seinen Freunden einen Hürdenlauf. Der Tintenfisch Abel und seine vielen Verwandten schauen dann neugierig zu.

Alle Tiere im Meer haben Fidibus jetzt sehr gern, und alle sorgen dafür, dass ihm kein Seeteufel und keine Wasserhexe etwas tun kann.

Da fühlt sich Fidibus sehr wohl. Am meisten Spaß aber macht es ihm, wenn er dem Oberteufel Quacklabrack und seinen Seeteufeln einen Streich spielen kann. Wenn er eine ihrer Seeteufeleien verhindern kann.

Weil ihm die Tiere immer tüchtig dabei helfen, gelingt ihm das sehr oft. Da wird Fidibus hinterher feuerrot vor Freude.

Er hüpft in die Höhe und schlägt sieben Purzelbäume. Manchmal sind es sogar acht.

In solchen Augenblicken ist Fidibus nämlich der glücklichste kleine Seeteufel der ganzen Welt!

Hanna Künzel

Vom Jörg, der Zahnweh hatte

mit Bildern von Günter Schmitz

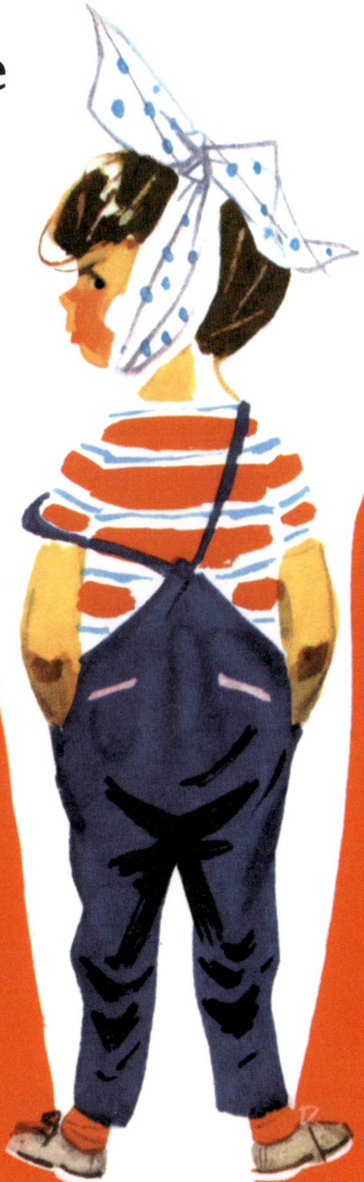

Es war einmal ein kleiner Junge, der hieß Jörg. Weil er so gern süße Sachen naschte, nannten ihn alle Leute Schleckerjörg.

Immer, wenn ihm jemand Geld schenkte, dann lief er gleich in den Laden an der Ecke und kaufte sich Bonbons.

Zum Frühstück verlangte er nur Zuckerschnecken und mittags wollte er süßen Brei. Legte ihm die Mutti zum Abendessen feine Schwarzbrotschnitten zurecht und einen schönen, roten Apfel dazu, fing Schleckerjörg schrecklich an zu heulen:

»Das esse ich nicht, ich will Schokolade! Ich will Bonbons! Ich will einen Lutscher!«

Ganz schlimm war das mit Jörg. Er putzte sich auch nur ganz selten die Zähne. Nicht nach jeder Mahlzeit, sondern nur morgens, wenn Mutti daran erinnerte.

Abends, wenn Mutti müde war von der Arbeit, vergaß sie es oft. Darüber freute sich Schleckerjörg. Seine Zahnbürste aber stand traurig in dem schönen roten Becher, während Jörg flugs mit ungeputzten Zähnen ins Bett huschte.

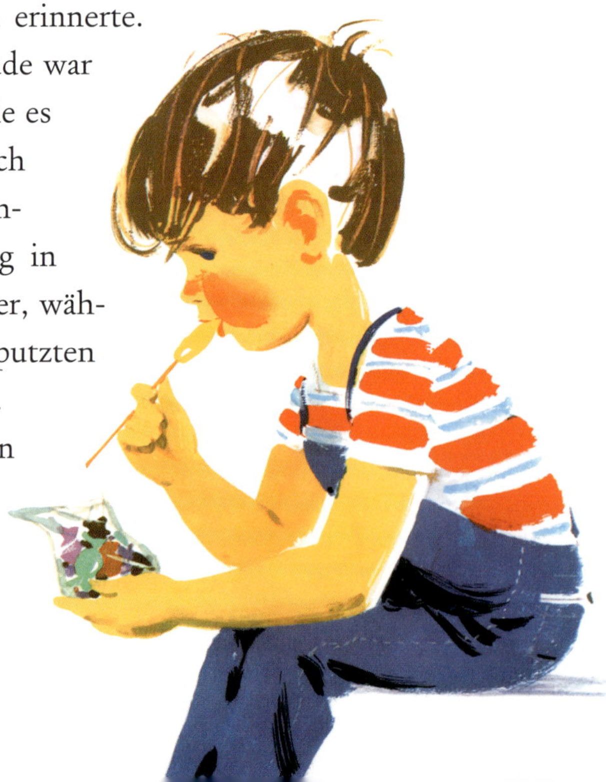

Vor dem Schlafengehen hatte Jörg wieder einmal

heimlich Schokolade genascht und natürlich nicht die Zähne geputzt.

Er lag schon im Bett. Da sprang plötzlich ein winzig kleines, hässliches Männlein zum Fenster herein. Es kam blitzschnell auf Jörg zu, mit einem großen Satz hüpfte es auf seine Decke und fing dort wild zu tanzen an. Jörg erschrak sehr.

Das Männlein aber kicherte böse. Es schwang einen klitzekleinen Hammer drohend in seinen Händen. Dabei sang es mit kreischender Stimme:

»Hihi, juchhe, wie freut mich das,
Jörgs Zahnbürste ist gar nicht nass.
Ganz traurig steht sie dort im Glas –
Hihi, juchhe, wie freut mich das!«

Dann kicherte das Männlein: »Bald werde ich eine warme Höhle haben, in der ich hämmern kann. Hihi, juchhe, wie freut mich das!«

Da nahm Jörg all seinen Mut zusammen und sprach das Männlein an: »Was geht dich meine Zahnbürste an? Wer bist du?«

Böse antwortete das Männlein: »Du wirst mich bald kennen lernen! Iss nur weiter recht viele Süßigkeiten und putze nicht die Zähne. Kümmere dich einfach nicht um deine Zahnbürste.«

So plötzlich, wie das Männlein gekommen war, verschwand es wieder.

Wohin? Schleckerjörg wusste es nicht. Er hatte seine Augen so anstrengen müssen, um das winzige Männlein sehen zu können, dass sie ihm plötzlich vor Müdigkeit zufielen. Am Morgen, als die Mutti ihren Jungen weckte, hatte er eine dick geschwollene Wange und schreckliche Zahnschmerzen.

»Huhu«, heulte Jörg, »mein Zahn tut so weh!«

Da wurde Mutti sehr ernst und sagte: »Das kommt davon, wenn man so viel Süßes isst und nicht oft genug die Zähne putzt. Kleine Reste von Kuchen, Bonbons und Schokolade bleiben zwischen den Zähnen hängen. Darüber freut sich das Männlein. ›Hier gefällt es mir‹, jubelt es. Mit seinem klitzekleinen Hämmerchen klopft es dann so lange an einem Zahn herum, bis es ihn ausgehöhlt hat.

Wenn man nicht rechtzeitig zum Zahnarzt geht, bekommt man schlimme Zahnschmerzen. Das Zahnwehmännlein gräbt sich nämlich immer tiefer hinein in den Zahn, der davon krank wird. Es fühlt sich erst wohl, wenn das Loch im Zahn so groß ist, dass es sich darin verstecken kann. Nun bekommst du es mit der Zahnbürste nicht mehr heraus.«

Als Schleckerjörg das hörte, jammerte er: »Das Zahnwehmännlein, huhu, es ist gestern Abend auf meinem Bett herumgesprungen, ich habe es gesehen.«

Da beruhigte ihn die Mutti und sagte: »Komm, wir gehen gleich zum Zahnarzt, er wird das böse Männlein bestimmt verjagen.«

»Kann es mir dann nicht mehr weh tun?« fragte Schleckerjörg.

»Wenn du in Zukunft nicht mehr so viel Süßes isst und nach jeder Mahlzeit gründlich deine Zähne putzt, kommt es bestimmt nicht wieder. Das Zahnwehmännlein geht nur zu Kindern, die ihre Zahnbürste nicht benutzen. Saubere Zähne kann es nicht leiden.«

Bald darauf saß Jörg mit der Mutti im Wartezimmer des Zahnarztes. Mit ihnen warteten noch andere Kinder und Erwachsene, bis sie von der freundlichen Schwester hereingerufen wurden.

Als die Schwester dann rief: »Schleckerjörg, bitte«, da schämte sich der Junge doch sehr wegen dieses Namens.

Im Behandlungszimmer kam Jörg aus dem Staunen nicht heraus. Eine große Lampe strahlte hell wie die Sonne. Davor stand der Behandlungsstuhl.

Der Zahnarzt hatte eine kleine Wasserspritze und einen Puster, mit dem er Wind machte.

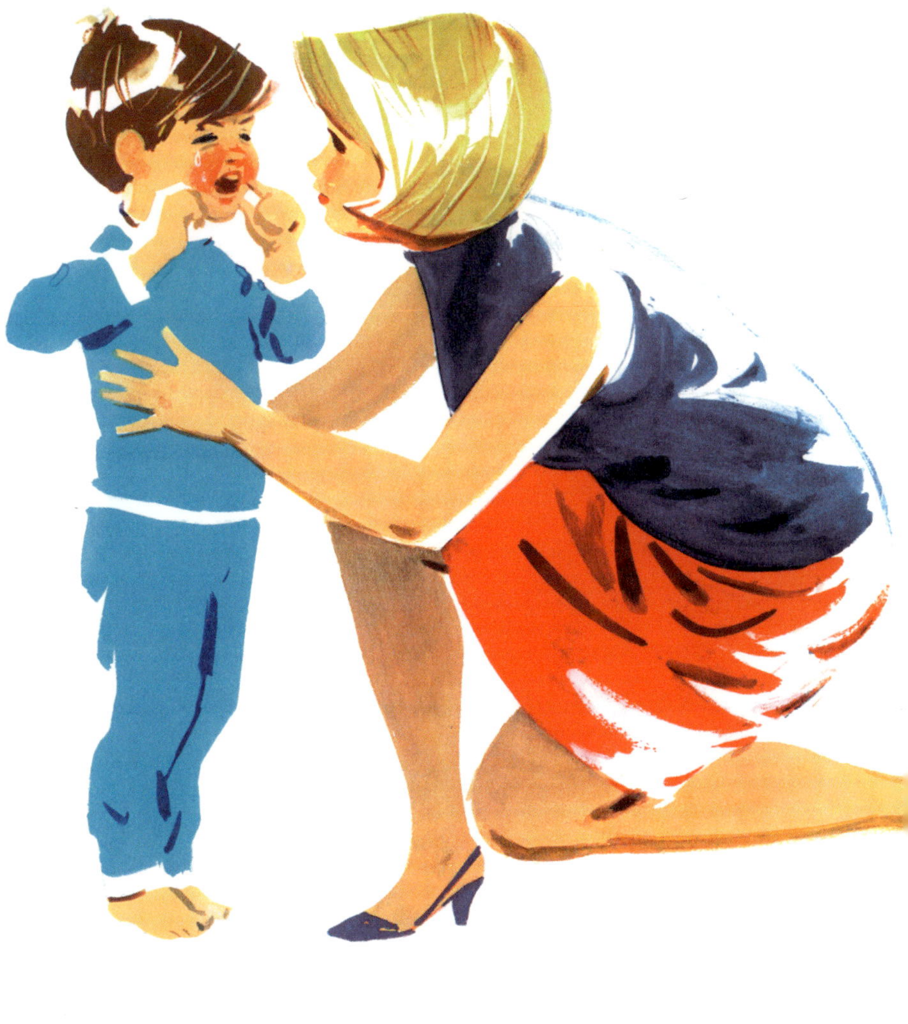

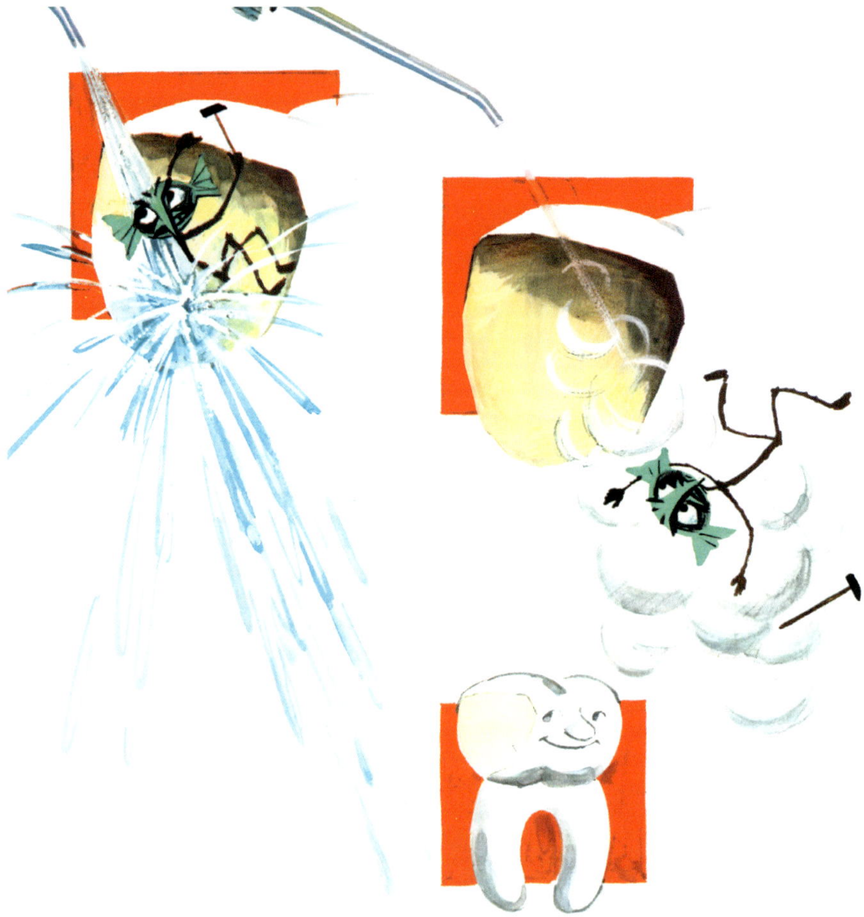

Der freundliche Herr Doktor erlaubte Jörg sogar, den Puster auszuprobieren.

Dann durfte sich Jörg auf den Stuhl setzen und der Zahnarzt ließ ihn rauf- und runterfahren. Das war lustig.

Jörg vergaß dabei fast seine Zahnschmerzen. Er machte den Mund ganz weit auf, damit der Herr Doktor das böse Männlein suchen konnte.

Mit einem runden Spiegel, in dem Kleines ganz groß aussieht, schaute der Zahnarzt jeden Zahn von allen Seiten an.

Er suchte in jedem Winkel.

Es dauerte auch nicht lange, da hatte er das Zahnwehmännlein gefunden.

Nun half dem Bösewicht kein Verstecken. Mit dem Bohrer bohrte Herr Doktor Heiler alle Speisereste und allen Schmutz aus dem kranken Zahn heraus, bis das Zahnwehmännlein nicht mehr wusste, wohin es sich verkriechen sollte.

Na, und als dann noch das viele Wasser aus Doktor Heilers Wasserspritze in seine Höhle brauste, wäre es fast ertrunken.

Der Zahnarzt machte mit dem Puster Wind, um das große Loch in Jörgs Zahn auszutrocknen.

Da wurde das böse Zahnwehmännlein einfach davongeblasen. Jörg hat es niemals mehr gesehen und er hatte auch nie wieder Zahnschmerzen.

Den kaputten Zahn brachte der Zahnarzt in Ordnung.

Jörg konnte bald wieder richtig kauen.

Süßigkeiten isst er seitdem nur noch, wenn Mutti es erlaubt. Und hinterher putzt er immer gleich die Zähne.

Überhaupt putzt Jörg seine Zähne jetzt nach jeder Mahlzeit gründlich.

Und zweimal im Jahr geht er zum Zahnarzt. Doktor Heiler sieht nach, ob noch alles in Ordnung ist.

Jörg ist nun schon ein Schulkind und lernt fleißig.

»Schleckerjörg« sagt niemand mehr zu ihm.

Das Geld, das er manchmal geschenkt bekommt, steckt er in

sein Sparschweinchen. Das hat seit dieser Zeit lustige Augen und in seinem dicken Bauch klimpert schon eine Menge Kleingeld.

Wenn es voll ist, gibt Jörgs Vati noch etwas Geld dazu. Dann darf sich Jörg die elektrische Eisenbahn kaufen, die er sich schon so lange wünscht.

Fred Rodrian

Hirsch Heinrich

mit Bildern von Werner Klemke

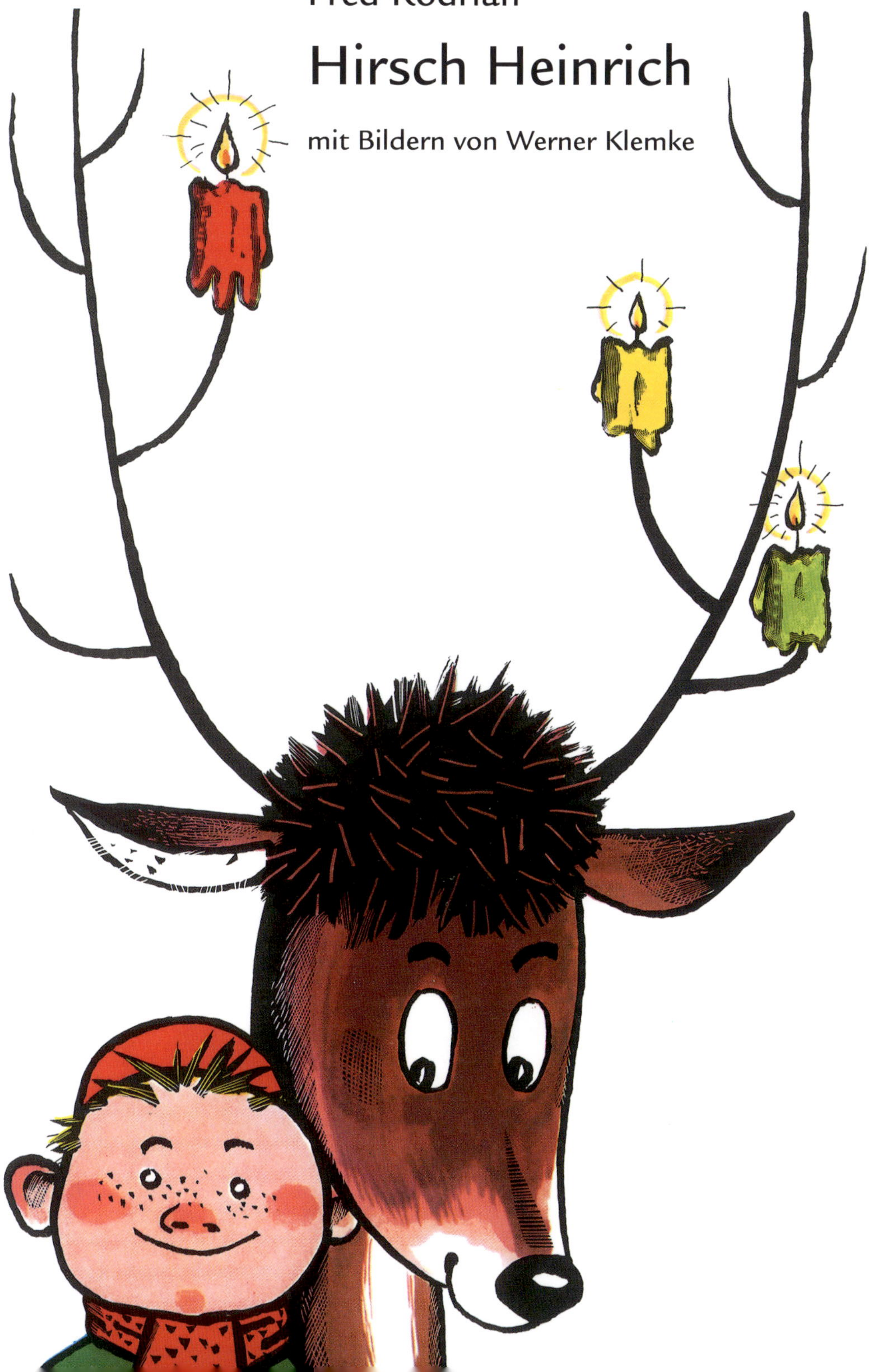

1.

Ein Hirsch fährt nicht gern mit der Eisenbahn.

Er reist auch nicht gern mit dem Schiff.

Ein Hirsch ist am liebsten im Wald.

Hirsch Heinrich war wochenlang mit der Eisenbahn gefahren. Er hatte eine lange Schiffsreise gemacht.

Er war von einem dichten Wald in China bis zum großen Tierpark geschickt worden. Und da wohnte er jetzt. Es ist nicht einfach für einen Hirsch, so ohne Wald. Ganz glücklich war Hirsch Heinrich nicht. Dabei waren alle Leute gut zu ihm. Auch der Tierparkdirektor, ein vielbeschäftigter Mann. Aber selbst der Tierparkdirektor konnte keinen richtigen chinesischen Wald herzaubern.

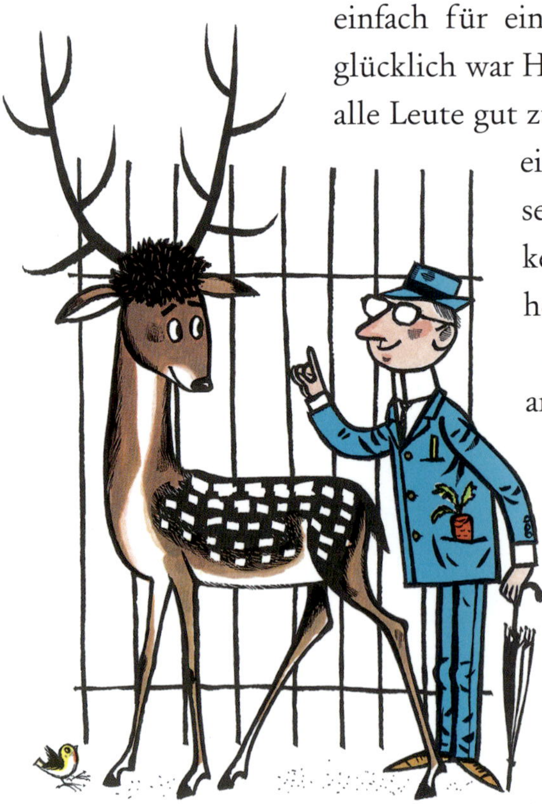

Am meisten Spaß hatte Heinrich an den Kindern. Sie standen wie in dichten Trauben vor seinem Gatter, waren bunt gekleidet und freuten sich. Und nur, wenn es der Tierpfleger Erich erlaubte, warfen sie ihm eine Mohrrübe zu.

Erwachsene Leute gingen gelegentlich mit wichtigen Gesichtern am Gatter vorbei und sagten etwa: »Ein Hirsch mit zehn Zacken am Geweih. Ein Zehnender. Donnerwetter!«

Sie sagten es wie Jäger, und Jäger konnte Heinrich nicht leiden, obgleich er ein höflicher Hirsch war.

Die Kinder aber lachten, riefen: »Hirsch Heinrich!« und hatten ihn lieb. Nur der Paul warf mit Kienäpfeln, aber das störte Heinrich nicht. Er hatte Kinder gern.

Darum hatte er auch bald den Tierpark gern. Denn es kamen viele Kinder in den Tierpark. Da war Hirsch Heinrich glücklich.

2.

Als jedoch der Sommer verging, als der Herbst kam, als es gar winterte, kamen immer weniger Kinder in den Tierpark. Das Wetter war nass, war kalt - und es mussten Weihnachtsgeschenke gebastelt werden.

Hirsch Heinrich wusste das nicht. Er stand am Gatter und wartete auf Kinder.

Am 21. Dezember kamen vierzehn Kinder, recht kleine Kinder, mit einem ganz langen Lehrer. Die Kinder winkten Heinrich zu, und der Lehrer sagte: »Sieht er nicht prächtig aus? Er kommt aus China, heißt Heinrich und isst sogar Gurken.«

Er war ein netter Lehrer.

Am 22. Dezember kamen zwei Mädchen mit blonden Zöpfen. Sie waren sehr klein und sehr freundlich und lachten hübsch.

Sonst kam niemand.

Am 23. Dezember wartete Heinrich lange. Erst spät, am Nachmittag, kam ein Junge. Er trug Ohrenklappen, hatte eine rot gefrorene Nase und warf Heinrich mit Erlaubnis des Tierpflegers eine Mohrrübe zu. Dann entschuldigte er sich, weil er im Sommer mit Kienäpfeln geworfen hatte. Es war Paul.

Ganz liebevoll fraß Heinrich die Mohrrübe.

Aber am 24. Dezember, am Weihnachtsabend, war es sehr traurig. Niemand hatte Zeit für Heinrich. Alle Kinder dachten nur an Weihnachtsgeschenke. Es kam niemand. Nicht einmal ein Erwachsener.

Heinrich wartete bis zum späten Abend. Der Tierpfleger Erich war an diesem Tag besonders freundlich. Heinrich aber wartete auf die lustigen, netten Kinder, auf irgendein Kind. Aber es kam weder Paul mit der rot gefrorenen Nase noch die Mädchen mit den blonden Zöpfchen, es kam niemand. Bis zum späten Abend nicht.

Da nahm Hirsch Heinrich einen Anlauf und sprang über das Gatter. Alle Tiere waren sehr erstaunt. Hirsch Heinrich aber verabschiedete sich vom Eisbären, vom Löwen, vom Elefanten und vom Kamel. Dann trabte er in die Winternacht.

Sachte fiel der Schnee.

3.

Hinter den Fenstern der Häuser standen Tannenbäume mit Kerzen. Die Menschen hatten sich den Wald in die Wohnung geholt. Sie schenkten sich gegenseitig Schokolade und Spielzeug und

Filzpantoffeln. Die Kinder ritten auf ihren neuen Schaukelpferden, und manche Leute sangen sehr alte traurige Lieder. Die meisten Menschen aber waren fröhlich und aßen Gänsebraten. In dem neuen Altersheim am Rande der Stadt tanzten die lieben alten Omas und Opas einen Schunkelwalzer.

Hirsch Heinrich trabte in den Wald. Er wollte nach China zurück. In seinen heimatlichen Wald. Und er trabte fröhlich dahin.

Heinrich schlug mit den Hinterläufen aus wie ein kleines Pferd. Sonst war es eine stille Nacht.

Weit ist der Weg nach China. Heinrich trabte und trabte. Es war hübsch anzusehen, wie Heinrich durch den nächtlichen Wald kam.

Allerdings wusste er nicht, wie hübsch das aussah. Er hatte ganz andere Sorgen.

Der Weg nahm nämlich kein Ende, und Heinrich hatte Hunger.

Vorbei ging es an Kiefern und Eichen und Birken.

Heinrich war ganz allein.

War denn gar kein Tier in diesem Wald? Doch: Auf einem Eichenast saß eine Eule und machte große Augen.

Tief unter ihr, zwischen den Wurzeln, hielten zwei Igel ihren Winterschlaf. Sie sahen und hörten nichts.

Einmal sauste ein später Hase in wilden Haken über den Schnee. Der Fuchs war hinter ihm her. Der Fuchs mit dem langen Schwanz und dem listigen Gesicht.

Ganz von Weitem sah Heinrich ein großes und ein kleines Reh. Schnell wie der Wind flüchteten sie davon.

So verging die Nacht, und vom Osten her graute der Morgen in den Wald. Hirsch Heinrich war einsam und hungrig.

Da machte er sich auf, in die Nähe der Menschen zu kommen; denn da ist Futter.

4.

So kam er an ein kleines verschlafenes Dorf, das aussah wie zugedeckt vom Schnee. Nur einen alten Kohlstrunk fand er dort. Und

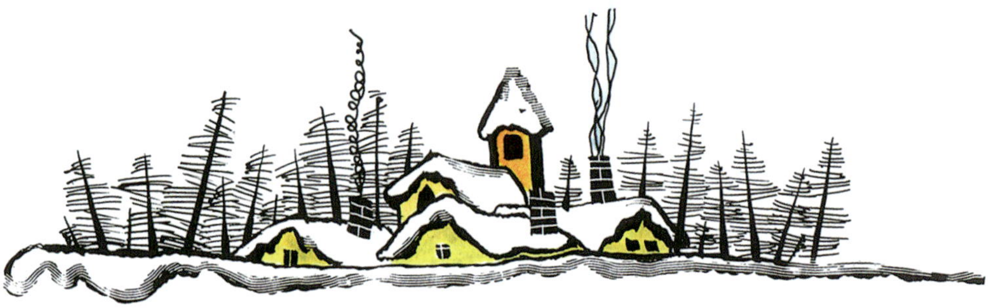

als er ihn fressen wollte, bimmelte es gerade vom alten Türmchen, was das Zeug hielt. Hirsch Heinrich galoppierte weg. Er mochte keinen Lärm. Auch nicht von Glocken.

Bald kam er an das nächste Dorf. Das sah recht stattlich aus und nicht so sehr verschlafen. Dort fand er eine Rübe, die gar nicht übel war. Als er sich mit großem Appetit daran machte, hörte er heftiges Kläffen von großen Hunden, und dann sah er sieben Jäger mit Flinten und einem Bratspieß aus dem Dorf marschieren.

Gleich war Hirsch Heinrich auf und davon!

Die Jäger wischten sich über die Augen. So einen Hirsch hatten sie noch nie gesehen. »Kreuzschock-

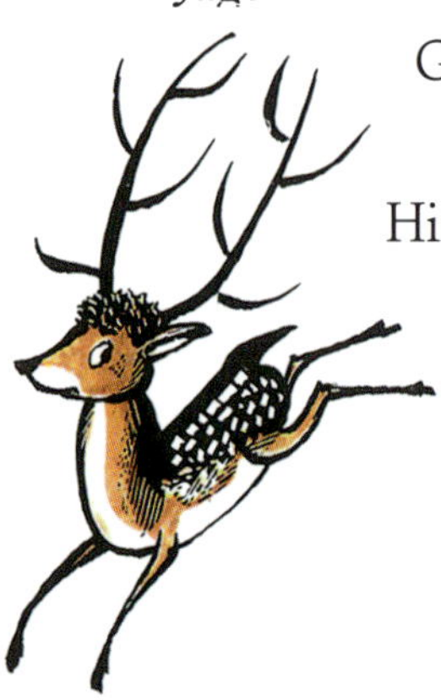

schwerenot!«, riefen sie, stellten sich im Kreise auf und tranken jeder einen Korn.

Hirsch Heinrich aber kam zum dritten Dorf. Und das sah sehr, sehr prächtig aus. Es hatte neue, bunte Häuser und einen Turm mit einem Windmotor. Dort fand Heinrich einen so prächtigen Kohlkopf, dass ihm das Wasser im Maul zusammenlief. Er knabberte ein zartes Stückchen ab. Da sah er eine Kindergruppe aus dem Dorf spazieren. Ein langer Erwachsener war dabei. Und leider auch ein Hund. Voll Kummer ließ Heinrich seinen Kohlkopf fahren und flüchtete zum Wald. Er wartete im Tannendickicht und guckte aus seinen großen Augen.

Bald kamen die Kinder näher: Sie sangen das kleine Winterlied.

Sachte, sachte fällt der Schnee.
Wir Kinder, wir haben zu essen.
Im Walde hungert ein kleines Reh.
Das wollen wir nicht vergessen.

Leise, leise geht's in den Wald.
Wir kommen mit kleinen Gaben.
Den Tieren im Wald ist bitterkalt.
Da geben wir, was wir haben.

Tippel tappel, es kommt heran
und schmaust den Tierweihnachtsbraten.
Da glänzt die Fichte, da schmückt sich die Tann:
Wir helfen mit guten Taten.

Es waren genau vierzehn Kinder, und der Erwachsene war ein lustiger Lehrer. Das waren die Kinder, die den Hirsch Heinrich im Tierpark besucht hatten. Sie trugen mit sich ein Tannenbäumchen. Warum trugen die Kinder ein Tannenbäumchen in den Wald?

Am Bäumchen hingen Rüben und Kohlstücke, Maiskerne und Heubüschel – auch ein Schälchen Salz war dabei und andere Leckereien.

Das war für die Tiere des Waldes der Weihnachtsbaum.

Die Kinder steckten ihn fest in die Erde.

Der Lehrer machte eine Verbeugung zum Walde und sagte: »Wir wünschen allen Tieren, dass es schmeckt. Und gute Feiertage!«

Die Kinder lachten und sangen noch ein Lied. Dann zog das Trüpplein wieder zum Dorf, der lange Lehrer hinterher.

Der Hund bellte in den Wintermorgen, und das war das Einzige, was Hirsch Heinrich störte.

5.

Bald kamen die Tiere und hielten ihre Weihnachtsmahlzeit.

Drei Hasen kamen, die zwei Rehe sprangen herbei, und ein Schneehuhn pickte Maiskörner.

Hirsch Heinrich trat aus seinem Tannendickicht und futterte eine Rübe.

Nur der Fuchs machte einen großen Bogen um die friedlichen Tiere.

Bald aber machten sich Hasen und Rehe und Schneehuhn auf den Weg. Hirsch Heinrich war wieder allein. Und er konnte nicht ins bunte Dorf, denn dort waren leider Hunde. Ganz allein stand er vor dem kahlgefressenen Tierweihnachtsbaum der guten Kinder. Er war satt, aber nicht zufrieden.

Hirsch Heinrich hatte ein bisschen Sehnsucht nach dem Tierpark. Vor allem: nach den Kindern. Und er dachte an den netten Paul. So senkte er sein Geweih dankend vor dem bunten Dorf und trabte nach Hause. Natürlich nicht nach China, sondern zum Tierpark. Das war auch viel näher.

Nun kommt es jedoch nicht häufig vor, dass ein Hirsch an einem schönen blassblauen Wintertag über Waldwege und Landstraßen trabt. Die Leute waren sehr erschrocken. Einige riefen sogar ganz eilig beim nächsten Oberförster an. Der schüttelte den Kopf und setzte sich sofort aufs Fahrrad.

Hirsch Heinrich war indessen längst in der Stadt.

»Guck mal, Papi, ein Hirsch!«, sagte ein kleiner Junge zu seinem dicken Vater. Der sagte: »Ganz recht. Ein Zehnender.« Dann ging er weiter.

Heinrich hielt sein Geweih hoch erhoben.

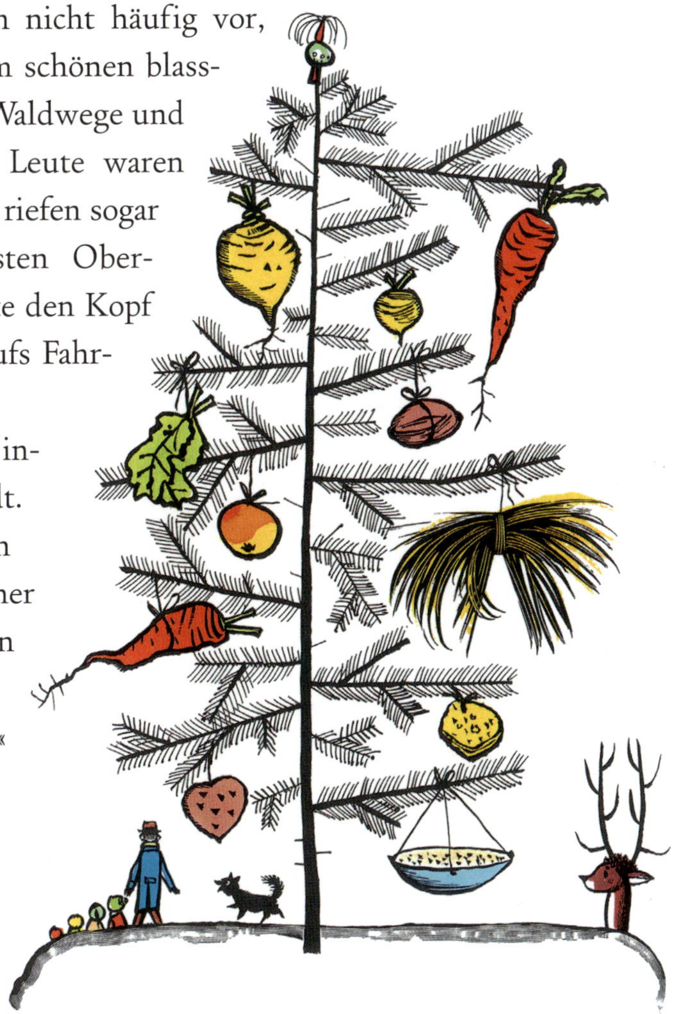

Alles sah blank aus in der Stadt. Die Menschen hatten gute Anzüge an, und der Schnee war ganz frisch und weiß.

Plötzlich lachten alle Leute auf der Straße. Doch sie lachten nicht über Hirsch Heinrich. Sie lachten über einen Weihnachtsmann. Der stand an der Ecke und baute einen Schneemann.

Eigentlich lacht man nicht über einen Weihnachtsmann. Aber dieser Weihnachtsmann war sehr klein. Ehrlich gesagt: Es war Paul. Er hatte sich nur einen Bart umgebunden.

Als Paul Heinrich sah, stieß er vor Schreck seinen Schneemann um und rief laut: »Mensch, Hirsch Heinrich!«

Der aber hörte nicht. Heinrich hatte es eilig. Schnell verschwand er um die Ecke.

Ebenso schnell wollte Paul hinterher. Da quietschte eine Fahrradbremse, und der Oberförster hielt Paul am Kragen.

»Hast du einen Hirsch gesehen?«, fragte der Oberförster mit tiefer Stimme.

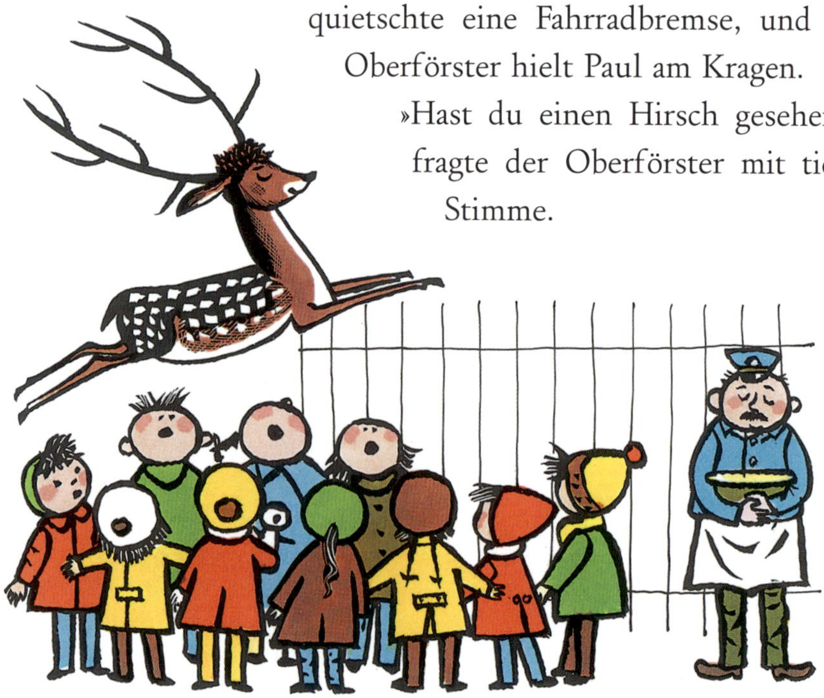

Paul setzte sich schnell auf den Gepäckständer und rief: »Rechts um die Ecke, bitte. Da muss er sein.«

Inzwischen war Heinrich am Tierparkeingang angelangt. Da stand der Tierparkdirektor, grüßte freundlich und machte einen Strich auf seiner Liste.

Hirsch Heinrich trabte schnell zu seinem Gatter.

Ganz traurig stand dort der Tierpfleger Erich mit einer Schüssel voll bestem Feiertagsessen.

Vor dem Gatter standen ebenso traurig viele Kinder, waren sehr hübsch angezogen und hatten ihre Weihnachtsgeschenke bei sich.

»Wo nur Hirsch Heinrich ist?«, wisperten sie. »Wo er nur bleiben mag?«

Schnell sprang Hirsch Heinrich in sein Gatter.

»Na endlich!«, rief der Tierpfleger Erich.

Und die Kinder lachten und freuten sich und hielten ihre Trompeten und Spielzeugeisenbahnlokomotiven hoch. Sie gaben auch beim Tierpfleger Erich fein eingewickelte Mohrrüben für Heinrich ab.

Und ein kleines Mädchen begann zu singen, und dann sangen alle:

Sachte, sachte fällt der Schnee.
Wir Kinder, wir haben zu essen ...

Alle drei Strophen hintereinander.

Es war sehr hübsch.

Plötzlich quietschte die Oberförsterfahrradbremse. Und der Oberförster rief: »Ach, das ist ja Hirsch Heinrich!«

Doch Paul auf dem Gepäckständer sagte: »Das hab ich längst gewusst!« Dann sangen sie beide einfach mit. Paul mit seiner hellen Stimme, der Oberförster mit seiner tiefen Stimme.

Hirsch Heinrich aber stand in seinem Gatter und freute sich und fraß sich richtig satt.

Hannes Hüttner

Das Huhn Emma ist verschwunden

mit Bildern von Erich Gürtzig

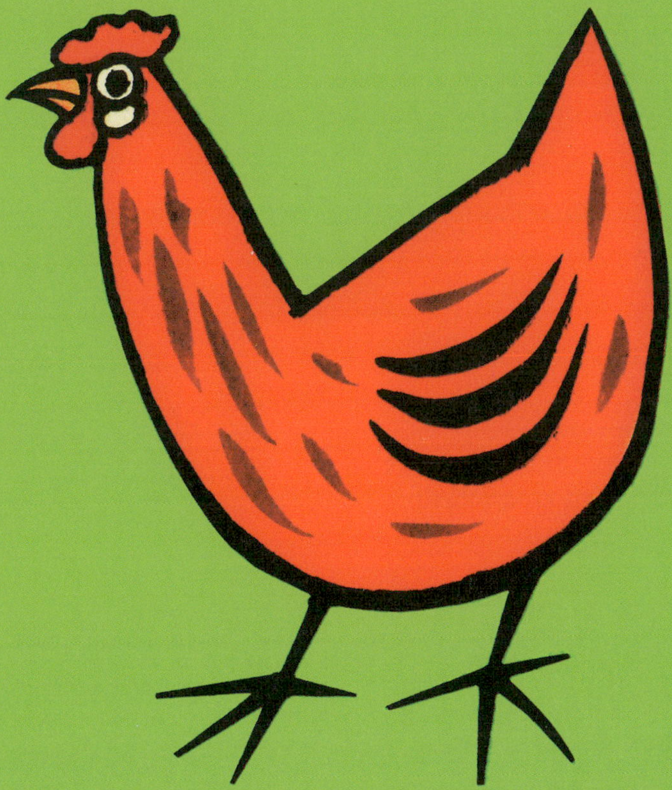

Auf der Bank vorm Haus sitzen zwei: Nele und Opa. Nele kuschelt sich in Opas alte Jacke. Ich glaube, sie gruselt sich ein bisschen. Es ist ja auch kein Wunder!

Vorhin war Nele aus dem Haus gehüpft. In ihrer Tasche hatte das Puppengeschirr gescheppert. Sie wollte zum alten Eichbaum. Sie musste für sieben Puppen Mittag kochen.

Opa hatte an der Einfahrt zur Tenne gestanden und mit spitzem Mund gelockt:

»Tuk, tuk, tuk!«

»Was machst du, Opa?«, hatte Nele gefragt.

»Denk dir nur«, hatte Opa geklagt, »heute früh lass ich die Hühner aus dem Stall – da ist Emma nicht dabei!«

Emma ist ein kastanienbraunes Huhn. Opa nennt alle seine Hühner beim Namen.

»Vielleicht sitzt sie auf einem Nest?«, hatte Nele gemeint.

Hühner verstecken manchmal ihre Eier. Sie setzen sich drauf und wollen Küken ausbrüten.

»Ich hoff es auch«, hatte Opa genickt.

Nele aber war durch die Tenne hinaus auf die Koppel gewitscht. Dort steht ein alter Eichbaum. Seine Äste reichen bis auf die Erde. Das ist Neles Spielhaus. Hier wollte sie heute kochen.

Aber was war das? Unter dem Eichbaum lag etwas.

Nele war näher gegangen.

Da lagen Federn, viele Federn, im Kreis verstreut! Kastanienbraune Federn!

Nele hatte ihre Tasche fallen lassen und war zurückgerannt.

»Opa«, hatte sie gerufen, »Opa!«

Opa hatte noch in der Scheune herumgesucht.

»Unterm Eichbaum liegen Hühnerfedern!«, hatte Nele berichtet.

Dann hatte Opa sich die Bescherung angesehen. Im Sand war eine Spur eingedrückt. Sie zeigte fünf Dellen mit vier spitzen Nägeln.

»Oje«, hatte Opa gesagt, »das war Reinke, der Fuchs.«

Und seitdem sitzen sie beide auf der Bank und denken nach.

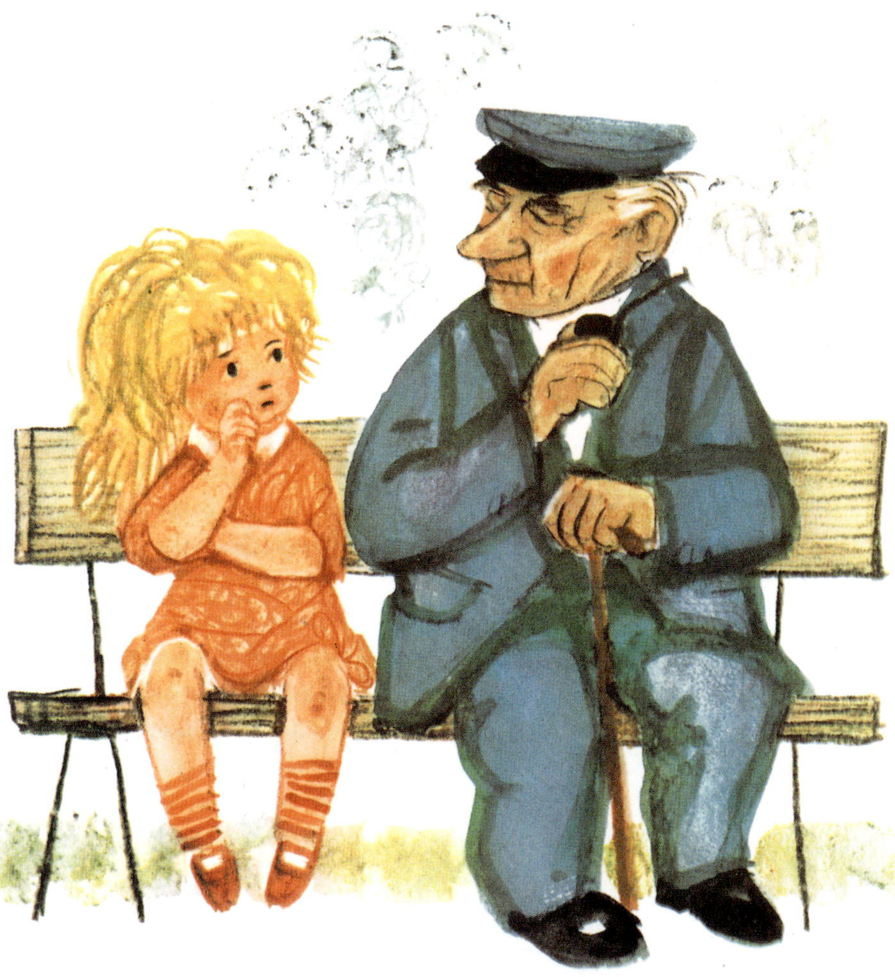

»Meinst du, der Fuchs hat sie geholt?«, fragt Nele.

»Das muss wohl so gewesen sein!«, erwidert Opa.

»Aber hast du sie nicht in den Stall gesperrt?«

»Die Stalltür hab ich wohl zugemacht«, besinnt sich Opa. »Aber vielleicht war Emma noch nicht drin? Sie war nämlich ein Trödelhuhn, musst du wissen. Gab es Körner, dann trödelte Emma so lange, bis die anderen alles aufgepickt hatten. Gab es zu trinken, dann war der Napf längst leer, bevor Emma kam.

Sie guckte, wo gar nichts zu gucken war. Die anderen suchten sich Würmer und Käfer. Aber Emma saß im Sand und besah sich eine Glasscherbe.

Und wenn die anderen abends sich ihr Plätzchen im Stall suchten, dann rannte Emma noch draußen umher und suchte etwas zu fressen, weil sie hungrig war.

So wird es wohl gewesen sein: Ich habe den Stall zugemacht, ohne zu merken, dass Emma noch nicht eingeschlüpft war. Sicher hat sie noch nach einem Regenwurm zum Abendbrot gescharrt, weil sie nicht rechtzeitig satt geworden ist. Das war schon zu der Zeit, da Reinke auf leisen Sohlen durchs Revier schnürt. Als es dann dunkel wurde, hat es Emma mit der Angst bekommen und ist zum Stall gelaufen. Vielleicht hat sie noch gerufen: ›Tuk tuuk – macht auf!‹ Aber wie sollten die Hühner den Stall aufmachen? Und da wird der Fuchs schon nahebei gewesen sein und ist herangeschlichen …«

»Oh, oh, oh«, seufzt Nele.

Und sie sitzen beide auf der Bank und denken nach.

»Aber wenn sie nun doch im Stall war?«, fragt Nele.

»Das kann schon möglich sein«, bedenkt sich Opa. »Dann war sie also drin, als ich zugeriegelt habe. Sie muss sich durchs Klappfenster gezwängt haben …«

»Und warum?«, fragt Nele.

»Warum?«, brummt Opa. »Sie wird nachmittags ihre Bekannte, die Wildente, getroffen haben. Sie haben sich natürlich die letzten Neuigkeiten erzählt. ›Hast du schon gehört?‹, hat die Ente geschnattert. ›Heute Abend feiern wir Hochzeit im Schilf! Es wird Tauwürmer und Gründlinge geben. Zu schade, dass du da in deinem albernen Stall sitzen musst!‹

Und Emma war ja so neugierig. Wenn sie bloß eine Hupe gehört hat, schon kam sie gerannt, um nachzusehen, wer da wohl gefahren käme. Einmal hätte man sie beinahe überrollt! Gestern Abend nun wird sie auf der Hühnerstange gesessen haben. Immer muss ich zu Hause bleiben, hat sie gedacht. Ich möchte auch mal zum Ententanz!«

»Sie kann ja nicht schwimmen!«, sagt Nele.

»Glaubst du, das hat sie sich überlegt?«, fragt Opa. »Sie hat das Schnattern im Schilf gehört und gedacht: Ach, was soll schon passieren? – Ich bin eingeladen, ich gehe hin. Da hat sie sich durch das Klappfenster gezwängt und ist losgelaufen. Hinterm Eichbaum aber hat der Fuchs gesessen.

Dem lief das Wasser im Mund zusammen, als er das Geschrei im Schilf gehört hat. Oh, wie würde mir jetzt eine junge Ente gut schmecken, hat er gedacht. Und da hörte er Schritte: tip – tip – tip. Das war Emma. Da duckte sich der Fuchs und dann machte er einen Satz …«

»Ach, ach, ach«, seufzt Nele.

Und dann sitzen sie schweigend auf der Bank und überlegen sich die Sache.

»Aber vielleicht kommt sie doch zurück?«, sagt Nele schließlich. »Vielleicht hat sie der Fuchs gar nicht gefressen?«

Opa kratzt sich am Kopf.

»Möglich ist alles!«, meint er. »Und wenn ich es bedenke – dumm war sie ja nicht, die Emma. Getrödelt hat sie, und neugierig war sie auch, aber sie hatte ihren Hühnerverstand. Vielleicht hat sie nur ein paar Federn lassen müssen und schläft jetzt den Schrecken aus!«

»Und wie ist das zugegangen?«, fragt Nele.

»Ja, wie ist das zugegangen«, sagt Opa.

»Emma wird durch die Wiese gelaufen sein. Plötzlich hat sie Schritte gehört. Sie war voller Angst und wollte losrennen – da hat der Fuchs sie schon in den Zähnen gehabt.

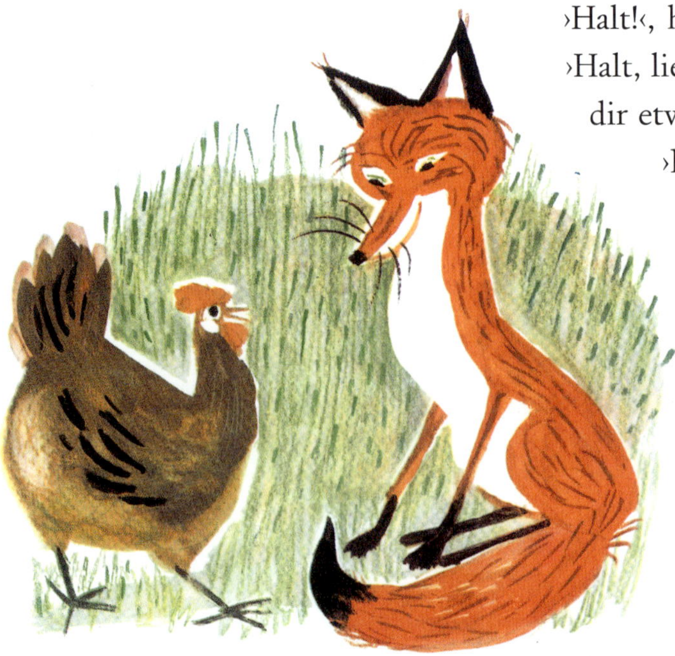

›Halt!‹, hat Emma geschrien. ›Halt, lieber Fuchs! Ich muss dir etwas ausrichten!‹

›Beeil dich!‹, hat der Fuchs erwidert und sich die Lippen geleckt. ›Ich habe nämlich großen Appetit auf dich!‹

›Lieber Fuchs‹, hat Emma gesagt,

›mich haben die Hühner mit einer Botschaft zu dir geschickt. Wir sind mit unserem Hahn nicht mehr zufrieden. Er ist eingebildet und dumm, wir aber wollen einen gescheiten Herrn auf dem Hühnerhof, einen, der so klug ist wie du, lieber Fuchs! Du hast auch einen schöneren Schwanz als unser Hahn. Außerdem besitzt du vier Beine und unser Hahn nur zwei. Kurzum, wir Hühner wollen, dass du unser König bist!‹

›Soso‹, hat der Fuchs gesagt und bei sich gedacht: Das wäre nicht übel, alter Freund, da könntest du dir jeden Tag in Ruhe einen fetten Braten aussuchen.

›Alle Hühner haben sich schon versammelt‹, hat Emma weitererzählt. ›Sie warten auf der Insel im Teich auf dich. Auch die Enten sind geladen. Hörst du nicht das Geschrei? Sie feiern schon, weil sie sich freuen, dass du unser neuer König wirst!‹

Der eitle Fuchs hat bei sich gedacht: deshalb der Lärm! Jetzt verstehe ich! Das wird heute noch Entenbraten geben! Und er hat gesagt:

›Nun gut, ich will künftig euer König sein. Jetzt wollen wir aber das Fest besuchen!‹

›Komm nur mit!‹, hat Emma gesagt und ist zum Schilf hinuntergegangen.

›He‹, hat der Fuchs gerufen, ›ich kann aber unmöglich bis zur Insel schwimmen. Das ist mir zu weit!‹

›Lass mich nur machen‹, hat Emma erwidert. Am Schilf hat sie sich mit den Enten besprochen.

›Sie bauen dir ein Floß!‹, hat Emma dem Fuchs erklärt. Und tatsächlich – da kamen die Wildenten schon mit dem Floß aus

Schilfhalmen geschwommen. Der Fuchs sprang darauf, Emma aber blieb am Ufer zurück.

Als die Enten den Fuchs mitsamt dem Floß auf den Teich hinausgezogen hatten, machten sie kehrt und schwammen ans Ufer zurück.

›Warum lasst ihr mich allein?‹, hat der Fuchs gerufen. Unsere Emma aber hat ihm vom Ufer aus geantwortet:

›Du bist so klug, lieber Fuchs, viel klüger als jedes Huhn. Du wirst schon wissen, wie du wieder an Land kommst. Du hast einen so schönen Schwanz, damit kannst du steuern. Und du hast ja vier Beine, nicht nur zwei wie wir Hühner, damit kannst du rudern!‹

Dann hat sie sich ein Versteck gesucht und ist schlafen gegangen. Der Fuchs aber ist die ganze Nacht auf dem Teich umhergepaddelt, und wenn er nicht gelandet ist, dann schwimmt er heute noch draußen!«

Nele ist froh.

»Wenn Emma ausgeschlafen hat«, sagt sie, »dann kommt sie zurück, nicht wahr?«

»Wenn sich alles so zugetragen hat«, meint Opa, »dann kommt Emma gewiss zurück.«

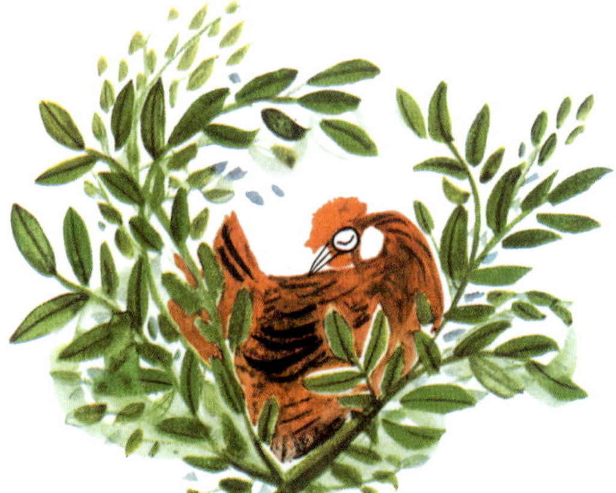

Fred Rodrian

Das Wolkenschaf

mit Bildern von Werner Klemke

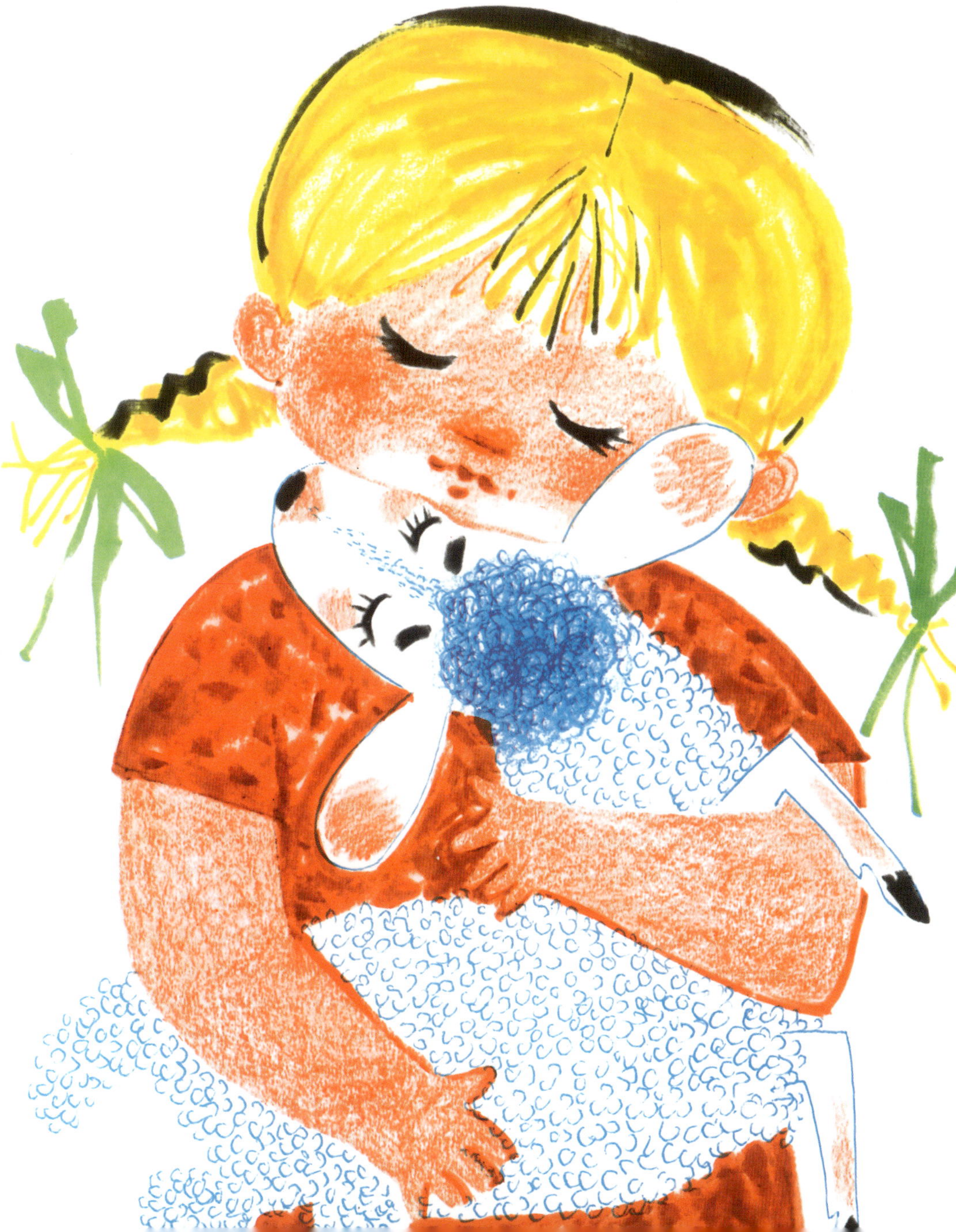

Christine ist ein kleines Mädchen mit blauen Augen und langen, blonden Haaren. Sie wohnt mit ihren Eltern am Rande der Stadt. In der Blumenstraße wohnt sie, wo der Goldfischteich ist. Darin schwimmt nur ein einziger Goldfisch. Der ist sehr schön und glänzt in der Sonne und sagt kein Wort.

Christine ist ein lustiges Mädchen mit vielen Wünschen.

So wünscht sie sich seit langem, allein zweistimmig singen zu können. Aber das geht nicht. Selbst dann nicht, wenn man sich beim Singen einen Spiegel vorhält. Oder sie wünscht sich, die Sprache der Tiere zu verstehen.

Manchmal träumt sie davon.

Träumwünsche sind etwas Schönes.

Wenn Christine zu lange träumt, kommt der Hugo und kneift sie leise ins Bein.

Träum nicht! heißt das. Spiele jetzt!

Hugo ist ein brauner Dackel mit

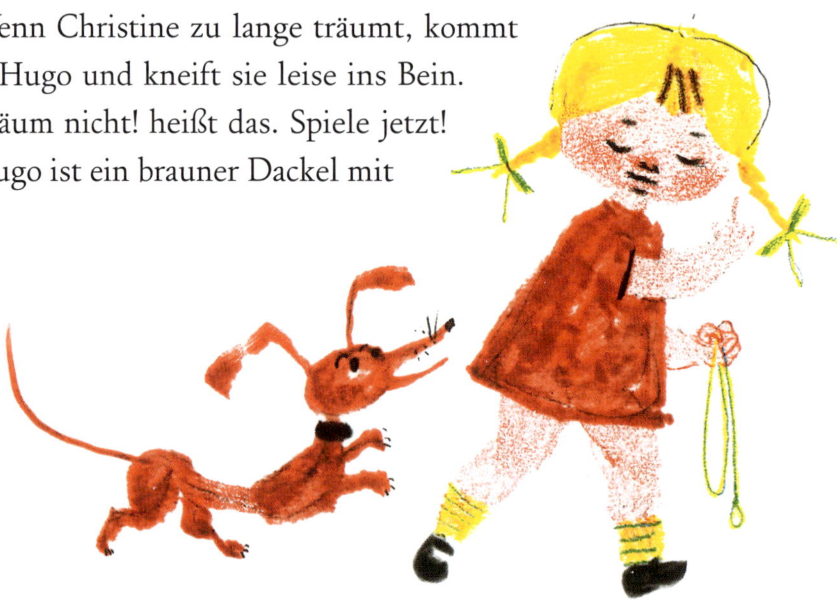

kurzen, krummen Tollpatschbeinen und ganz seidenweichen Ohren. Er gehört zur Familie. Christines Eltern haben Hugo von einer guten alten Großtante gekauft, die den armen Hund unaufhörlich mit Sauerkohl fütterte. Weil das so gesund ist. Wenn Hugo das Wort Sauerkohl nur hört, wächst auf seinem Rücken eine Bürste und er knurrt.

Christine hat noch einen kleinen Wellensittich, welcher Tirlitü heißt und etwas deutsch spricht. Manchmal piepst auch er:

Sauerkohl, Sauerkohl!

Aber das überhört Hugo.

Er lässt sich nur von Menschen ärgern.

Christine geht auch schon zur Schule, und zwar gern. Aber das tut nichts zur Sache, denn jetzt sind Ferien.

An einem schönen Morgen wurde Christine schon sehr früh wach. Ein goldener Sonnenfinger kitzelte sie an der Nase, als wollte die Sonne sagen:

Steh auf! Wer früh aufsteht, hat mehr vom Tag.

Christine knurrte ein bisschen. Das hatte sie von Hugo gelernt.

Dann stand sie auf und plantschte im Waschbecken.

Es war ein sehr schöner Morgen. Wirklich!

Der Himmel war blassblau und kleine Schäfchenwolken segelten über den Tannen.

Christine blinzelte aus dem Fenster und Hugo blinzelte mit. Hör zu, Hugo, sagte Christine. Wir gehen zur Waldwiese. Hugo wackelte mit dem Schwanz und freute sich.

Zur Waldwiese geht Christine gern und Hugo noch lieber. Das

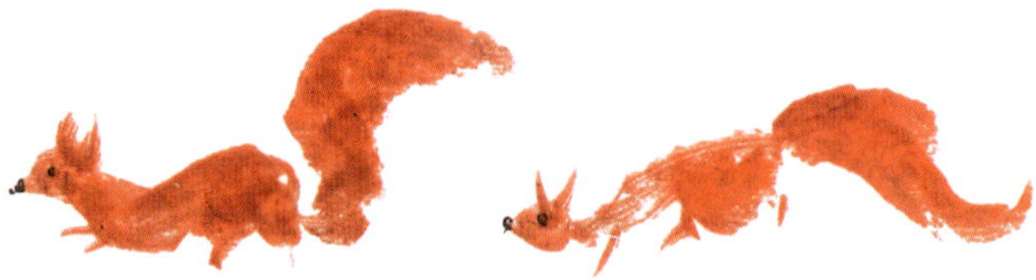

ist eine ganz kleine grüne Wiese zwischen Kiefern und Tannen, und es stehen zwei junge Birken da.

Auf den zwei Birken bei der Waldwiese spielen in der Morgensonne die Eichkätzchen und jagen wie rote Flämmchen um die weißstämmigen Bäume. Manchmal, wenn es ganz früh ist, steht bei den Birken ein Reh.

Da wollte Christine hin: zur Waldwiese mit den Birken, den Eichkätzchen und dem Reh.

Sei leise, Hugo, sagte Christine im Flüsterton. Dann tappelten sie beide aus dem Haus.

Sauerkohl, Sauerkohl!, schrie der Wellensittich mit schriller Stimme. Aber Hugo hörte nicht darauf.

Da standen sie nun an der Wiese. Plötzlich knurrte Hugo und bekam eine Rückenbürste. Was war los?

Christine schaute zu den Birken. Auf einem Ast saßen sieben Eichkätzchen, ließen die Buschelschwänze hängen und guckten ratlos nach unten.

Unten stand kein Reh, da stand ein Schaf! Hell, flockig, wollig, leise – ein Schaf.

Platz, Hugo!, sagte Christine mit fester Stimme. Und ging zu dem Schaf. Hugo machte eine jammervolle Miene. Er musste am Waldrand sitzen bleiben. Ich bin ein armer Hund, sagte er leise.

Christine sah es gleich: Das war das schönste Schaf der Welt. Aber traurig sah es aus. Unsagbar traurig. Christine kniete sich nieder zu dem Schäfchen und streichelte die weiche Wolle. Und da sagte das Schäfchen mit feiner Stimme:

Ich bin hier ganz falsch. Ich hab' mich verirrt. Ich bin ein Wolkenschaf und bin beim Spielen vom Himmel gefallen.

Es schaute traurig hoch zu den Schäfchenwolken und sagte ängstlich: Mäh! Ich möchte bitte gern zu meinen Spielkameraden. Zirri heiße ich, wenn jemand nach mir fragen sollte.

Aber es wird wohl niemand fragen, setzte es zaghaft hinzu.

Die Eichkätzchen nickten verständnisvoll, das Schäfchen schaute bittend auf Christine, und Christine dachte nach. Der Wind wurde stiller, der Specht hörte auf zu klopfen, Hugo fiepte von fern. Alle schauten auf Christine.

Sie merkte es und sagte mit einem Mal ganz schnell und mit ganz hoher Stimme: Komm mit. Wir gehen zu meiner Mutter.

Zirri aber schüttelte den Kopf und guckte in den Himmel. Da legte das Mädchen dem Schäfchen sacht die grüne Hundeleine um den Hals und führte es nach Hause.

Der Hugo aber, der ein gehorsamer Hund war, blieb auf seinem Platz. Hatte Christine ihn vergessen? Er fiepte jämmerlich und knurrte. Doch niemand hörte es.

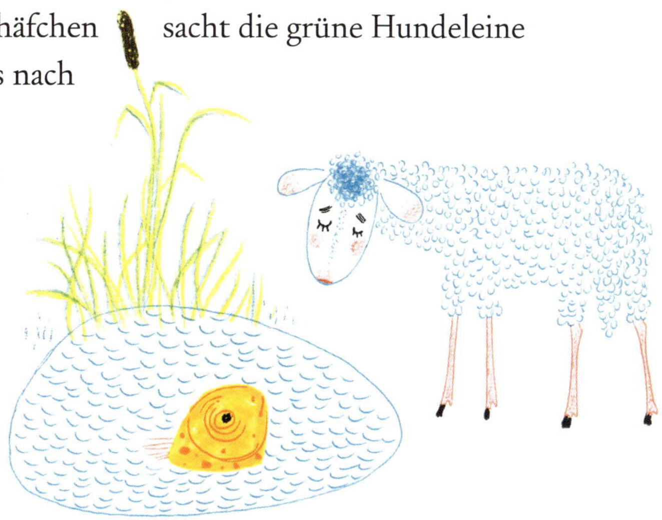

Am Goldfischteich blieb das Schäfchen Zirri stehen, schaute auf den schönen Goldfisch, und der Goldfisch schaute auf das Schäfchen Zirri. Aber beide sagten nichts.

Christines Mutter stand an der Gartentür. Sie wollte gerade zur Arbeit gehen.

Na, du Rumtreiber!, rief sie. Was bringst du denn für Besuch?

Ein Schäfchen, sagte Christine leise. Ein Wolkenschäfchen. Es heißt Zirri und hat sich verirrt. Aber die Mutter war in Eile.

Bring es zum alten Schäfer Ärge, sagte sie, küsste das Mädchen, streichelte das Schäfchen und ging. Die Mutter wollte pünktlich sein.

Christine gab dem Schäfchen zu essen. Aber es aß nicht.

Sie gab dem Schäfchen zu trinken. Aber es trank nicht.

Sie wollte mit dem Schäfchen spielen. Aber es spielte nicht.

Es war nur traurig und weiß und flockig und wollig und still. Es wollte zu seinen Spielkameraden, und es hatte große, runde Angstaugen. Bist du krank?, fragte Christine. Nein, sagte das Schäfchen, ich bin allein. Das ist schlimmer als krank.

Und das Schäfchen Zirri erzählte:

Wir Wölkchen spielen und tanzen und machen den Himmel schön. Wenn wir uns zusammendrängen, und wenn es oben bei uns ein wenig kühler wird, dann kommen wir als Regentropfen zur Erde. Da trinken uns die Halme und die Bäume und die Blumen, denn sie brauchen uns. Die Sonne aber holt uns immer wieder in den blauen Himmel.

Nur allein bin ich nicht fröhlich und nicht nützlich, setzte das Wolkenschäfchen hinzu.

Es schaute lange sehnsüchtig in den Himmel und sagte leise: Vielleicht muss ich sterben.

Du darfst nicht sterben, Zirri, sagte Christine erschrocken. Du darfst auf gar keinen Fall sterben. Du musst fröhlich sein und nützlich, und ich will dir dabei helfen.

Allerdings, sagte sie noch bekümmert, weiß ich bis jetzt nicht, wie ich dir helfen soll.

Sie gab Zirri einen kleinen Stups.

Geh zur Waldwiese. Hugo wird auf dich aufpassen. Und die Eichkätzchen. Ich muss nachdenken.

Christine setzte sich auf einen umgekippten Eimer und dachte nach. Wer konnte helfen?

Der Doktor? Vielleicht der Doktor. Der Polizist? Vielleicht der Polizist. Der Schäfer Ärge? Vielleicht auch der Schäfer Ärge. Der Lehrer? Vielleicht der Lehrer.

Ja, bestimmt der Lehrer! Aber gleich fiel ihr ein: Es sind ja Ferien. Der Lehrer ist nicht da. Trotzdem. Das Wolkenschäfchen Zirri musste wieder zu den Schäfchenwolken. Und zwar schnell.

Christine rannte los. Durch die Blumenstraße – vorbei am Goldfischteich – zur Hauptstraße.

Christine rannte schrecklich schnell. Plötzlich rief einer: Hoppla! und ein anderer zog Christine an den Haaren. Das waren Bobby und Dieter, zwei fixe Jungen aus dem Kindergarten, Freunde von Christine. Geht aus dem Weg, rief das Mädchen, und hatte vor Zorn ganz rote Ohren.

Dann stutzte sie, kniff die Augen zusammen und sagte energisch: Nein. Ihr müsst mir helfen. Wir alle müssen Zirri helfen!

Und sie erzählte den Jungen vom Wolkenschaf und gab jedem einen Auftrag. Bobby geht zum Doktor, sagte sie.

Dieter geht zum Schäfer Ärge, sagte sie.

Und lief eilig weiter.

Bobby knöpfte sich das Hemd zu, suchte nach dem weißen, ernsten Doktorschild, stiefelte mutig die Treppen empor und drückte auf den Klingelknopf. Weil er so ein ängstliches Gesicht machte, und weil er kein Wort herausbrachte, legte eine freundliche Frau ihre Hand auf seine Schulter, schob ihn durch eine Tür und setzte ihn auf einen sonderbaren Stuhl.

Dann kam ein freundlicher Mann in weißem Kittel. Er guckte in Bobbys Mund und sagte:

Du musst dir die Zähne putzen, mein Sohn. Komm morgen wieder. Sogar eine Zahnbürste schenkte ihm der freundliche Weißkittelmann, und Bobby schämte sich fürchterlich. Er war aus Versehen zu einem Zahnarzt gegangen.

Mit saurem Gesicht schlich er zur Waldwiese. Dieter war inzwischen zum Stadtrandschäfer Ärge gegangen. Der hörte sich die Geschichte an, stopfte sich die Pfeife und sagte: Hm!

Sonst sagte er nichts.

Christine aber stand an der Straßenkreuzung und guckte auf den Polizisten. Er stand auf einem kleinen Türmchen und sagte den vielen Autos, wann sie weiterfahren dürfen.

Er sagt es mit einem Stab und einer Trillerpfeife, und alle richten sich danach.

Ja!, dachte Christine. Der wird helfen können. Und als der Polizist seinen Stab hob, ging sie zum Türmchen.

Sie sagte: Guten Morgen!, und erzählte dem Polizisten ihre Geschichte von Zirri, dem Wolkenschaf.

Der Polizist kratzte sich den Kopf und sagte nichts. Auch die Trillerpfeife und der Stab sagten nichts.

Da blieben alle Autos stehen und sagten auch nichts. Nur ein Bäckerjunge klingelte mit seiner Fahrradklingel. Und es kamen immer mehr Autos und Lastwagen und Pferdefuhrwerke und Motorräder und immer mehr Omnibusse und Milchwagen und Mörtelautos, Motorroller, Hilfsmotorfahrräder und sogar ein Ochsengespann, eine Brautkutsche, ein gelbes Postauto, ein Zirkuswagen und Männer mit Handkarren. Und natürlich Fußgänger. Alle blieben stehen.

Blieben an der Kreuzung stehen, weil der Polizist darüber nachdachte, wie dem Wolkenschaf zu helfen sei. Plötzlich waren aus der Ferne grelle Töne zu hören:

Tatü-Tata, Tatü-Tata.

Der Polizist guckte auf seine Uhr und wusste: Das ist die Feuerwehr. Sie fährt zur Übung.

Und der Polizist lächelte und hob den Stab und wusste mit einem Mal, wie dem Wolkenschaf zu helfen sei. Mit der Feuerwehr natürlich. Mit der langen Feuerwehrleiter. Er winkte mit seinem Stab. Da fuhren die Autos weiter und die Milchwagen und die Omnibusse und die

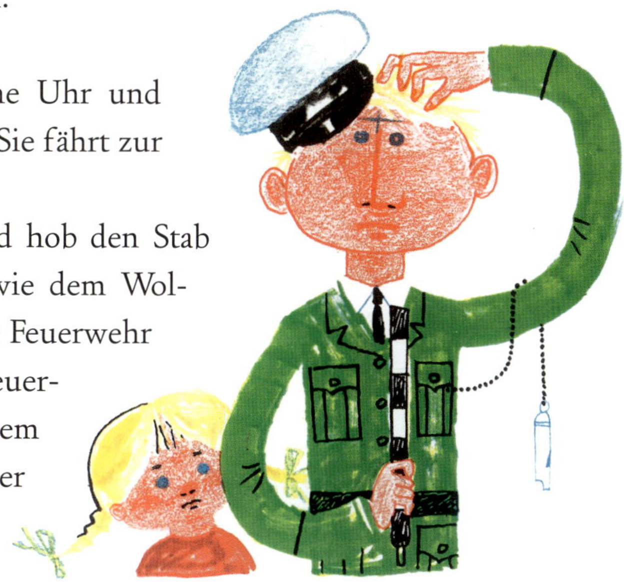

Bäckerjungen und die Brautkutsche und alle anderen Autos. Die Straße war frei für die Feuerwehr.

Sie kam, und der Polizist trillerte mit seiner Trillerpfeife. Das Feuerwehrauto bremste quietschend, und Christine und der Polizist erzählten zweistimmig die Geschichte vom Wolkenschaf.

So! sagte der Feuerwehrzugführer, zog seinen Kinnriemen fester und setzte Christine neben sich. Gleich darauf brauste die Feuerwehr mit Tatü-Tata durch die Straßen, und die Menschen blieben stehen und fragten besorgt, ob etwas Schlimmes passiert sei. Aber es war gar nichts Schlimmes passiert.

Die Feuerwehr fuhr zur Waldwiese. Auf der Waldwiese stand Zirri, das Wolkenschäfchen, und war stumm und traurig.

Hugo ging mit kurzen steifen Schritten um Zirri herum. Und die Eichkätzchen hockten wachsam auf dem Birkenast.

Nicht weit davon stand der Schäfer Ärge, hielt eine scharfe Schafschurschere in der Hand und guckte auf das Wolkenschaf.

Hm!, sagte er heftig und zog an seiner Pfeife. Er konnte nach der Schafschur kein ungeschorenes Schaf sehen. Hinter ihm stand seine kahlgeschorene Herde und mittendrin der Schäferhund.

Es waren aber auch noch andere Leute auf der Wiese, die von dem Wolkenschaf gehört hatten. Zum Beispiel ein Herr von der Wetterwarte.

Bobby und Dieter saßen im Gras, kauten Sauerampfer und warteten auf Christine.

Tatü-Tata! Da kam sie schon. Die Feuerwehr nämlich. Mit Getute und Geklingel bog sie von der Waldrandstraße ab und bremste auf der Wiese. Christine sprang von ihrem Sitz und beugte sich zu Zirri nieder. Hugo bellte vor Freude, und der Schäfer Ärge steckte grämlich seine Schere ein.

Die Feuerwehrleute sprangen von ihren Sitzen und machten sehr beschäftigte Gesichter. In Windeseile kurbelten sie die lange Leiter hoch. Hau-ruck! Hau-ruck!, kommandierte der Feuerwehrzugführer. Dann nahm er ganz behutsam und zart das Wolkenschäfchen auf seine Arme und stieg die Feuerwehrleiter empor.

Er wurde immer kleiner. Christine winkte und winkte und weinte auch ein bisschen. Den Hugo hielt sie fest an sich gepresst. Bobby und Dieter hatten sich Feuerwehrhelme aufgesetzt, und der Schäfer trieb seine kahle Herde weg. Der Herr von der Wetterwarte schüttelte den Kopf und ging, und alle anderen Leute winkten und hatten offene Münder.

Der Feuerwehrzugführer aber stieg immer höher. Er reckte sich weit nach oben und übergab mit einem sanften Schwung das

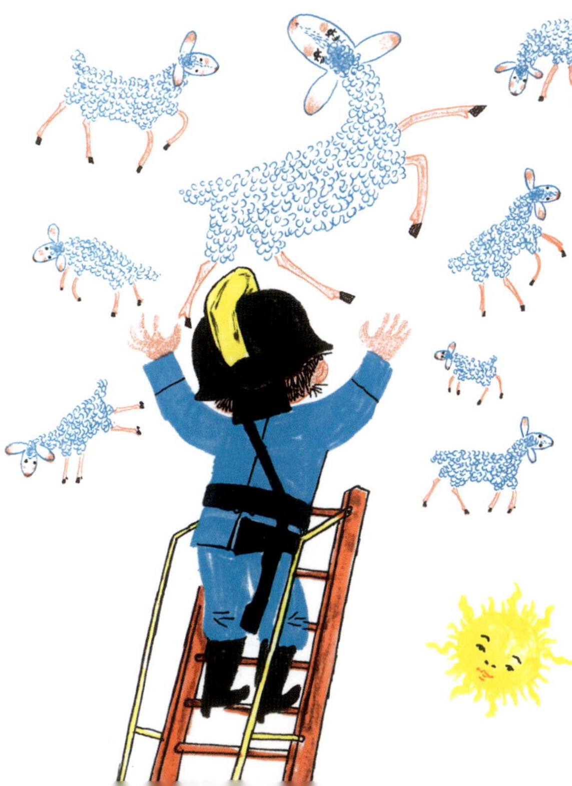

Wolkenschäfchen den Schäfchenwolken, den Spielkameraden, die am blauen Sommerhimmel tanzten.

Langsam, ein bisschen traurig und ein bisschen glücklich, ging Christine nach Hause. Der Hugo ging sehr artig mit.

Am Goldfischteich blieb Christine ein kleines Weilchen stehen und guckte auf den Goldfisch. Der schwamm näher und steckte den Kopf aus dem Wasser. Und da war es, als spräche der Goldfisch.

Es hörte sich an wie: Danke!

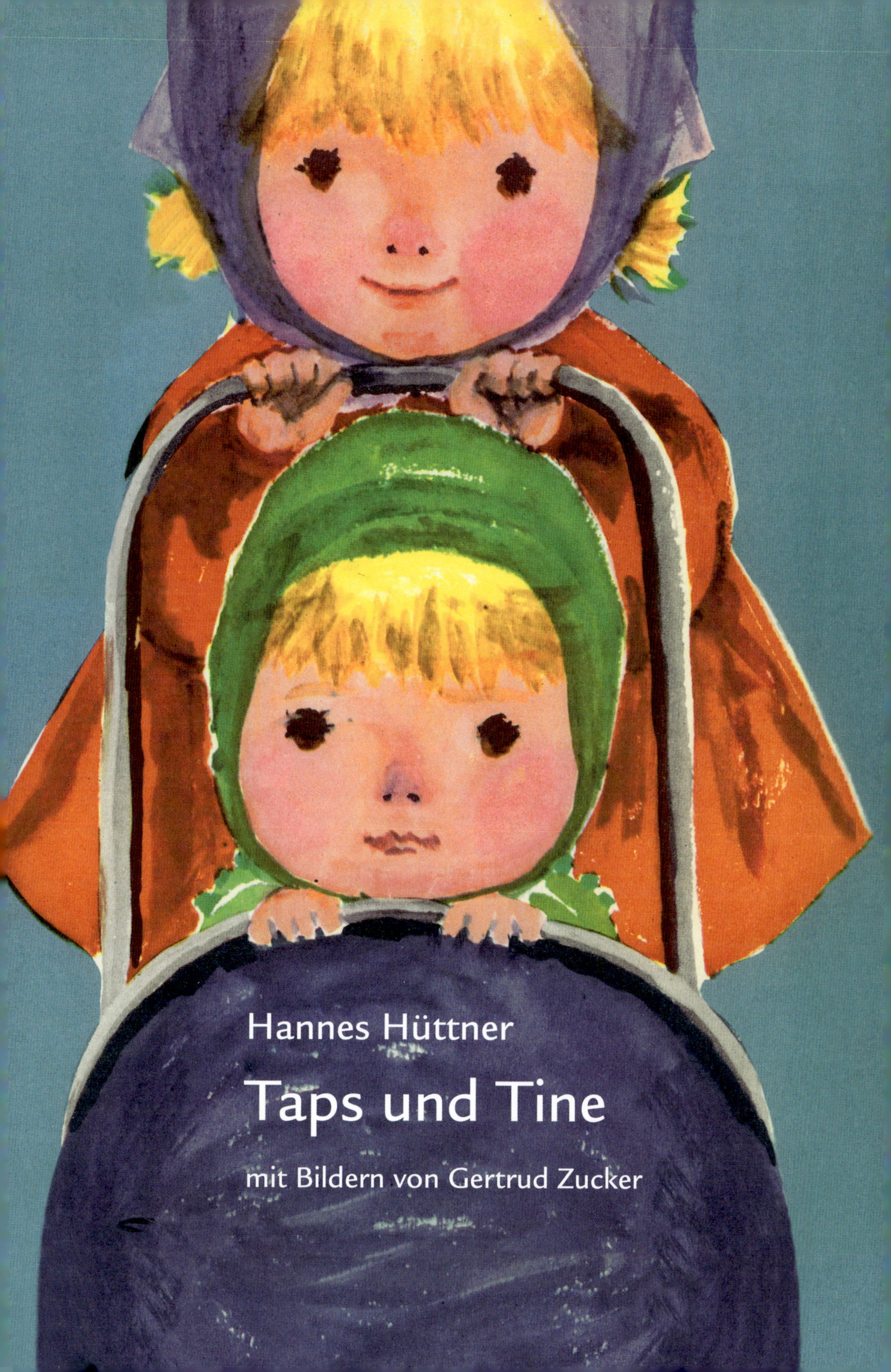
Hannes Hüttner
Taps und Tine
mit Bildern von Gertrud Zucker

In einem Zimmer schlafen zwei Kinder: Taps und Tine. Es ist früh am Morgen. Leise kriecht durch den Vorhang ein Sonnenstrahl. Er springt durchs Zimmer und landet auf Tapsens Ohr. Aber Taps brummt und dreht sich auf die Seite.

Der Sonnenstrahl klettert am Bettpfosten hoch. Direkt über Tapsens Bett schläft Tine. Er krabbelt ihr mit dünnen Beinchen übers Gesicht. Als er gerade auf die Nase gestiegen ist, macht Tine: »Pschi!« und wacht auf. Sie steigt die Leiter herab. Da wacht Taps auch auf. Er singt: »La, la, la«; Taps freut sich, dass es Morgen ist.

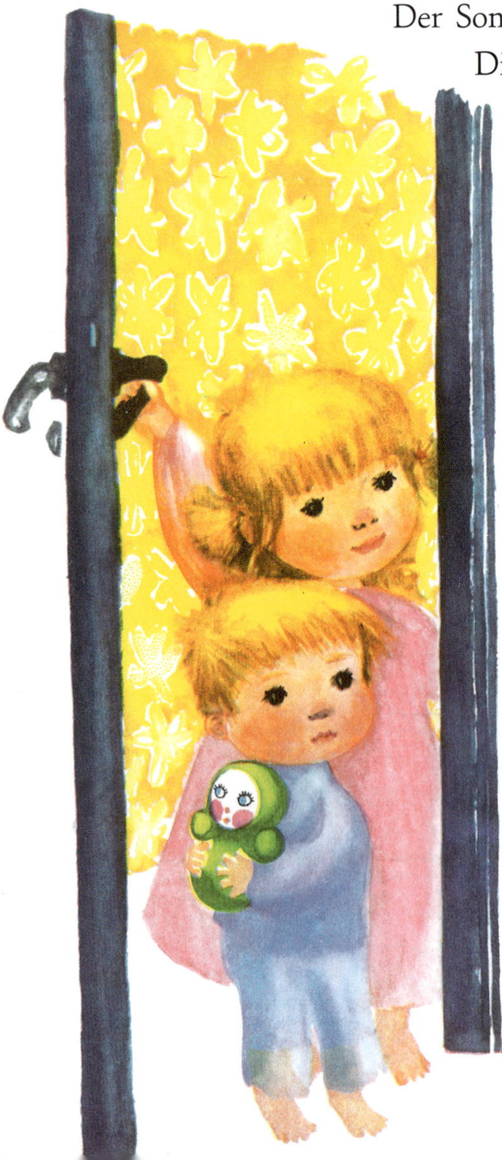

Der Sonnenstrahl aber saust zurück zur dicken gelben Sonne und berichtet: »Taps und Tine haben ausgeschlafen.« Da lacht die dicke gelbe Sonne.

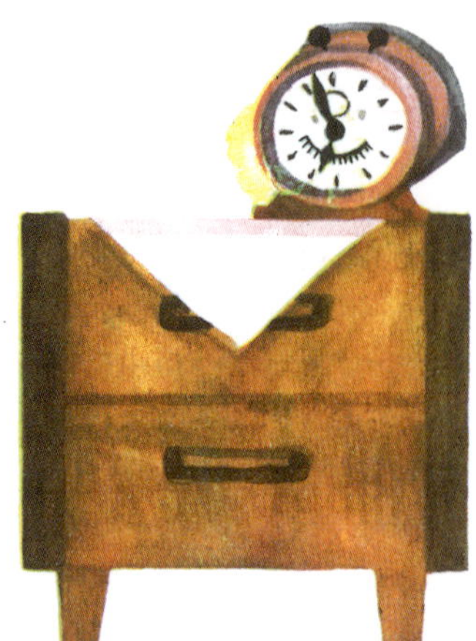

Etwas geht über den Flur: »Patt, patt, patt!« Die Tür zum Schlafzimmer knarrt. Tine steht auf der Schwelle und ruft: »Papa, wir wolln aufsteeehen!« Papa blinzelt zum Wecker. Als der Wecker sieht, dass Papa schon wach ist, hüpft er hoch und macht »Kwarrr!«

»Husch!«, sagt Papa zu Tine. »Ziehst du wohl gleich die Pantoffeln an!«

Tine blickt auf ihre Füße. Die Zehen haben sich zusammengeduckt und frieren. Da rennt Tine und schlüpft in die Pantoffeln.

Mama wäscht die Tine. In der Hand hat sie den dicken Waschlappen. Der Waschlappen ist nass und kalt. Tine mag ihn nicht. Mama fragt: »Welche Hand nehmen wir zuerst?«

Tine überlegt: die rechte oder die linke? »Die rechte«, sagt sie und streckt die linke vor. Und da saust der Waschlappen auch schon über die Arme, das Gesicht und den Bauch. Dann wäscht sich Mama, und Tine zieht sich unterdes an. Ganz allein kann sie das und macht auch die Knöpfe selber zu. »Eins - drei - zwei«, zählt sie dabei.

Nun ist Taps an der Reihe. Taps steht in der Badewanne und will das Wasser festhalten, das aus dem Hahn fließt. Das Wasser aber witscht durch die Finger und läuft davon. Davon wird Taps wütend. »Mmmhmm«, brummelt er.

Da kommt Papa mit einem Waschlappen. Taps freut sich. Wenn der Papa ihm das Gesicht wäscht, streckt er die Zunge weit heraus und schluckt den Seifenschaum. »Pfui, Taps«, sagt Papa. Taps ist betrübt. Er zieht ein Gesicht und sieht den Papa an. Papa piekt mit dem Finger auf seinen Bauch. Taps lacht.

Mama und Tine sind in der Küche. Auf dem Herd steht ein blauer Topf und summt. In seinem Bauch wird das Wasser für den Tee heiß. Tine trägt ins Wohnzimmer, was Mama hinstellt: die Frühstücksbrötchen, die Butter, die Marmelade.

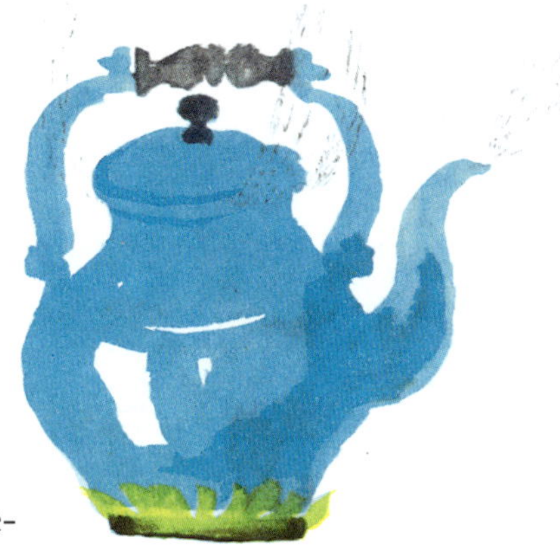

Einmal ist Tine im Wohnzimmer geblieben. Sie hat sich auf ihren Stuhl gesetzt und Marmelade mit den Fingern gegessen. Da waren Papa und Mama sehr traurig, und Tine war es auch, weil sie zu viel Marmelade gegessen hatte und ihr Bauch weh tat.

Am liebsten teilt Tine die Eierbecher aus. Sie sind grün und gelb und rot, und zu jedem Becher gehört ein Löffel in derselben Farbe. Manchmal passt Mama nicht auf und gibt ihr einen roten Löffel für einen grünen Becher.

Den tauscht Tine dann wieder um.

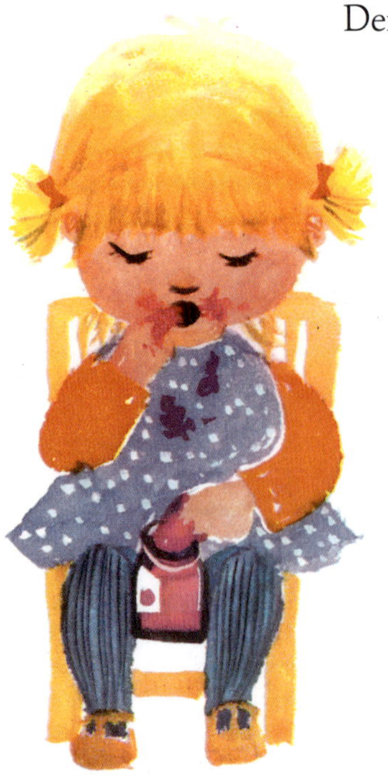

Nun sind alle vier fertig, und es wird gefrühstückt. Danach macht Mama noch die Stullen für Tine. Tine darf sich aussuchen, was sie darauf haben will.

Dann gehen Taps, Tine, Mama und Papa aus dem Haus. Vor dem Haus steht eine große Kastanie. Darunter liegen viele, viele Stacheligel, aus denen glänzende braune Kastanien schimmern. Alle warten auf Tine. »Ei«, ruft sie und stürzt darauf los. Alle Taschen stopft sie damit voll, und als sie nichts mehr unterbringen kann, wirft sie die Kullern in Tapsens Wagen. Taps strahlt. Er nimmt sie und wirft sie wieder hinaus.

Papa sagt: »Jetzt ist es genug, Tine. Wir kommen sonst zu spät.«

An der Ecke steht ein Auto. Taps ruft: »Atu, Atu!« Das heißt Auto. Er steht im Wagen und brummt. Jetzt ist er selbst ein Auto.

Das Auto ist weiß und dick und duftet wie frische Semmeln. An der Rückseite ist eine Tür, die steht offen. Durch die Tür sieht man viele, viele Brote. Nicht einmal die Kinder im Kindergarten könnten alle diese Brote aufessen. Es ist nicht das Auto, es sind die Brote, die so warm und frisch duften – hmmmm –, denn sie waren eben noch im heißen Backofen. Ein Mann mit einer weißen Schürze bringt die Brote in den großen Bäckerladen an der Ecke.

Da bimmelt eine Glocke: »Bim, bim – der Zug kimmt.« Eine Schranke streckt den Arm aus. »Horch«, sagt der Papa. Taps und Tine horchen. Von ferne kommt es nähre: »Ratterratter ...« Dann pfeift die Lokomotive: »Piiiiiifff«, und der Zug donnert vorbei: »Tschschsch – tatattat.« In dem Zug sitzen Leute. Taps und Tine winken. Auch die Leute im Zug winken.

Mama, Papa, Tine und Taps gehen weiter. Taps steht im Wagen und sieht aufgeregt nach vorn. Vorn läuft ein Hund. Er kommt immer näher. Es ist ein großer gelber Hund, so groß wie der Kinderwagen. »Wa, wa!«, macht Taps. »Wau, wau«, sagt der Hund. »Wawawa!«, schreit Taps. »Wauwauwauwauwau!«, bellt der Hund. Er bellt viel lauter als Taps.

»Wawawawawa«, heult Taps den Hund an. Da läuft der Hund weg. Taps aber sitzt im Wagen und singt: »Wawawawawa.«

Da ist auch schon die Kinderkrippe. Papa hebt Taps auf den Wagen. Tante Irmchen sagt: »Guten Morgen, Taps.« Und Taps freut sich, als er Tante Irmchen sieht. Papa, Mama und Tine winken. Auch Taps winkt noch einmal.

Nun muss noch Tine in den Kindergarten gebracht werden.

»Tine«, sagt Mama, »morgen zünden wir dem Taps ein Lichtlein an und stellen Blumen auf den Tisch. Morgen hat Taps Geburtstag.«

»Fein«, sagt Tine.

»Was wollen wir ihm denn schenken?«, fragt Mama.

»Na, Bonbons«, meint Tine.

»Nein«, sagt Papa. »Bonbons isst man auf, und dann hat man nichts mehr, worüber man sich freuen kann. Aber ich weiß was: Heute Abend bleibt Tine noch ein bisschen auf, und wir bauen Taps ein Pferd aus Kastanien.«

»Ja«, ruft Tine, »ein Pferd mit einem langen Schwanz und einem großen Kopf.«

Tine läuft die Treppen hoch, die zum Kindergarten führen. Heute hat sie im Kindergarten etwas zu erzählen.

Papa und Mama aber gehen zur Arbeit.

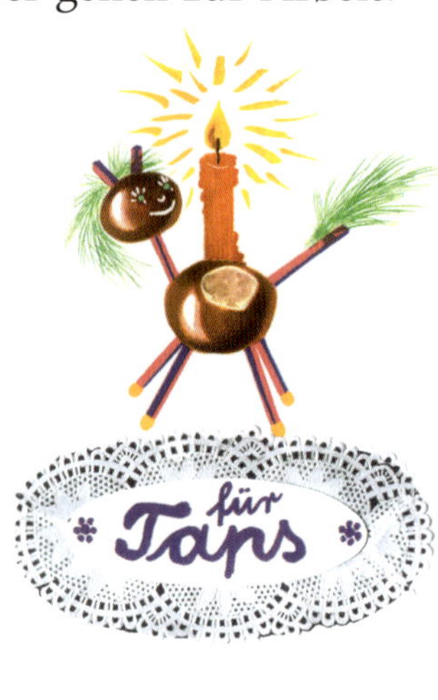

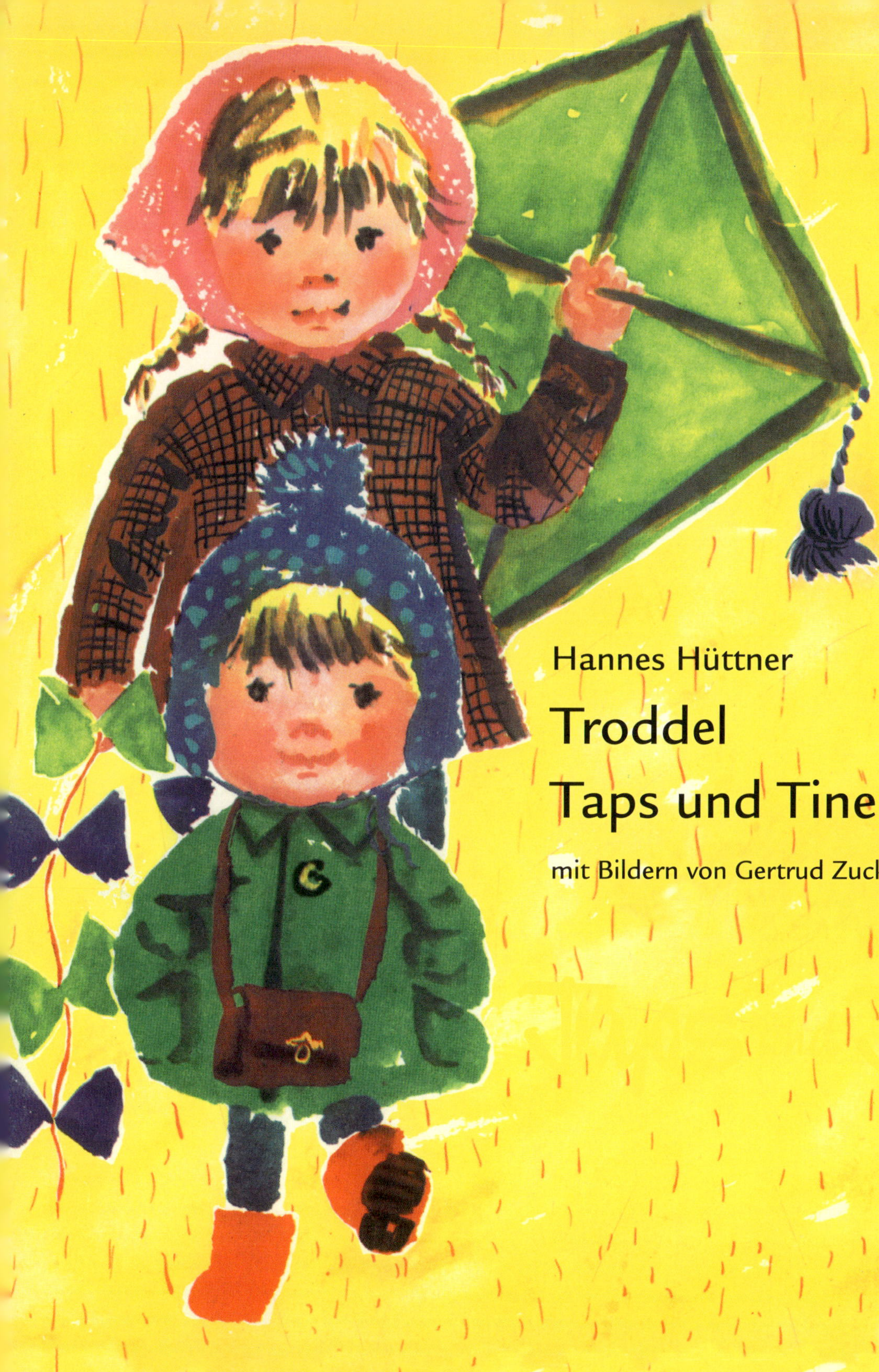

Hannes Hüttner

Troddel Taps und Tine

mit Bildern von Gertrud Zucker

Es ist Sonntagvormittag. Der Wind weht. Er zaust die Wolken und treibt sie über den Himmel. Es ist ein Drachenwind.

Taps und Tine haben einen Drachen. Er ist groß, größer als Taps. Mit Mama haben sie alles für den Drachen eingekauft. Papier, Leim, Holzleisten und Bindfaden. Papa hat ihn gebaut. Aber Taps und Tine haben dem Drachen ein Gesicht geklebt! Nun soll er in die Luft steigen.

»Ach«, sagt Papa, »beinahe hätte ich vergessen: Ein Drachen muss auch einen Namen haben.«

Das ist wahr. Alles hat einen Namen.

Der Drachen lacht über sein Buntpapiergesicht.

Links und rechts trägt er zwei Troddeln von dem alten Sofa auf dem Boden.

Das Sofa war traurig, als ihm seine Troddeln abgeschnitten wurden.

Aber Tine hat gesagt: »Liebes Sofa, ich bring dir die Troddeln zurück. Die erzählen dir dann, was sie alles gesehen haben!«

»Ääächz«, hat das Sofa gemacht, »knarr, knarr!«

Das hieß: na gut.

Tine erklärt: »Ich weiß, wie der Drachen heißt Es ist der Troddel-Drachen.«

»Schön«, sagt Papa, »er muss auch einen Vornamen haben. Wir nennen ihn Otto Troddel.«

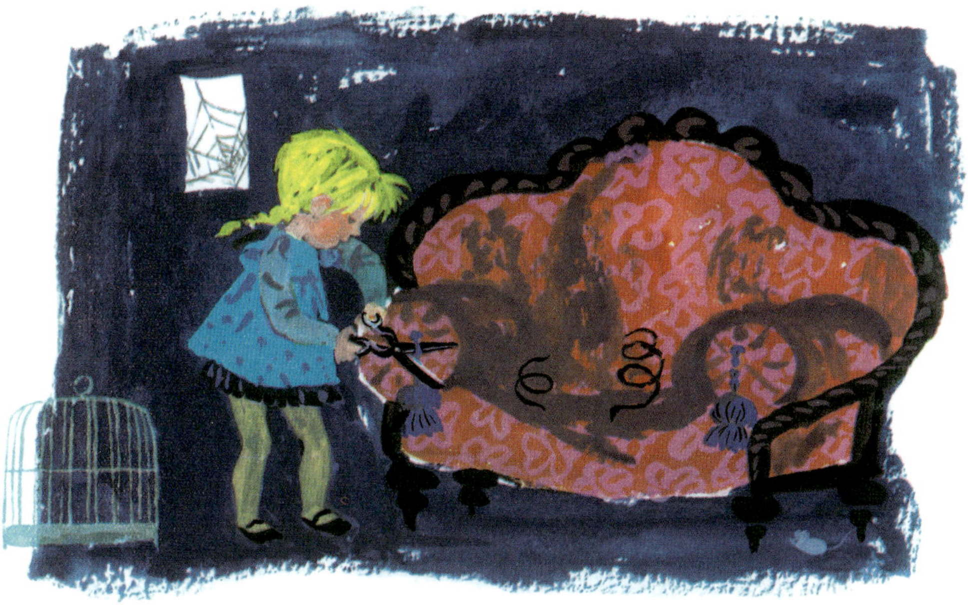

Damit sind alle einverstanden.

Und nun gehen sie los.

Vorneweg geht Taps. Taps wollte so gern den Drachen tragen, aber Taps war zu klein. Beinahe wäre er ins Papier getreten. Aber Taps trägt die Werkzeugtasche!

Die Werkzeugtasche ist eigentlich Tines Frühstücksmappe für den Kindergarten. Aber heute sind ein Taschenmesser, eine Rolle Drachenpflaster und eine Tube Leim darin. Vielleicht passiert dem Drachen etwas?

Dann geht Tine.

Tine trägt den Drachen mitsamt dem langen Schwanz. Sie hat tüchtig zu tun.

»Knirr, knirr«, ruft der Drachen Otto Troddel, als er den Wind

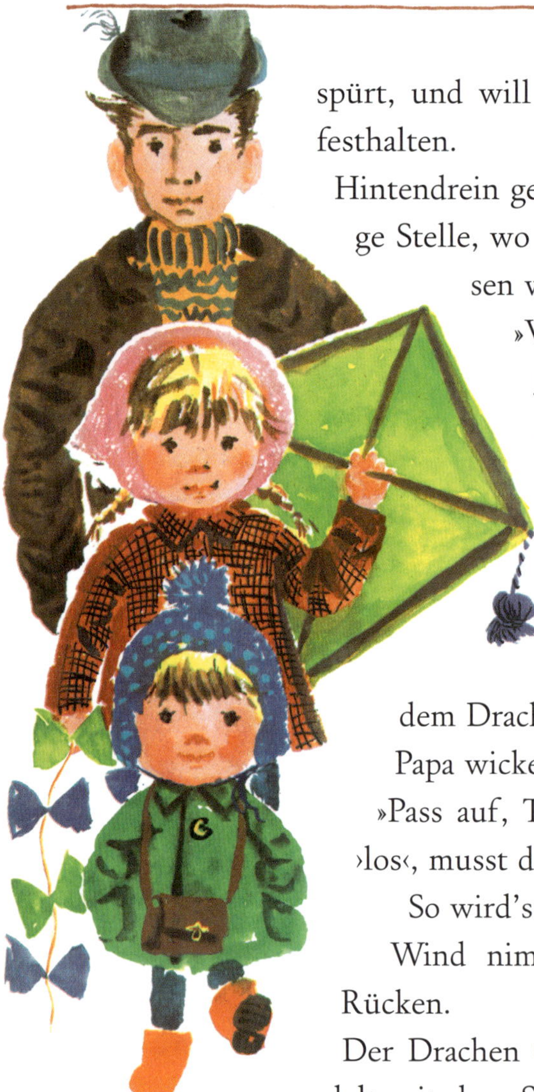

spürt, und will gleich davon. Tine muss ihn festhalten.

Hintendrein geht Papa. Papa sucht die richtige Stelle, wo der Drachen in die Luft gelassen wird.

»Vielleicht hier?«

Ja, hier ist Platz. Es ist ein Stoppelfeld. Es gibt keine Telegrafendrähte in der Nähe, die dem Drachen ein Bein stellen können. Und Häuser auch nicht, die dann mit ihren Schornsteinen nach dem Drachen greifen.

Papa wickelt den Bindfaden ab.

»Pass auf, Tine!«, sagt er. »Wenn ich rufe ›los‹, musst du den Drachen loslassen.«

So wird's gemacht. »Los«, ruft Papa. Der Wind nimmt den Drachen auf seinen Rücken.

Der Drachen Otto Troddel steigt hoch und wedelt mit dem Schwanz. Tine hüpft noch einmal und will den Schwanz fassen. Aber »ssst« saust er vor ihrem Gesicht in die Höhe. Jetzt ist der Drachen schon so hoch ...

»Wie die Luft«, sagt Tine. Sie rennt zu Papa. Papa gibt ihr die Rolle mit dem Bindfaden. Der Drachen zieht und ruckelt. Es gefällt ihm da oben.

Er will noch höher, er will alles sehen: die Stadt mit den hohen Schornsteinen und die Felder an ihrem Rand; die Landstraßen, die in alle Richtungen führen, und die Autos, die darauf fahren.

»Surr, surr«, sagt der Bindfaden. »Wickelt mich ab, der Drachen Otto Troddel will höher hinaus!«

Tine muss sich ordentlich gegen die Erde stemmen, so zieht der Drachen am Bindfaden.

»Jetzt schicken wir ihm eine Postkarte«, sagt Papa.

Er nimmt einen Streifen Papier, hängt ihn über die Drachenschnur und knifft die Enden zusammen. Der Wind bläst »ffft – ffft«, und die Postkarte rutscht die Schnur hinauf. Sie wird kleiner und kleiner ...

»Er wackelt, er waaackelt!«, ruft Tine. »Nicht, Papa, jetzt hat der Drachen einen schönen Gruß gekriegt!?«

»Jawohl«, sagt Papa.

Und Taps?

Der Taps steht da, mit der Werkzeugtasche um den Hals, und schluckt und schluckt ...

So viel Tränen kann ein kleiner Junge gar nicht hinunterschlucken.

»Uäääh«, schreit Taps, »will auch Drachen haben!«

Papa und Tine sehen sich an.

Kann man einem so kleinen Jungen einen so großen Drachen zum Halten geben?

»Weißt du, Papa«, meint Tine, »er darf mit anfassen!«

Taps fasst mit an.

»Komm«, sagt Tine, »wir wickeln noch ein bisschen Bindfaden

ab!« Der Taps soll ruhig etwas lernen, wenn er schon mit anfassen darf. Sie wickeln ab, so schnell es geht.

Der Drachen schlägt vor Freude einen Purzelbaum. Und noch einen. Und mit einem Mal - ratsch - stürzt er auf die Erde!

Alle rennen zum Drachen.

Otto Troddel lässt die Ohren hängen. Er hat sich eine Leiste gebrochen.

»Kaputt!«, sagt Taps traurig.

Aber Papa macht den Drachen wieder ganz, mit einem Stück Holz und Drachenpflaster. Otto Troddel lacht wieder.

Noch einmal klettert der Drachen in die Luft.

Taps schielt zu Papa hoch und sagt leise: »Allein anfassen!«

Taps darf allein anfassen. Der Drachen rüttelt und ruckelt.

Tine ist ein bisschen beleidigt. Jetzt darf sogar der Taps den Drachen halten!

Heute früh aber hat Papa gesagt: »Den Drachen darf nur halten, wer schon über die Tischplatte gucken kann!«

Sie sieht zu, wie die Drachenschnur singt und surrt »burr - burr«.

Und sie sagt: »Nicht, Papa, wenn der Wind ganz toll geht, dann zieht der Drachen den Taps in die Luft. Der Taps ist ja noch so klein!«

»Hm«, sagt der Papa und überlegt, ob so ein Drachen einen kleinen Jungen wie Taps wirklich in die Höhe ziehen kann.

Aber der Taps wartet nicht ab, bis der Papa zu Ende überlegt hat. Er ist sehr erschrocken. Er will nicht über die Felder fliegen. Er will lieber nach Hause und Kompott essen!

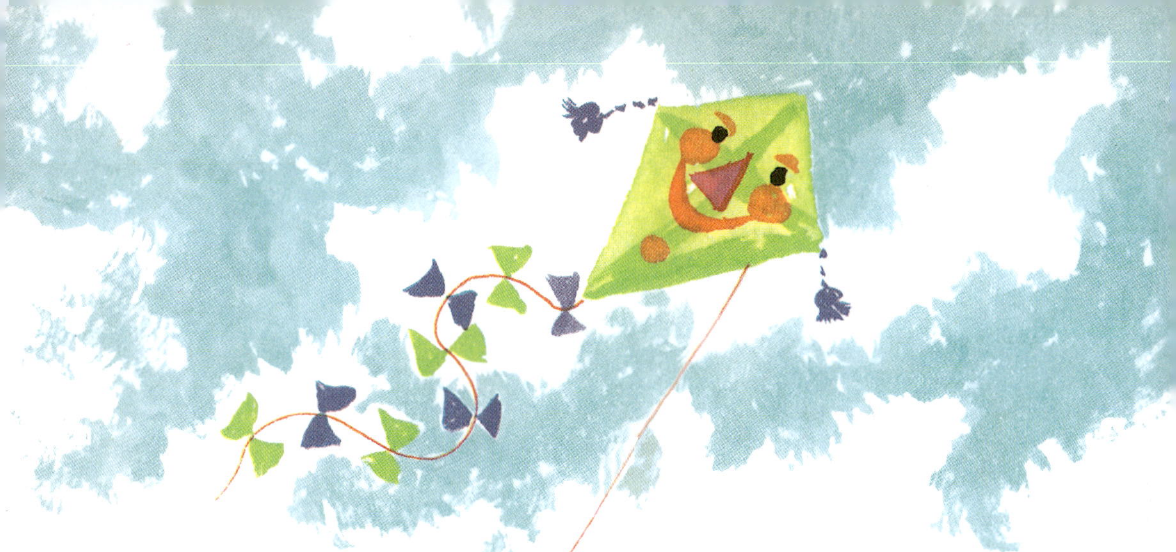

Und da lässt er den Drachen Otto Troddel einfach los. Er macht die Hand auf, und der Stock mit dem Bindfaden rollt über die Erde, hüpft in großen Sprüngen davon, und weg ist er.

»Papa«, schreit Tine.

Aber der Drachen Otto Troddel nickt und dreht sich und wackelt mit dem Schwanz: Niemand hält ihn mehr fest.

So fliegt er dahin und verschwindet hinter den Häuserdächern am Stadtrand, und niemand weiß bis heute, wohin er geflogen ist.

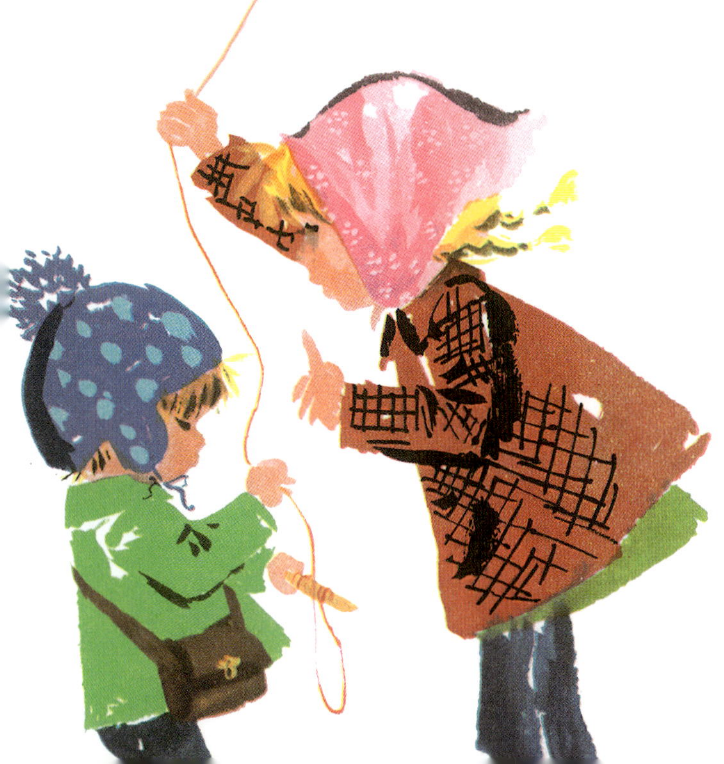

Und da gehen die drei nach Hause zurück: vorneweg der Taps mit der Werkzeugtasche. Dann die Tine ohne Drachen. Sie ist sehr betrübt. Was soll sie dem alten Sofa auf dem Boden sagen, wo seine Troddeln geblieben sind?

Und dann geht der Papa, und der überlegt: Sie werden jetzt einen neuen Drachen bauen, und der muss dann Otto Troddel suchen helfen.

Hähnchen Schreihals

Ukrainisches Volksmärchen
mit Bildern von Erich Gürtzig

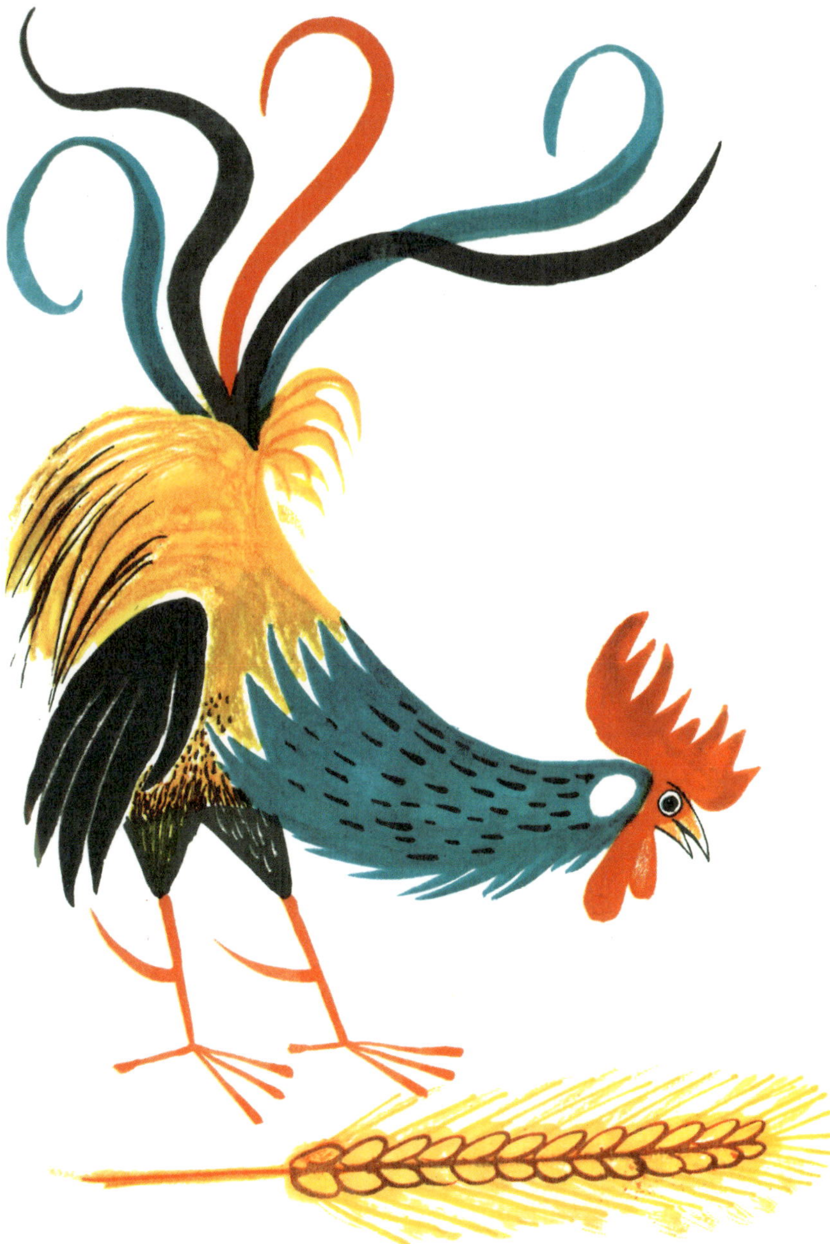

Es waren einmal zwei Mäuschen, Singeschön und Springeschön, und der Hahn Schreihals.

Die Mäuschen sangen und tanzten, drehten und wendeten sich von morgens bis abends.

Der Hahn aber weckte alle mit seinem Lied, kaum dass der Morgen graute, und machte sich dann an die Arbeit.

Einmal fegte der Hahn den Hof und sah eine Weizenähre liegen. »Singeschön und Springeschön«, rief er, »seht, was ich gefunden hab!« Die Mäuschen liefen herbei und sagten: »Sie muss gedroschen werden.«

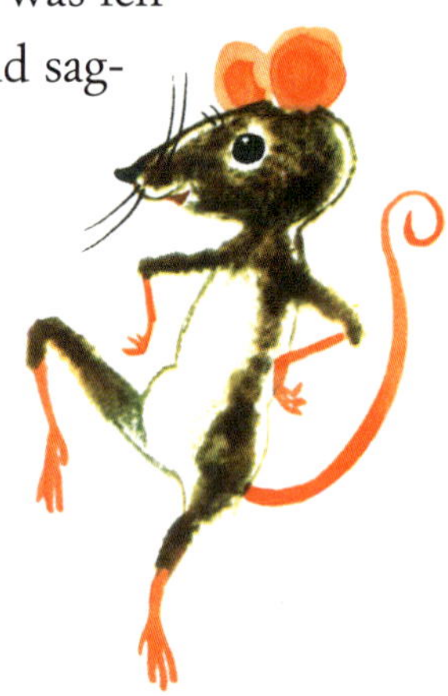

»Wer soll sie dreschen?«, fragte der Hahn.

»Ich nicht!«, rief das eine Mäuschen.

»Ich auch nicht!«, das andere.

»Schon gut«, entgegnete der Hahn, »ich werde sie dreschen.« Und er ging an die Arbeit.

Die Mäuschen indessen spielten Ball.

Als der Hahn fertig war, rief er: »He, Singeschön, he, Springeschön, seht nur, wie viel Korn ich gedroschen habe!«

Die Mäuschen kamen angelaufen und piepsten: »Jetzt muss das Korn zur Mühle geschafft und Mehl daraus gemahlen werden.«

»Wer soll es zur Mühle schaffen?«, fragte der Hahn.

»Ich nicht!«, rief Singeschön.

»Ich auch nicht!«, rief Springeschön.

»Schon gut«, sagte der Hahn, »ich schaffe es selber fort.« Er lud sich den Sack auf den Rücken und ging los.

Die Mäuschen indessen vergnügten sich beim Bockspringen.

Von der Mühle zurückgekehrt, rief der Hahn wiederum die Mäuschen: »Kommt her, Singeschön und Springeschön, ich habe Mehl gebracht.«

Die Mäuschen hüpften herbei, schauten und konnten ihn nicht genug loben: »Ei, das ist ein Hahn! Ei, so ein Prachtkerl! Jetzt muss Teig eingerührt und Kuchen gebacken werden.«

»Wer soll den Kuchen backen?«, fragte der Hahn.

»Ich nicht!«, piepste Singeschön.

»Ich auch nicht!«, piepste Springeschön.

Der Hahn dachte lange nach und sagte: »Dann muss ich es wohl machen.« Er rührte den Kuchenteig ein, schleppte Holz heran und heizte den Ofen.

Und als der Ofen heiß genug war, schob er den Teig hinein.

Die Mäuschen indessen waren nicht müßig. Sie sangen und tanzten.

Als der Kuchen braun war, stellte der Hahn ihn auf den Tisch – und schon waren die Mäuschen da, man brauchte sie nicht erst zu rufen.

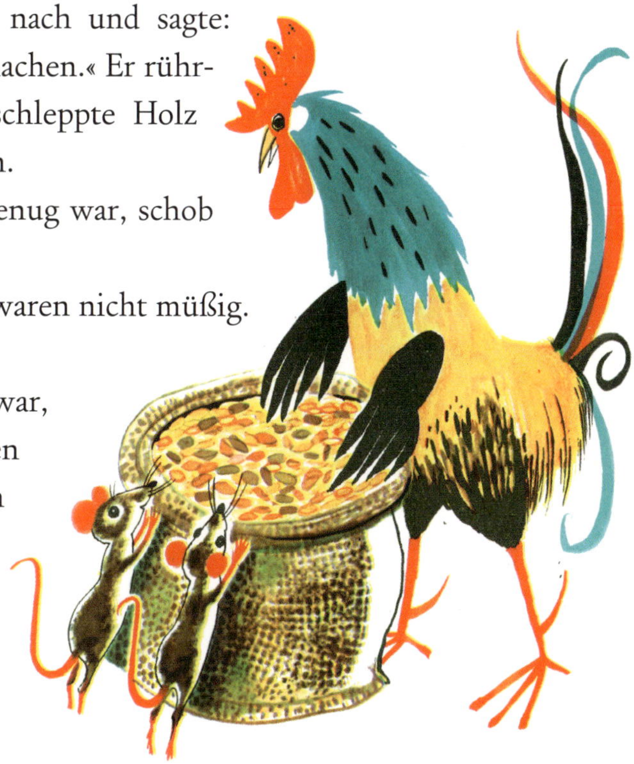

»Ach, wie bin ich hungrig!«, piepste Singeschön.

»Ach, wie knurrt mir der Magen!«, piepste Springeschön.

Flink setzten sie sich an den Tisch zum Essen.

Der Hahn aber hielt sie zurück.

»Langsam, langsam! Sagt mir zuerst: Wer hat die Ähre gefunden?«

»Du«, riefen die Mäuschen laut.

»Und wer hat sie gedroschen?«, fragte der Hahn weiter.

»Du«, klang es schon leiser.

»Und wer hat das Korn zur Mühle geschafft?«

»Auch du«, antworteten Singeschön und Springeschön ganz leise.

»Und wer hat Kuchenteig eingerührt, Holz geschleppt, den Ofen geheizt?«

»Alles hast du gemacht, alles du«, piepsten die Mäuschen kaum hörbar.

»Und was habt ihr gemacht?«

Was gab es da schon zu antworten? Singeschön und Springeschön krochen vom Tisch, und der Hahn ließ sie gehen.

Wer wird auch solche Faulpelze und Liederjane obendrein noch mit Kuchen bewirten.

Günther Feustel

Die drei Cäcilien

mit Bildern von Erich Gürtzig

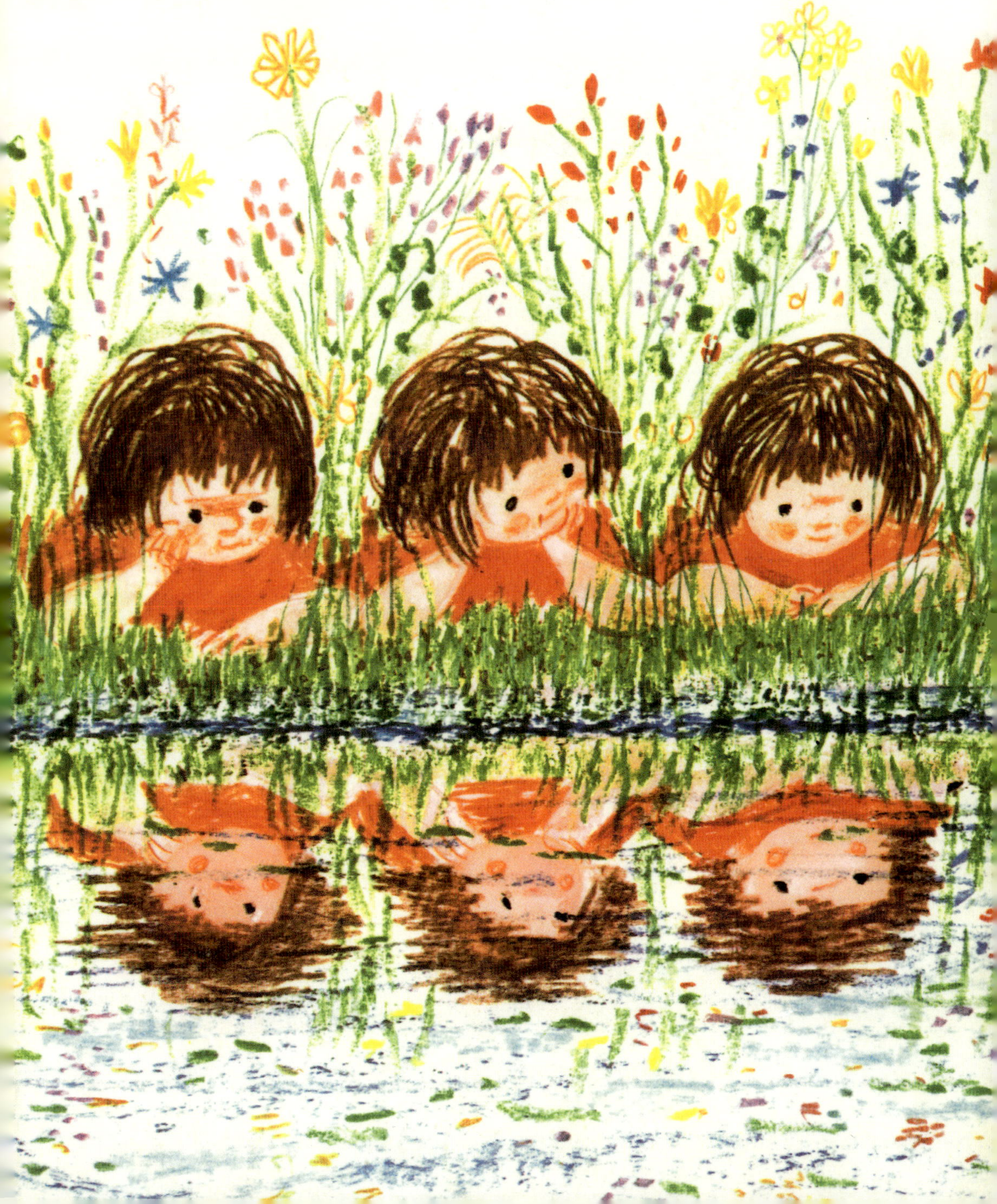

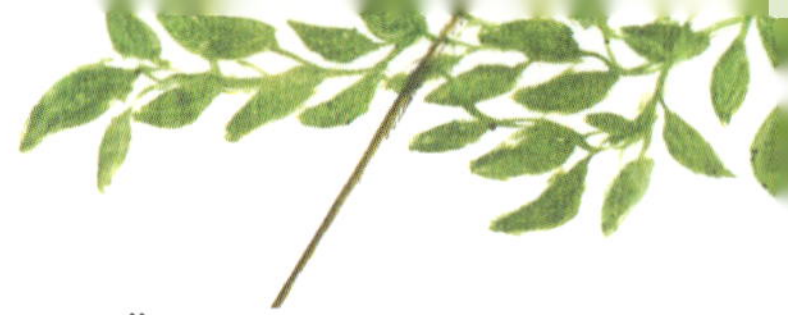

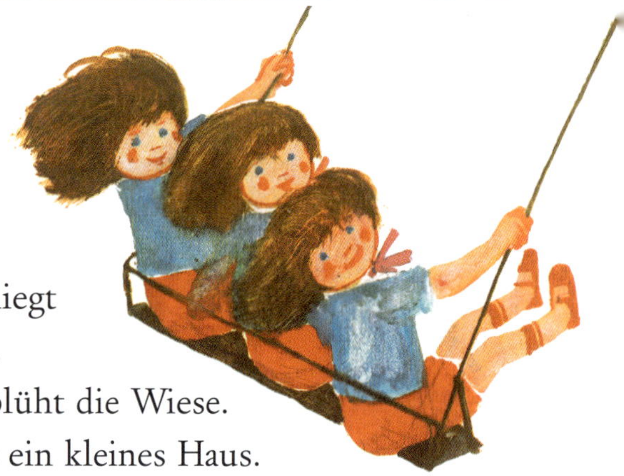

Gleich hinter dem Bullerberg liegt der Bullersee faul in der Sonne.

Gleich hinter dem Bullersee blüht die Wiese.

Gleich hinter der Wiese steht ein kleines Haus.

In dem Haus wohnen der Großvater und die Großmutter und drei kleine Mädchen, die alle Cäcilie heißen. Eigentlich heißen sie Anka, Beate und Cäcilie. Aber das haben beinahe alle Leute vergessen. Denn die drei kleinen Mädchen sehen einander so ähnlich wie drei rotbackige Weihnachtsäpfel.

Eines Tages, als die drei Cäcilien Geburtstag hatten – und sie haben natürlich immer am gleichen Tag Geburtstag –, schenkte ihnen Großvater einen Wald. Der Wald der drei Cäcilien wächst gleich hinter dem Hühnerstall, ganz nahe am Bullerberg. Drei winzige Birkenbäumchen stehen darin und ein alter, pumperdicker Walnussbaum und ein knorriger Holunderbusch.

So – jetzt kennt jedermann das kleine Haus hinter der Wiese und die drei Cäcilien und den Drei-Cäcilien-Wald.

Wie die drei Cäcilien eine Frühlingswäsche machten

Die Frühlingssonne kitzelt Großvater in der Nase. »Hatschiii!«, niest Großvater und lacht. Er hebt die drei Cäcilien zusammen auf das Schaukelbrett.

Zwischen den drei Cäcilien sitzt die Puppe Karoline.

Immer höher schaukeln die drei Cäcilien – bis zu den weißen Blütentellern im Holunderbusch.

»Ich kann gleich die Wolken greifen!«, ruft die erste Cäcilie. Da fällt Karoline von der Schaukel und in eine Pfütze.

Die drei Cäcilien springen erschrocken vom Schaukelbrett. Karolines blauer Mantel ist ganz und gar schmutzig und das Kleid und die weißen Wollstrümpfe auch.

»Es ist wieder Zeit für eine Puppenwäsche!«, ruft die erste Cäcilie.

Die drei Cäcilien gehen in das Haus.

Sie holen das kleine Waschfass und das Rubbelbrett und Großmutters dicke Waschseife. Sie ziehen Karoline aus.

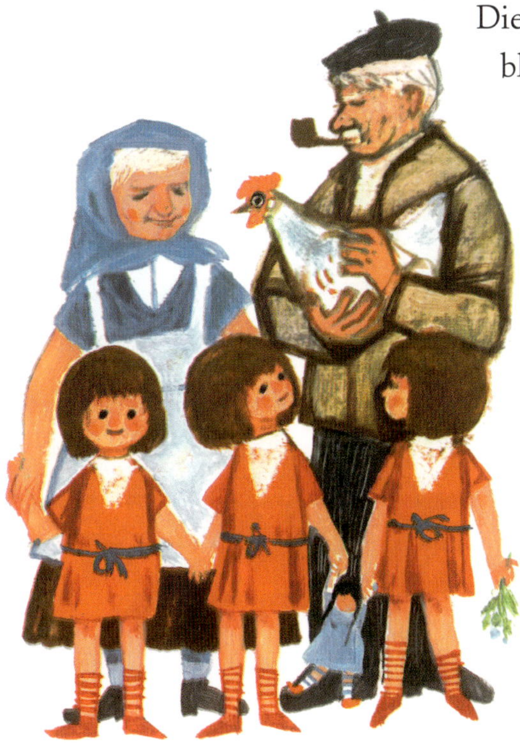

Die erste Cäcilie schrubbt den blauen Puppenmantel.

Die zweite Cäcilie rubbelt das rote Kleidchen.

Die dritte Cäcilie wäscht die weißen Puppenstrümpfchen.

»Jetzt ist wieder alles sauber!«, rufen die Cäcilien und hängen die Puppenwäsche in den Holunderbusch zum Trocknen.

Aber der Frühling ist im Wettermachen noch

ganz und gar unsicher. Plötzlich donnert es, und dicke Regentropfen fallen vom Himmel. »Gewitter!«, ruft die dritte Cäcilie. »Es ist Gewitter!«

Die drei Cäcilien laufen schnell zu Großmutter in die Küche. Die Regentropfen trommeln gegen die Fensterscheiben und zerspringen.

Aber so ein Frühlingsgewitter hat nie Zeit. Bums – kommt es, bums – geht es, und schon ist es vorbei.

Die Sonne scheint wieder.

Die drei Cäcilien laufen vor das Haus. Sie spritzen und patschen in den Pfützen herum. Sie falten kleine Boote aus Großvaters Zeitung und lassen sie schwimmen.

Und dann ist es schon Zeit zum Schlafengehen.

Am nächsten Morgen findet die Großmutter die Puppe Karoline unter dem Holunderbusch – ganz und gar nackt. Die drei Cäcilien schämen sich und suchen gleich nach der Puppenwäsche. Sie suchen unter dem Holunderbusch, sie suchen unter jedem Baum im Drei-Cäcilien-Wald, aber sie finden nicht einmal ein Puppenstrümpfchen.

Die Puppe Karoline sitzt traurig auf der Fußbank. Nun schauen die Cäcilien in die Himbeersträucher am Zaun hinein. Wie erschrickt die Amsel, als die Cäcilien ihr Nest sehen. Und wie staunen die Cäcilien, als sie im Amselnest unter zwei grünblauen Eiern Karolines Puppenstrümpfchen entdecken.

Die Cäcilien stehen vor dem Himbeerstrauch und denken nach. »Es ist halb so schlimm«, sagt die erste Cäcilie, »im Frühling braucht man Strümpfe nicht so nötig.«

»Aber ein Kleidchen!«, sagt die zweite Cäcilie, und sie suchen weiter auf der Wiese hinter dem Zaun und am Bullersee.

Auf der alten Weide hat der Storch sein Nest gebaut. Am Nestrand leuchtet es rot.

»Das sieht beinahe aus wie Karolines Puppenkleidchen!«, flüstert die erste Cäcilie.

»Es ist Karolines Puppenkleidchen!«, ruft die zweite Cäcilie.

»Storch, Storch, du Puppenkleiderdieb!«, ruft die dritte Cäcilie und droht dem Storch.

Der Storch klappert mit dem Schnabel und hebt die Flügel.

Die drei Cäcilien laufen erschreckt davon. Sie verstecken sich in Großvaters Holzschuppen. Sie hocken hinter der Tür und gucken durch die Ritzen.

Da mauzt es leise hinter ihnen. Und als die drei Cäcilien genau hinsehen, liegt in der dunklen Ecke Karolines blauer Puppenmantel und bewegt sich.

Die erste Cäcilie hebt den Mantel hoch. Unter dem Puppenmantel schlafen vier winzige, gefleckte Katzenkinder. Die zweite Cäcilie streichelt die Katzenkinder zärtlich mit einem Finger. »Wir müssen sie zudecken, damit sie keinen Schnupfen bekommen!«, sagt die dritte Cäcilie.

Behutsam legen die Cäcilien Karolines blauen Puppenmantel wieder über die Katzenkinder. Sie nehmen die nackte Karoline und gehen zur Großmutter.

»Großmutter, alle Tiere bauen Nester und bekommen Kinder«, sagt die erste Cäcilie. »Und dazu brauchen sie ausgerechnet Karolines Puppenkleider!«, seufzt die dritte Cäcilie.

»Ja, ja, ja«, Großmutter lacht, »im Frühling darf man eben nichts liegenlassen!« Sie geht in das Haus und holt ihren Nähkorb.

Großmutter und die drei Cäcilien sitzen unter dem alten, pumperdicken Walnussbaum im Drei-Cäcilien-Wald und schneidern für Karoline ein grünes Puppenkleidchen mit weißen Punkten. Da kommt der freche Drosselmann und stiehlt aus Großmutters Korb einen langen roten Wollfaden.

»Nun ist es aber genug!«, ruft die erste Cäcilie.

Großmutter lacht und hängt einen blauen Wollfaden in die Walnusszweige.

»Vogelkinder sind auch Kinder. Und Kinder haben es gern bunt!«

Was die drei Cäcilien mit dem Igel Alexander erlebten

Die Maisonne scheint warm auf das kleine Haus zwischen der Wiese und dem Bullerberg.

»Es ist Maikäferwetter!«, rufen die Cäcilien.

Sie holen Großmutters alte Fliegenglocke aus dem Keller und stellen sie in den Drei-Cäcilien-Wald.

Im Holunderbusch brummeln drei Maikäfer durcheinander. Jede Cäcilie fängt einen davon. Sie sperren die Maikäfer unter Großmutters Fliegenglocke. »Vertragt euch gut!«, sagt die zweite Cäcilie. »Wir fangen noch mehr Maikäfer!«

Die drei Cäcilien suchen überall. Aber wie sie es auch anstellen – die Maikäfer sind immer gerade da, wo die Cäcilien nicht sind. Müde gehen die drei Cäcilien zum Drei-Cäcilien-Wald zurück.

Wie sind sie da erschrocken! Nur noch ein einziger Maikäfer brummelt unter der Fliegenglocke herum. Die Cäcilien setzen sich traurig in das Gras und sehen dem einzigen Maikäfer zu.

»Es war bestimmt ein Maikäferdieb!«, sagt die erste Cäcilie. Die anderen Cäcilien nicken.

Da raschelt es zwischen den Johannisbeerbüschen. Die drei Cäcilien sitzen ganz still. Zuerst schiebt sich eine winzig kleine Rüsselschnauze aus dem Gras hervor und dann eine Stachelkugel. Sie trippelt zur Fliegenglocke.

Die kleine Rüsselschnauze schnüffelt begierig hin und her. Sie schiebt sich unter die Fliegenglocke und schmatzt den letzten Maikäfer auf. »Du Dieb!«, rufen die Cäcilien. »Du Maikäferdieb!«

Da rollt sich der Igel zu einer Stachelkugel zusammen. »Wir bringen den Dieb zu Großvater!«, sagt die erste Cäcilie. Aber die Igelkugel hat rundherum spitze Stacheln. Sie lässt sich nicht anfassen. Die Cäcilien holen den Handfeger und die Müllschippe und fegen den Igel auf.

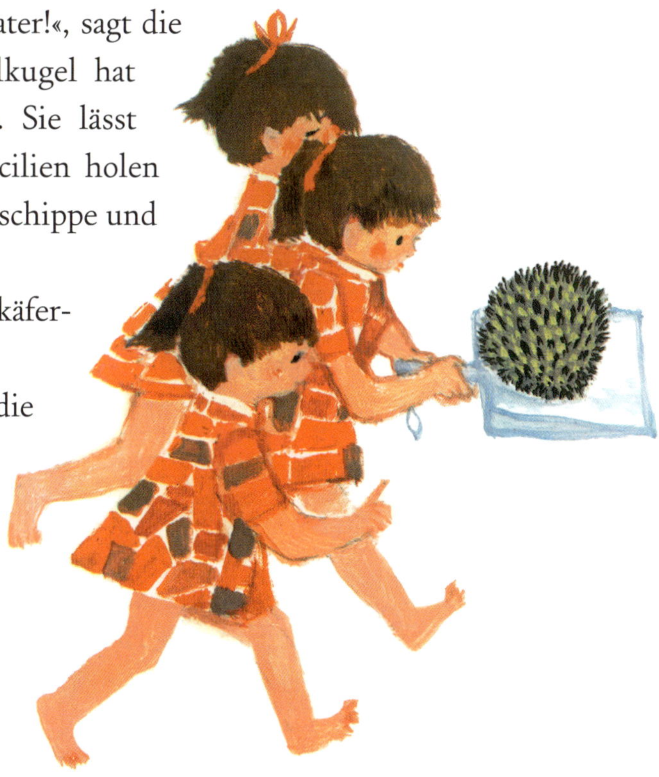

»So macht man es mit Maikäferdieben!«, rufen sie.

Die drei Cäcilien lassen die Igelkugel auf den Gartentisch rollen. Auf der anderen Tischseite steht Großvaters Abendmilchsuppe.

Die Igelkugel grunzt und

schnieft leise. Die Stacheln zittern. Und plötzlich trippelt der Igel quer über den Tisch und schmatzt Großvaters Abendmilchsuppe auf.

»Was bist du nur für ein Vielfraß!« Die erste Cäcilie lacht. Der Igel klappt erschrocken die Stacheln über sein Gesicht und schmatzt weiter. Da lachen auch die anderen Cäcilien.

Großvater kommt. »Aber Alexander, man darf doch nicht naschen!«, ruft er.

»Du kennst ihn, Großvater?«, fragen die drei Cäcilien erstaunt. Großvater nickt.

Der Igel trippelt auf Großvater zu und schnuppert an seiner Hand herum.

Wie staunen da die Cäcilien! Und sie beschließen, auch mit dem Igel Alexander befreundet zu sein.

Jeden Abend bringen die Cäcilien ein Schälchen Milch zu den Johannisbeerbüschen. Und jeden Abend kommt der Igel Alexander und schnieft und grunzt und schmatzt die Milch auf. Dann schnüffelt er an den Händen der drei Cäcilien herum. Und man merkt es gleich, dass der Igel Alexander und die drei Cäcilien miteinander befreundet sind.

Aber am Donnerstag nach Pfingsten kommt Alexander nicht zu den Johannisbeerbüschen – und am Freitag und am Sonnabend auch nicht.

Die drei Cäcilien suchen Alexander überall im Garten. Sie fragen Großvater, aber Großvater hat den Igel auch nicht gesehen. Da werden die Cäcilien traurig.

»Vielleicht haben wir Alexander geärgert?«, sagt die zweite Cäcilie. »Vielleicht ist er auch verreist!«, sagt die dritte Cäcilie. Aber Großvater weiß, dass Igel niemals verreisen.

Und es vergeht eine Woche und noch eine Woche und dann noch eine Woche. Die drei Cäcilien sitzen zwischen den Johannisbeersträuchern und flechten einen Kranz aus gelben Butterblumen.

Plötzlich raschelt es. Dann schnieft es laut und grunzt dazu.

»Großvater – Alexander ist wieder da!«, rufen die Cäcilien froh. Durch das Gras trippelt der Igel heran und sucht nach Milchschälchen. Hinter ihm aber trippeln fünf kleine winzige Igelkinder.

Die Cäcilien klatschen vor Freude in die Hände. Sie wollen die Igelkinder streicheln.

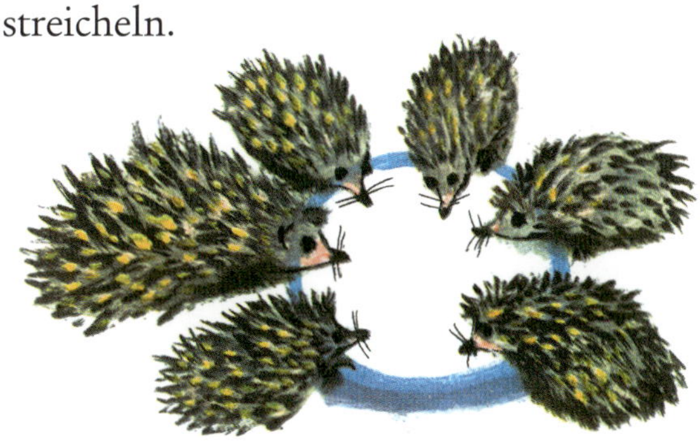

Aber die Igelmutter faucht und zischt böse und trippelt aufgeregt hin und her. Sie will die Cäcilien beißen.

»Dummer Alexander!«, rufen die Cäcilien empört.

Großvater aber lacht. »Wenn man es recht bedenkt, dann ist unser Alexander eigentlich eine Alexandrine!«

Da müssen auch die drei Cäcilien lachen. Sie holen Milch für die ganze Igelfamilie.

Tag um Tag werden die kleinen Igel größer und ihre Stacheln

spitzer. Und bald gehen sie ihre eigenen Wege. Nur die Igelmutter kommt noch jeden Abend zu den Johannisbeerbüschen.

Und keine der drei Cäcilien kann einschlafen, bevor nicht Alexandrine ihre Abendmilch aufgeschmatzt hat.

Eines Abends, als der Novemberregen große Pfützen auf den Gartenweg gelegt hat, warten die drei Cäcilien auf Alexandrine. Aber sie kommt nicht.

»Vielleicht hat der Fuchs sie gefangen!«, ruft die dritte Cäcilie erschrocken.

»Aber nein – sie wird wieder Igelkinder bekommen haben«, sagt die zweite Cäcilie.

Da nimmt Großvater die Cäcilien an die Hand und geht mit ihnen zu dem hohen Laubhaufen am Zaun. Behutsam schiebt er die Blätter auseinander. Die drei Cäcilien stehen ganz still. Ein leises Schnarchen ist zu hören.

»Wer schnarcht denn da?«, flüstert eine Cäcilie.

Großvater schiebt wieder behutsam die Blätter zusammen. »Es ist unsere Alexandrine. Sie schläft den ganzen Winter.«

»Den ganzen Winter?«, staunen die Cäcilien.

Großvater nickt.

Da gehen die drei Cäcilien auf Zehenspitzen in das Haus zurück. »Wie gut ist es doch eingerichtet, dass wir den Winter nicht verschlafen müssen«, sagt die erste Cäcilie. »Dann könnten wir niemals rodeln gehen!«

Fred Rodrian

Die Schwalbenchristine

mit Bildern von Werner Klemke

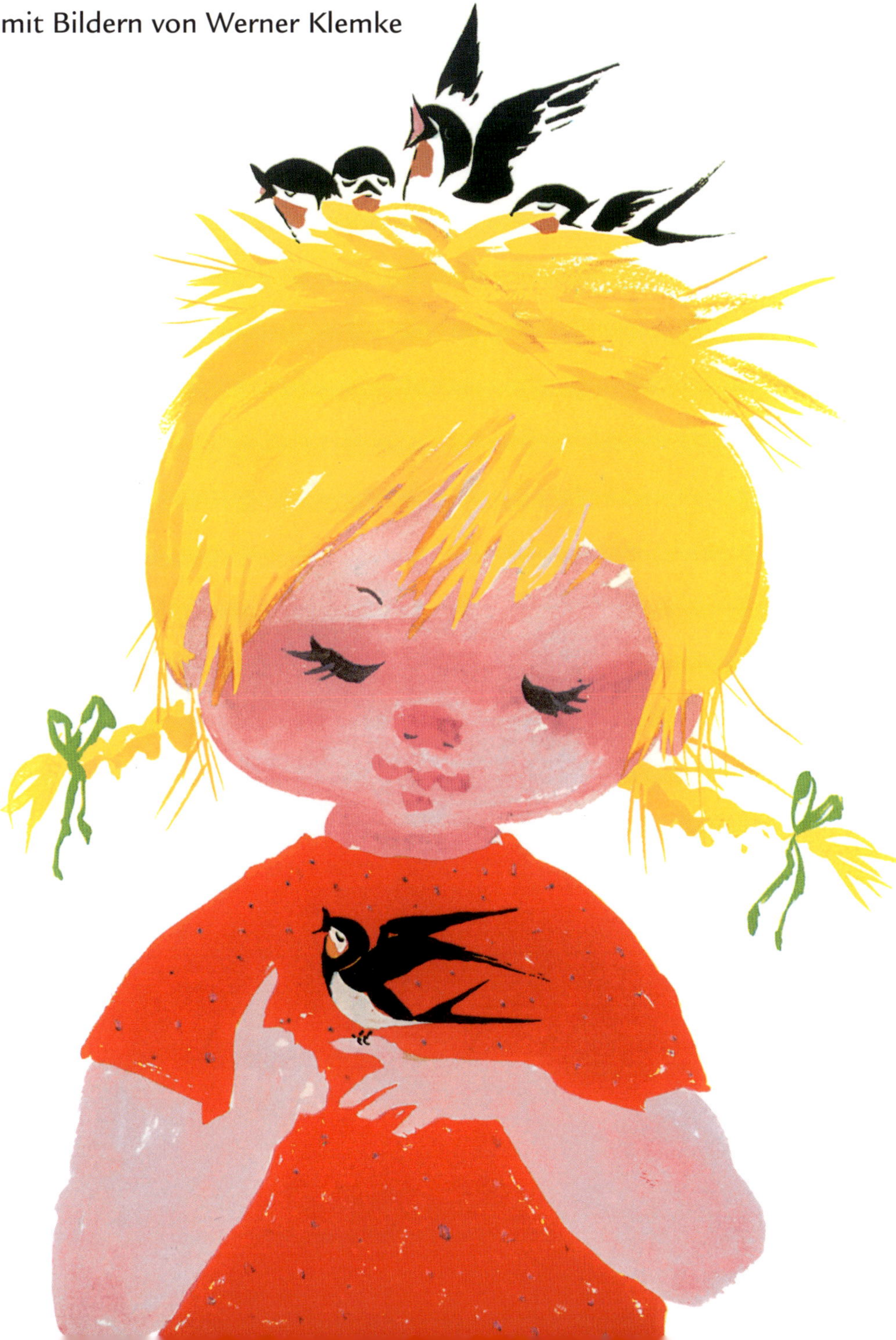

1.

Es war ein heller, heißer Sommertag. Kleine Schäfchenwolken spielten in der Sonne, und dann und wann brummte ein Flugzeug durch den blauen Himmel. Nahe bei den kleinen Gärten am Rande der Stadt setzten Bauarbeiter mit großen Kränen nagelneue Häuser zusammen. Die Kinder spielten Ball und Hopse, und

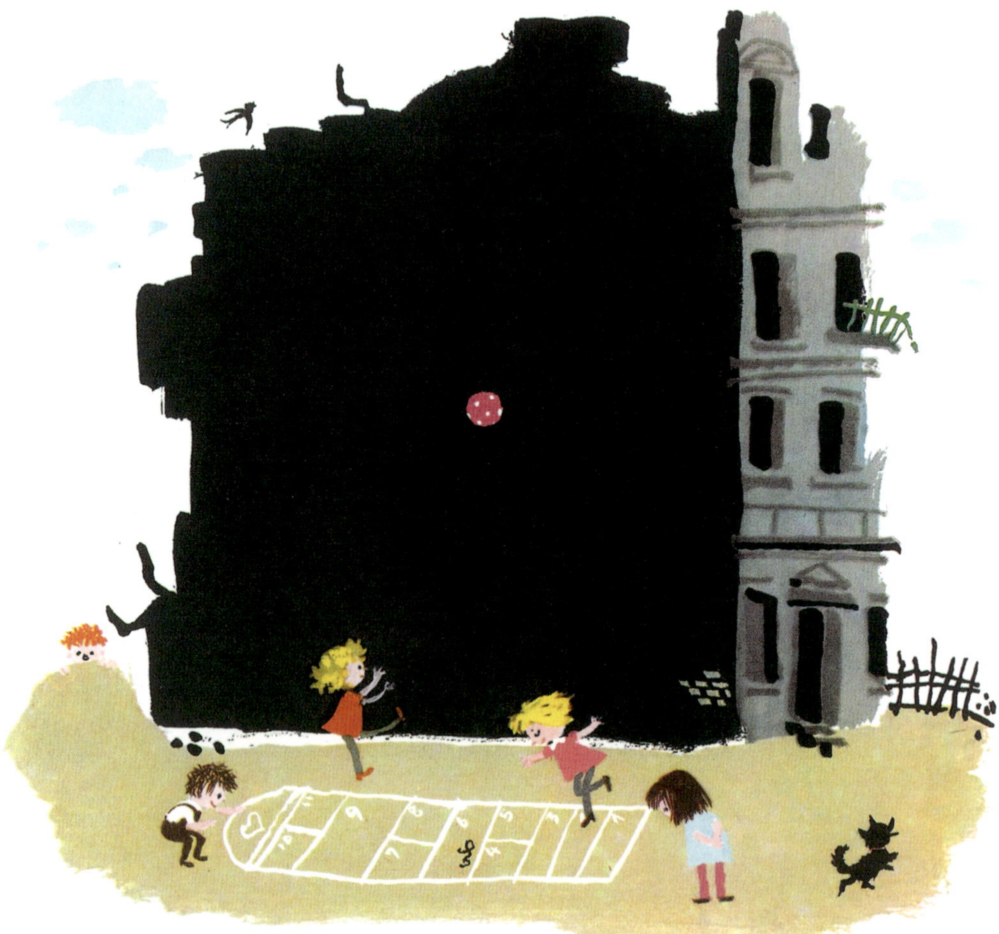

Schwalben segelten sanft um die schwarze Ruinenwand neben dem Spielplatz.

Christine saß an ihrem kleinen Arbeitstisch. Sie guckte in den Spiegel, streckte sich die Zunge raus und sagte: »Bäh«. Christine war wütend und sie schämte sich. Denn die Lehrerin hatte in das Schreibheft geschrieben: »Christine war schwatzhaft. Sie wird fünf Reihen L schreiben.«

Und so schrieb sie nun fünf Reihen L.

Dabei war es draußen so schön.

Christine sah und hörte nichts. Sie schrieb.

2.

Und draußen passierte etwas!

Da kamen Arbeiter mit flachen steifen Mützen und sperrten mit Seilen den Platz rings um die schwarze Ruine ab. Sie legten lange Kabel aus und riefen: »Hoppla!« und »Vorsicht!«

Die Kinder warfen den Ball in die Buddelkiste und guckten zu.

Der dünne Dieter rief: »Was macht ihr denn da?«

Ein junger Arbeiter sagte: »Wir sprengen die hässliche Ruine in die Luft. Bums!« Doch gleich rief er: »Hoppla!« und »Vorsicht!«

»Au fein!«, sagten die Kinder, und Dieter sagte: »Mächtig interessant!«

Aber der kleine Bobby schrie plötzlich laut: »Das dürft ihr nicht tun! Ihr dürft es nicht!«

Die Arbeiter stützten die Hände in die Seiten, guckten sich an, und der Meister fragte: »Und warum nicht, du Knirps?«

Bobby sagte: »Es wohnen doch junge Schwalben in der Ruinenwand. Wenn ihr die Ruine sprengt, müssen sie sterben. Sie können noch nicht fliegen, die Jungen.«

Alle waren still.

Nur die Schwalben flogen zwitschernd um die Ruine und brachten den Schwälbchen Futter. Und wer sehr, sehr genau hinsah, konnte die kleinen, spitzen, hungrigen Schnäbel sehen.

3.

»Wir wollen nicht, dass die Schwalben sterben. Aber wir müssen die Ruine sprengen«, sagte der junge Arbeiter. »Was kann man da tun?«

Die Arbeiter und die Kinder setzten sich auf den Lastwagen und hielten eine Beratung ab.

»Ja«, sagte der Meister, »wer schlägt was vor?«

Der dünne Dieter wollte an der Ruinenmauer hochklettern und die Schwalben retten. Ein kleiner Junge fragte, ob es nicht mit einem Lasso ginge. Doch so viele Vorschläge auch kamen, keiner war richtig. Da waren die Kinder traurig, die Arbeiter waren traurig, und der Meister guckte auf die Uhr.

»In zwei Stunden muss die Ruinenwand gesprengt sein.«

Ach, da schrien alle so laut durcheinander, dass die Schwalben ein bisschen höher flogen. Christine aber riss das Fenster auf und rief. »Ruhe da draußen! Ich muss fünf Reihen L schreiben.«

»Christine!«, rief der Bobby. »Weißt du nicht, was wir tun können?«

»Fünf Reihen L schreiben«, sagte Christine bitterböse. Und wollte das Fenster zumachen. Aber schnell rannte Bobby zu ihr hin und erzählte sehr hastig von den Schwalben, von der Ruine, von den Sprengarbeitern.

Christine schrieb die vierte Reihe L fertig, dann zog sie die Stirn kraus und sagte schließlich: »Da kann nur die Feuerwehr helfen. Die Feuerwehr mit der langen Leiter.«

Sie klappte das Heft zu, kletterte aus dem Fenster und rannte mit Bobby zum Lastwagen.

»Hm!«, sagte der Meister, als er hörte, was Christine vorschlug. »Versucht es mal. Ich versuche was anderes. Aber«, der Meister schaute auf die Uhr, »die Sprenglöcher werden schon gebohrt! Die Ruine muss weg. Wir brauchen Platz für neue Häuser.«

Dann ging er.

4.

Christine und Bobby und Dieter, das ganze Trüpplein zog los zur Feuerwache. Sie waren fröhlich und lachten.

Doch als sie an die Rosenstraße kamen, da bimmelte und tutete es. Eine Feuerwehr brauste vorüber.

Nun gingen die Kinder ein wenig schneller.

Und als sie an die Tulpenstraße kamen, da machte es »tüt ta tüt ta tüt«! Eine zweite Feuerwehr brauste vorüber.

Nun gingen die Kinder schon sehr schnell.

Aber als sie an die Lilienstraße kamen, da machte es »tüt ta tüt ta tüt« und »kling kling kling«.

Eine dritte Feuerwehr brauste vorüber.

Jetzt rannten die Kinder zur Feuerwache.

Christine drückte auf den Klingelknopf.

Ein Fenster öffnete sich, und der Feuerwehrwachhabende fragte: »Wo brennt's denn?«

»Nirgends!«, sagte Christine.

»Dann ist's gut!«, brummte der Feuerwehrwachhabende und klappte das Fenster wieder zu.

»Na so was!«, sagte Christine, klingelte wieder und erzählte schnell die Geschichte von den Schwalben.

»Ja«, sagte der Feuerwehrwachhabende. »Ja, ja. Das ist so: Die Feuerwehr Nummer 1 muss einen Brand löschen. Und warum? Weil die Renate Huschelkopf aus der Veilchenstraße am Ofen gekokelt hat. Jetzt brennt die ganze Wohnung.

Die Feuerwehr Nummer 2 muss auch einen Brand löschen. Und warum? Weil der Peter Flatterbein aus der Pilzstraße Dumm-

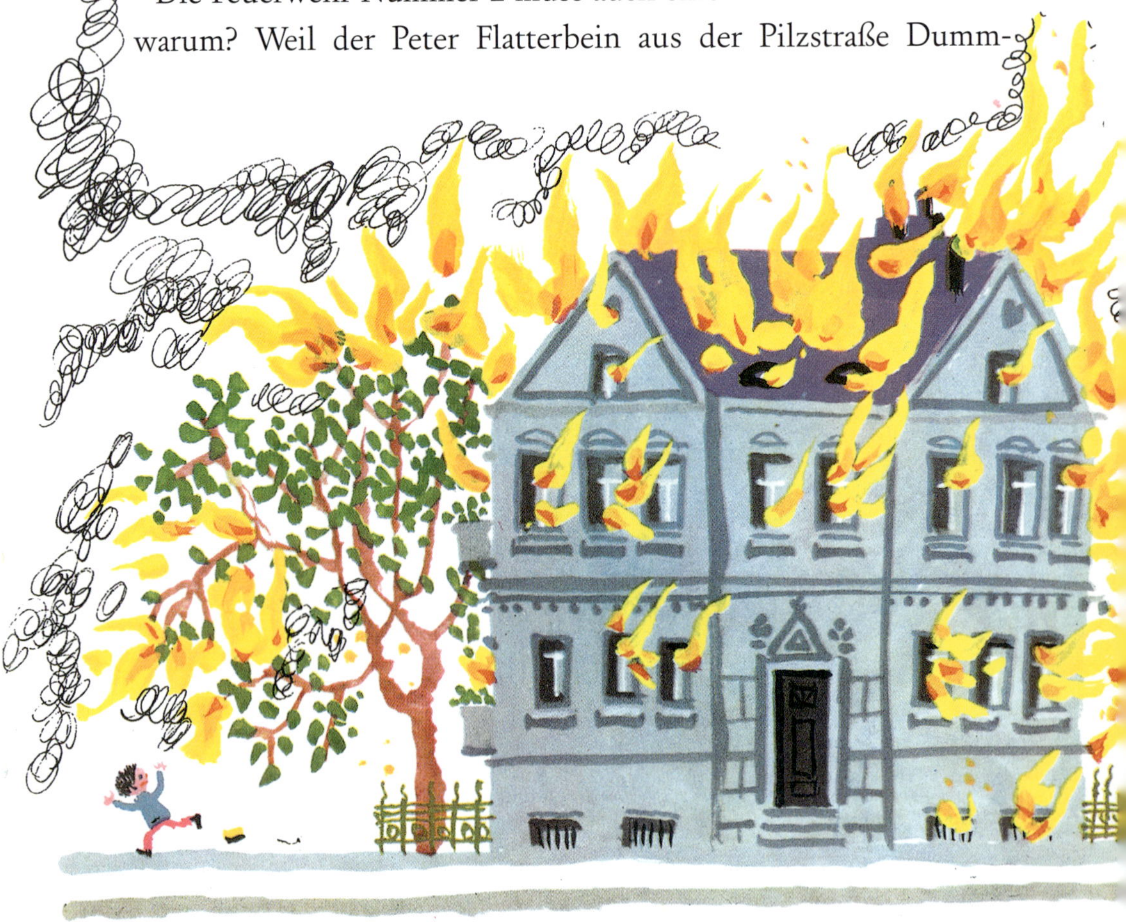

heiten mit einem Brennglas gemacht hat. Jetzt brennt das ganze Stockwerk.

Die Feuerwehr Nummer 3 muss gleichfalls einen Brand löschen. Und warum? Weil der Hans Dümmel aus der Petersilienstraße mit Streichhölzern gespielt hat. Jetzt brennt das ganze Haus.«

»Und nun?«, fragte Christine mit sehr viel Angst in der Stimme.

»Und nun, liebe Kinder«, sagte der Feuerwehrwachhabende, »sind alle Feuerwehren unterwegs. Und warum? Weil es solche Huschelköpfe, Flatterbeine und Dümmels gibt. Deswegen kann die Feuerwehr leider nicht eure Schwalben retten. Deswegen!«

Damit schloss der Feuerwehrwachhabende traurig das Fenster, und die Kinder standen traurig da.

Aber nach einem kleinen Augenblick klopfte Christine noch einmal - recht zaghaft - gegen die Scheibe und sagte: »Vielleicht dauert es doch nicht so lange? Es sind doch Kinderbrände.«

Der Wachhabende sagte sehr ernst: »Das sind die schlimmsten.«

Und schloss sein Fenster wieder.

5.

Langsam gingen sie zurück, langsam und mutlos.

Christine aber sagte: »Wir wollen uns beeilen. Es muss eben etwas anderes gefunden werden.«

Dieter grummelte grämlich: »Wenn nicht mal die Feuerwehr helfen kann –«

»Wir schaffen es schon«, sagte Christine.

Und der Bobby begann zu erzählen: »Schwalben sind wunderschöne Vögel. Sie fliegen ganz, ganz schnell. Viel schneller, als ein Auto fährt. Im Frühjahr kommen sie aus dem Süden, bauen ihre Nester an Wänden und Türmen und brüten die Jungen aus. Für ihre Jungen fangen sie den ganzen Tag Fliegen und Mücken. Sie sind schön und nützlich und das alles hat mir mein Opa erzählt.«

»Na schön«, sagte Dieter.

Da hörten sie schon ein Rattern und Knattern. Die Arbeiter bohrten die Sprenglöcher in die schwarzen Wände.

Der Meister sah lächelnd auf das traurige Trüppchen und sagte: »Na, was macht die Feuerwehr?«

»Sie muss dumme Brände löschen, statt hier zu helfen«, erwiderte Christine.

»Guckt mal nach oben!«, rief der Meister. Ein riesiger roter Eisenarm kam durch den Sommerhimmel gefahren.

»Der Kran!«, riefen alle Kinder. »Der Kran! Sicher wird er helfen.«

»Ja«, sagte der Meister schmunzelnd. »Ich habe dem Kranführer Bescheid gesagt.«

Der Kranführer sah ganz klein aus in seiner Kabine. Er rief von oben her: »Ich will es versuchen. Und nun geht mal ein paar Schritte zurück.«

Mit seinem Kranfernseher konnte der Kranführer genau sehen, was das Kranmaul machte. So sah er ein Stück der Ruine, ein Stück Schwalbennest und zwei, drei kleine Piepschnäbel. Er sah sie ganz nah.

Langsam senkte sich das Kranmaul tiefer und tiefer. Die Schwalbeneltern flogen aufgeregt umher und schrien ängstlich ihr Dwilitt, Dwilitt!

Jetzt war das Kranmaul nahe, sehr nahe beim Schwalbennest. Unten standen die Arbeiter und die Kinder und waren still und guckten und hofften. Und es guckten auch die Neugierigen, die überall stehen blieben.

Noch ein bisschen tiefer ging das Kranmaul herunter. Es schloss sich ein wenig – aber dann schwenkte der Kranarm hoch und weg, und der Kranführer rief bekümmert: »Ich schaff es nicht, ich schaff es nicht. Mein Kranmaul ist zu grob. Das können nur Hände schaffen. Entschuldigt bitte.«

So fuhr der Kranarm wieder durch den blauen Himmel zurück und setzte nagelneue Häuser zusammen. Das konnte er.

6.

»Nun weiß ich auch nichts mehr«, sagte der Meister. Er guckte mit besorgten Augen auf die Uhr: »Und in einer Stunde muss die Ruine gesprengt sein.«

Da gingen die Neugierigen, und auch einige Kinder gingen. Zuerst der dünne Dieter, dann die anderen. Und die Arbeiter gingen an die Arbeit, um die Ruinenwand zu sprengen.

Sie waren gar nicht fröhlich.

Die Schwalben aber flogen pfeilschnell umher und wussten nichts.

Und Christine und Bobby saßen auf dem Buddelkastenrand und sagten nichts.

Endlich sagte Bobby: »Ich geh zu meinem Großvater. Der versteht was von Schwalben. Sei nicht traurig, Christine.«

Damit huschte er weg.

Christine saß auf dem Buddelkastenrand und dachte nach und guckte in die Luft. Es sind fünf kleine hungrige Schwälbchen, dachte sie. Wenn die Ruinenwand gesprengt wird, dann sind sie tot. Sie sind nicht einmal geflogen. Aber wir haben doch alles versucht: Feuerwehr, Kran –

Plötzlich dröhnten und knatterten wieder die Bohrer der Arbeiter. Sie knatterten und dröhnten und brummten – und mit einem Mal sprang Christine auf, rannte zur Absperrung und rief: »Halt! Ich weiß, wer helfen kann: ein Hubschrauber. Bis zum Flugplatz ist es gar nicht weit.«

Da hörten die Bohrer auf zu knattern. Erst einer, dann der andere, dann alle. Es war still.

»Ja«, sagte der Meister. »Wenn das geht?«

»Na, ich glaube es nicht«, sagte ein anderer.

Die Schwalben kamen tief herunter, als ob sie zuhören wollten.

Der junge Arbeiter rief: »Probieren wir es!«

Der Meister war einverstanden, aber er guckte auf die Uhr: »In einer halben Stunde muss die Ruine gesprengt sein.«

7.

Der junge Arbeiter sagte zu Christine: »Ich heiße Willi. Und nun setz dich mal in meinen Beiwagen.«

»Ich heiße Christine«, sagte Christine, »und schönen Dank auch.«

Dann fuhr Willi los. »Brumm brumm«, machte das Motorrad. Doch bald rief Christine: »Bitte halt, Willi. Da kommt der Bobby mit seinem Opa.«

Willi hielt und sagte: »Aufsteigen und einsteigen, bitte!«

Dann setzte sich der Opa auf den Soziussitz, und Bobby kletterte zu Christine in den Beiwagen, und weiter ging die Fahrt zum Flugplatz.

Unterwegs erklärte Christine alles.

»Brumm brumm«, machte das Motorrad. Der Willi fuhr wunderbar. Er fuhr auf den Flugplatz, und zwar gleich bis zum Hubschrauberflieger. Der stand vor seinem kleinen Hubschrauber und putzte die Scheiben.

»Zisch brumm«, machte das Motorrad und hielt.

Christine und Willi und Opa und Bobby erzählten dem Flieger von der Feuerwehr, vom Sprengen, vom Kran und von den Schwalben.

»Kleine Schwalben?«, sagte der Flieger. »Und sie können noch nicht fliegen?«

Dann sagte er: »Kommt, wir sagen dem Chef Bescheid.«

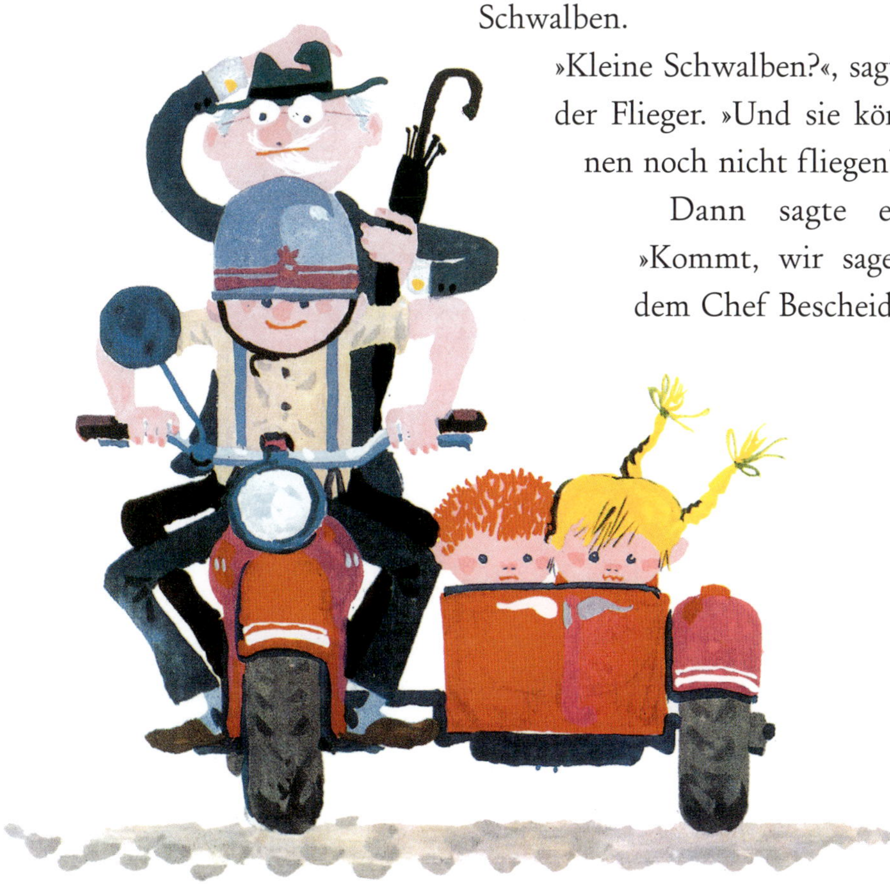

Der Leiter des Flugplatzes hörte sich die Geschichte an, sagte: »Hm«, und sagte: »Na, versucht es mal.«

Da gab ihm Christine einen Kuss auf die Stirn, und der Bobby gab ihm einen Kuss auf die Nase.

Dann setzten sich alle Fliegerbrillen auf und stiegen in den Hubschrauber: der Flieger, Christine, Bobby und auch der Opa. Der Willi leider nicht. Der musste Bescheid sagen, dass ein Hubschrauber kommen würde.

8.

Fliegen ist herrlich.

Der Hubschrauber schwebte leicht und sicher durch den Sonnenschein. Die Schäfchenwolken flogen lustig auf den Hubschrauber zu, aber Christine erkannte kein Schäfchen. Sie erkannte den Willi, der unten mit seinem Motorrad fuhr. Du lieber Himmel, war der klein.

Und nun waren sie schon über der schwarzen Ruinenwand. Die Arbeiter guckten hoch, und ein paar Leute blieben stehen. Was sahen sie?

Sie sahen, wie eine Strickleiter aus dem Hubschrauber gelassen wurde. Die reichte bis zum Schwalbennest und noch ein bisschen weiter.

An der Strickleiter kletterte mit vorsichtigen Schritten – einen Strick um den Leib und einen Fallschirm auf dem Rücken – der Opa herab. Immer tiefer kletterte er. Und der Hubschrauber stand ganz still in der Luft. Hubschrauber können das nämlich.

Jetzt war Opa bei den Schwalben. Die Menschen auf dem

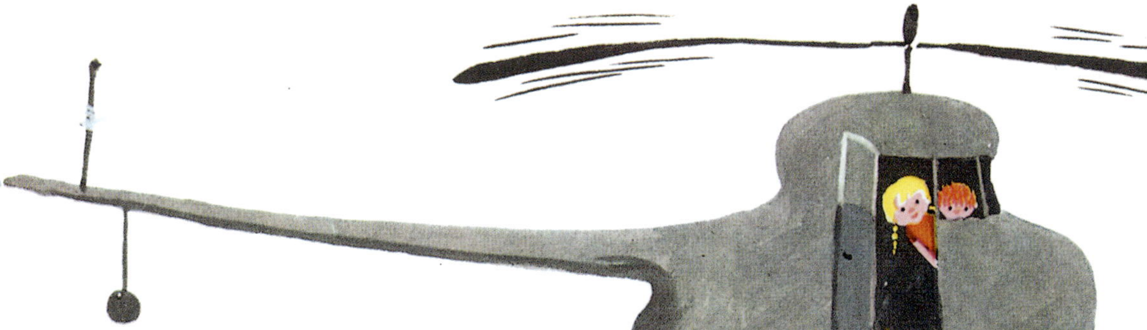

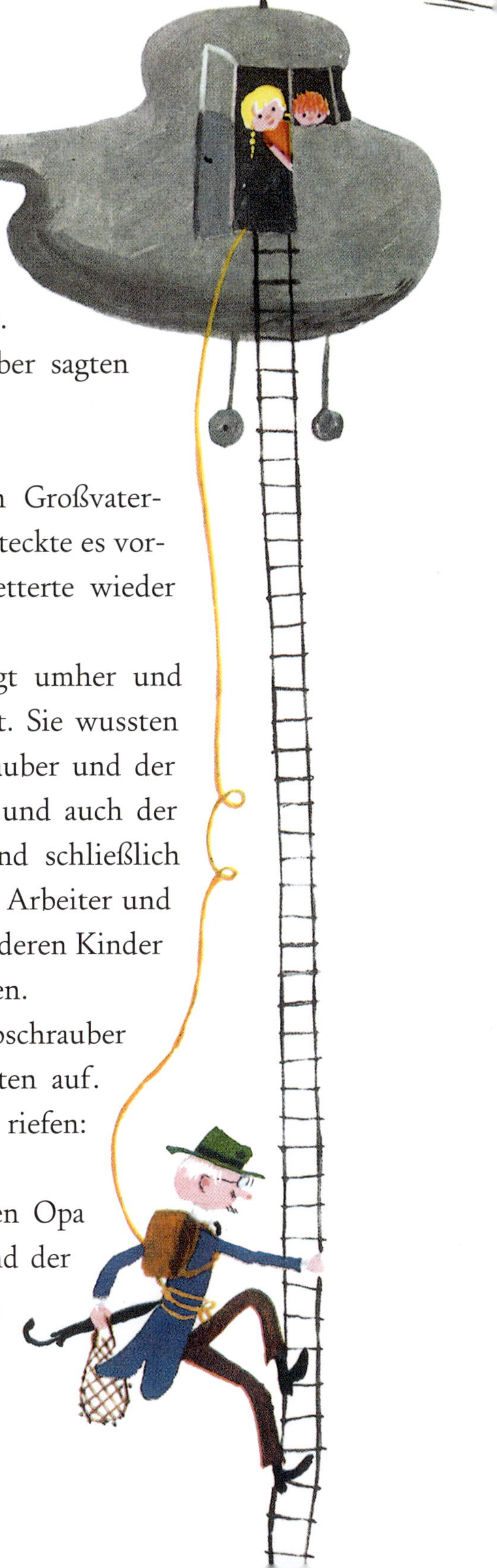

Spielplatz – es waren inzwischen sehr viele geworden – sagten kein Wort.

Christine und Bobby im Hubschrauber sagten auch kein Wort.

Alle sahen auf den Opa.

Der nahm mit seinen guten großen Großvaterhänden das Nest mit den fünf Jungen, steckte es vorsichtig in seine Einholetasche und kletterte wieder nach oben.

Die Schwalbeneltern flogen aufgeregt umher und schrien ihr angstvolles Dwilitt, Dwilitt. Sie wussten nicht, dass der Opa und der Hubschrauber und der Flieger und Christine und der Bobby und auch der Willi, der Meister, der Kranführer und schließlich auch der Leiter des Flugplatzes und die Arbeiter und ein bisschen auch der Dieter und die anderen Kinder die jungen Schwalben nur retten wollten.

Der Flieger aber setzte seinen Hubschrauber ganz vorsichtig neben dem Buddelkasten auf. Die Besatzung stieg aus, und alle Leute riefen: »Sie leben hoch!«

Dann trugen die Arbeiter den stolzen Opa auf ihren Schultern zum Motorrad, und der Willi fuhr den Opa und den Bobby und die jungen Schwalben in der Einholetasche zu den Vogeldoktoren im kleinen Stadttierpark.

Der Flieger aber flog schnell nach Hause und meldete dem Leiter des Flugplatzes: »Fünf Schwalben gerettet!«

Die Arbeiter riefen indessen schon wieder: »Hoppla!« und »Vorsicht!«, und der Meister blies auf seinem Horn einen ganz gefährlichen Ton.

Da gingen alle Leute weg.

Bald darauf gab es einen furchtbaren Bums. Eine Staubwolke flog auf. Als sie sich verzogen hatte, war die hässliche schwarze Ruinenwand weg.

»Geschafft!«, sagte der Meister, tutete in sein Horn, und die Arbeiter freuten sich.

Christine aber setzte sich an ihren kleinen Arbeitstisch. Sie musste noch eine Reihe L schreiben.

Und damit ist die ganze Geschichte zu Ende.

Doch wenn die Christine jetzt einmal den kleinen Feldweg zur Wiese mit den Birken und dem Reh entlanggeht, dann fliegen Schwalben dicht um sie herum und gleiten und zwitschern, und was das heißen kann, das wisst ihr vielleicht. Seitdem aber heißt Christine auch die Schwalbenchristine.

Barbara Augustin

Antonella und ihr Weihnachtsmann

mit Bildern von Gerhard Lahr

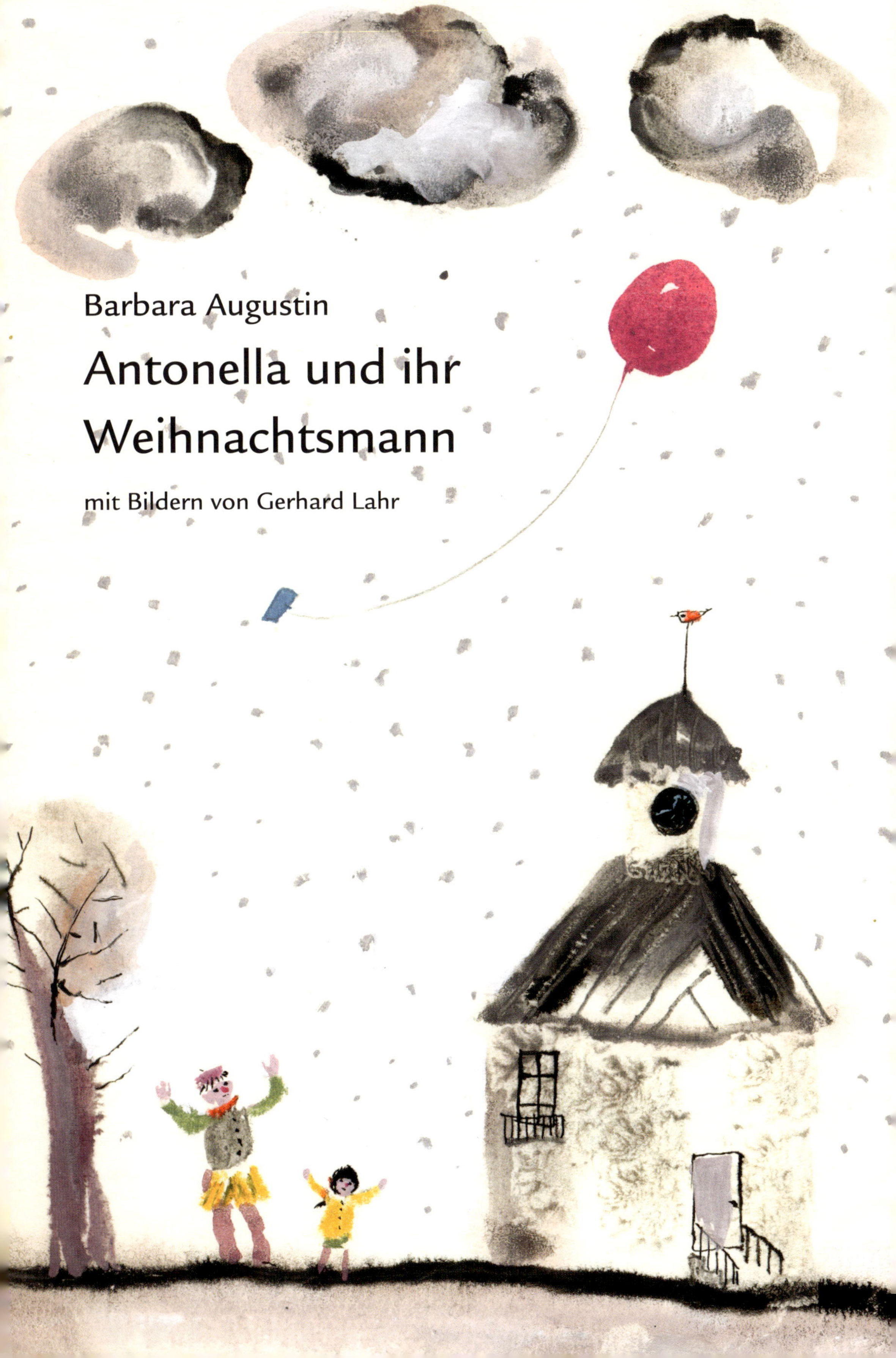

Die Geschichte, die ihr jetzt lesen werdet, hat sich in einer kleinen Stadt am Gebirge neben dem Meer zugetragen. Das Meer, das Gebirge und die kleine Stadt gehören zu dem Land Italien.

In Italien ist der Sommer heißer und länger als anderswo, aber einen richtigen Winter mit Schnee und Kälte gibt es dort auch, wie bei euch.

Die Kinder gehen in die Schule, wie überall und wie ihr. Nur haben die italienischen Kinder andere Namen als ihr. Sie heißen Lucia, Brighella, Paolo oder Antonio.

Noch etwas ist anders, als ihr es kennt. Eine Frau nennt man in Italien Signora, ein Fräulein Signorina und einen Mann Signore.

Jetzt kennt ihr euch gleich besser aus in der kleinen Stadt, in der Antonella zuhause ist.

Der Dezembermonat war nicht mehr weit, und Antonella hatte einen Wunschzettel gezeichnet. Ein Paar roter Rollschuhe stand auf dem weißen Zeichenblatt. Antonella ging in die erste Klasse und konnte noch nicht alles schreiben, was sie gerne wollte. Sie stellte den Wunschzettel auf ihr Fensterbrett und wartete – vergebens. Morgen für Morgen stand der Wunschzettel unberührt auf seinem Platz.

Antonella wurde traurig.

Eines Tages bemerkte das auch ihre Lehrerein, Signora Meregalli. »Was hast du, Antonella?«, fragte sie.

»Der Weihnachtsmann hat meinen Wunschzettel noch immer nicht abgeholt.«

Bevor Antonella noch etwas erklären und ehe Signora Meregalli antworten konnte, lachte die ganze Klasse.

»Es gibt ja gar keinen Weihnachtsmann!«, riefen alle durcheinander und hörten nicht auf zu lachen.

»Es gibt doch einen«, verteidigte sich Antonella.

Der Lärm legte sich erst, als die Signora energisch sagte: »Ich will nicht wieder hören, dass über Antonella gelacht wird. Schluss mit dem Lärm!«

Antonella hatte es in der folgenden Zeit sehr schwer. Ihre Mitschüler ließen keinen Tag vergehen, ohne sie zu necken und zu ärgern: »Seht Klein Antonella an, glaubt noch an den Weihnachtsmann!«

»Na, Antonella, wie geht es deinem Weihnachtsmann?«

Antonella musste sehr gegen ihre Tränen kämpfen. Nein, sie ging gar nicht mehr gern in die Schule.

Auch zuhause verließ der Kummer sie nicht. Warum holte der Weihnachtsmann ihren Wunschzettel nicht ab? Hatte er sie vergessen? Sie, Antonella, die noch nie über ihn gelacht hatte? Wenn es nun wirklich keinen gab?

Bei so vielen Fragen konnte nur noch Gino helfen.

Gino ist schon zehn Jahre alt und trotzdem Antonellas bester Freund. Gino weiß alles. »Gino, gibt es einen Weihnachtsmann oder nicht?«

Da machte Gino ein ernstes Gesicht. »Hm, ja, das ist so, Antonella. Natürlich gibt es einen Weihnachtsmann.«

Antonella strahlte.

»Aber – weil es so viele Kinder gibt, müssen die Eltern ihm einen Zuschuss zahlen, verstehst du?«

Antonella weinte. Unaufhörlich rollten dicke Tränen über die Wangen und tropften den ganzen Kragen nass.

Gino sah erschrocken zu.

Wenn Antonella weinte, wurde er ratlos und musste aufpassen, dass er nicht mitweinen musste, so leid tat ihm seine Freundin. »Hör doch bitte wieder auf, Antonella.«

Erst nach einer ganzen Weile flossen die Tränenbächlein langsamer, und Antonella konnte unter Schluchzen reden.

»Ich bekomme gar nichts zu Weihnachten. Meine Eltern haben große Sorgen und können dem Weihnachtsmann keinen Zuschuss geben.«

Wieder liefen die Tränen heftig – bis Gino eine Idee hatte.

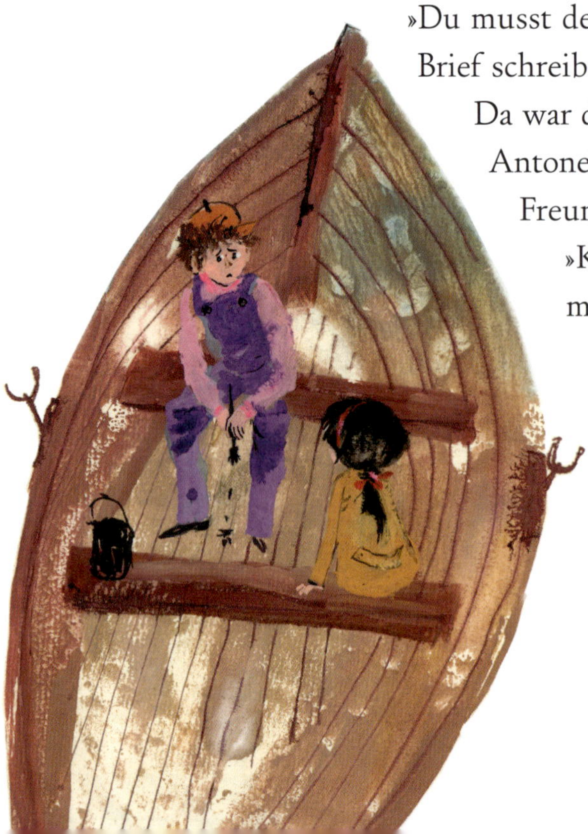

»Du musst dem Weihnachtsmann einen Brief schreiben und ihm alles erklären!«

Da war die Traurigkeit vorbei, und Antonella umarmte ihren großen Freund.

»Komm, Gino, hilfst du mir?«

»Ehrensache, Antonella.«

Gemeinsam hatten sie den Brief bald geschrieben. Darin stand zu lesen:

Lieber Weihnachtsmann!
Zwei Wochen lang hast du meinen Wunschzettel nicht abgeholt. Vielleicht warst du noch nicht bei uns? Aber wahrscheinlich wartest du auf den Zuschuss. Ich muss dir leider schreiben, dass meine Eltern keinen geben können. Sie haben Sorgen. Der Winter ist so früh gekommen, der Sturm hat die Netze zerrissen, und wir können keine Fische verkaufen.

Lieber Weihnachtsmann, ich wünsche mir aber trotzdem so sehr ein Paar Rollschuhe. Nichts weiter.

Wenn du allerdings noch ein paar Stoffreste hast, könnte ich eine Hose für meinen Affen Angelo gebrauchen. Er ist nur 30 Zentimeter groß. Mama, sagt, Affen brauchen keine Hosen, aber er friert, lieber Weihnachtsmann.

Denk bitte auch an Gino. Er hat mir beim Briefeschreiben geholfen.

Lieber Weihnachtsmann, vergiss mich bitte, bitte nicht.

Deine Antonella

Sie schrieb selbst die Adresse auf den Umschlag: An den Weihnachtsmann.

»Gleich bringe ich den Brief zur Post, Gino.«

Antonella konnte kaum über den hohen Schaltertisch im Postamt sehen. Sie stellte sich auf die Zehenspitzen und sagte besonders laut und deutlich: »Guten Tag, Signorina, ich möchte einen Brief abgeben.«

Signorina Lucia von der Post beugte sich zu Antonella herunter und nahm ihr den Brief ab. An den Weihnachtsmann, las sie.

»Wo wohnt denn der Signore Weihnachtsmann?«

»Es ist doch der Weihnachtsmann.«

Da lachte Lucia, denn sie glaubte, die Kinder hätten sich einen Spaß mit ihr erlaubt.

»In Zukunft lässt du dich aber nicht wieder zu solchem Unsinn anstiften, ein nettes kleines Mädchen wie du.«

Weggewischt war die Freude von Antonellas Gesicht, und Tränen standen in den Augen. Da merkte Lucia, dass es kein Spaß war. Aber wie sollte sie helfen? »Ich weiß leider nicht, wo er wohnt, leider.«

Unglücklicher als je, verließ Antonella mit ihrem Brief das Postamt.

»Frag Luftballon-Pinore einmal!«, rief Lucia ihr nach.

Signore Pinore verkaufte im Sommer Eis und im Winter Tee und heiße geröstete Kastanien. Aber zu jeder Jahreszeit hingen viele bunte Luftballons an seinem Karren für die Kinder. Darum nannten alle Leute in der kleinen Stadt Signore Pinore den Luftballon-Pinore.

Als er Antonella so traurig sah, rief er ihr zu: »He, Antonella, lass den Kopf nicht hängen. Komm, trink einen Tee mit mir.«

Antonella nahm den Becher mit Tee und setzte sich still zu ihm auf den Marktbrunnenrand. Antonellas Schweigen dauerte Signore Pinore zu lange.

»Was ist passiert, erzähle, Antonella.«

Da reichte sie ihm den Brief an den Weihnachtsmann.

»Weißt du vielleicht, wo er wohnt?«

Nein, das wusste Signore Pinore nicht.

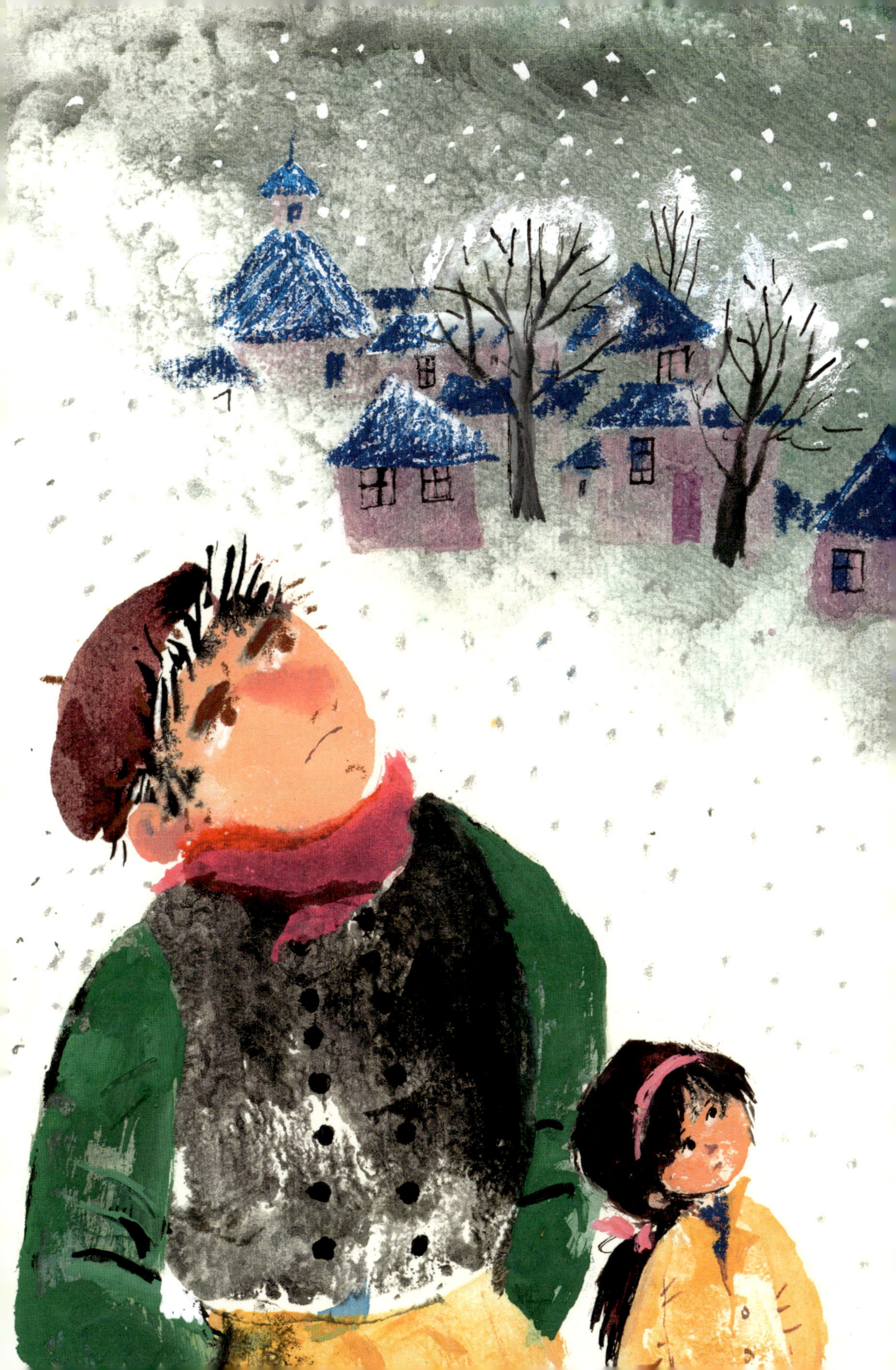

»Ob er hinter dem großen Berg wohnt?«, überlegte Antonella. »Oder auf der anderen Seite des Meeres? Vielleicht über den Wolken?«

»Auf der Erde wohnt er bestimmt, aber wo?«, sagte Luftballon-Pinore.

Als er so nachdachte und den Himmel und die Berge anschaute, tanzten die Luftballons vor seinen Augen, und Luftballon-Pinore wusste, was zu tun war.

»Wir werden einen Luftballon auf die Reise schicken. Er wird den Weg zum Weihnachtsmann schon finden.«

Antonella konnte wieder fröhlich sein. Sie wickelten den Brief in eine regendichte Hülle, verschnürten ihn fest und banden ihn an den schönsten roten Luftballon.

Signore Pinore hob Antonella auf seine Schultern, damit der Ballon einen besonders guten Start hatte.

»Komm gut an«, flüsterte Antonella.

»Grüß den Weihnachtsmann von mir«, murmelte Luftballon-Pinore.

Sie sahen beide lange dem roten Punkt hinterher, der tanzend höher und immer höher schwebte und bald hinter einer grauen Schneewolke verschwand.

Vielen Schnee- und Regenwolken begegnete der rote Luftballon. Frost und Nebel musste er überstehen. Vom Nordwind gezaust, vom Südwind gerüttelt, vom Westwind geschoben, vom Ostwind zurückgepustet, segelte er über Gebirge und Meere, über Städte und Dörfer, ohne Pause.

Doch der Winter ist keine gute Jahreszeit zum Reisen für einen Luftballon.

Er wurde bald müde und strebte immer schneller der Erde entgegen. Direkt auf einen Schulhof in der Stadt Budapest in Ungarn steuerte er zu. Janos sah ihn zuerst.

»Da kommt was!«, rief er mitten in die Unterrichtsstunde.

»Ein Sputnik!«

»Ein Meteorit!«

»Achtung!«

»Ein Stückchen Sonne!«

Alle riefen durcheinander und sahen gespannt auf das rote Pünktchen, das immer näher kam. Beinahe waren sie enttäuscht, als sie es erkannten.

»Nur ein Luftballon.«

»Aber mit einer Botschaft daran!«

Die Klasse stürmte auf den Schulhof. Ihr Lehrer stürmte mit. Aber niemand konnte die Adresse entziffern, denn in Ungarn reden die Menschen eben ungarisch.

Wie stolz war da die Klasse 8a, als ihr Lehrer sagte: »Das ist ja Italienisch, gebt mal her, ich übersetze es euch.

»Lieber Weihnachtsmann ...«

Alle lachten über die merkwürdige Anrede. Als sie den Brief bis zum Ende gehört hatten, waren die großen Jungen sehr still.

»Na, ganz einfach. Wir schicken Antonella ein Paket«, schlug Janos vor, »und einen Brief.«

Am Nachmittag kauften sie von ihrem Taschengeld für Antonella Weihnachtsgeschenke ein. Natürlich waren die Rollschuhe dabei und eine lange Hose für den Affen Angelo. Auch Schokolade und bunte Bonbons fehlten nicht. Sorgfältig wurde alles eingepackt.

Der freundliche Lehrer schrieb einen Weihnachtsmannbrief in Italienisch. Mit der Eilpost schickten sie noch am gleichen Tag Paket und Briefe auf die Reise in die kleine italienische Stadt.

Antonella ging wieder gern in die Schule. Ihre Mitschüler neckten sie nicht mehr, denn was sie sich auch ausdachten, Antonella antwortete immer fröhlich: »Ihr werdet schon sehen!«

Nur manchmal lief sie zu Luftballon-Pinore und fragte: »Ob er wirklich angekommen ist?«

»Ganz bestimmt«, antwortete Signore Pinore jedes Mal. Aber wenn Antonella ging, schaute er besorgt in die Richtung, in die der rote Ballon davongeflogen war, und wiegte bedenklich den Kopf.

Die Ferien waren da. Nun konnte es nicht mehr allzu lange dauern bis Weihnachten.

Doch die Zeit scheint stillzustehen, wenn ein bedeutsames Ereignis erwartet wird. Endlich stand der Weihnachtstag auf dem Kalenderblatt.

An diesem Tag kam der Abend, auf den alle Kinder so sehr warteten, viel langsamer heran als sonst. Die Kinder spielten auf dem Marktplatz, stritten ein bisschen und waren schon sehr aufgeregt.

Da brummte der Roller von der Post heran. Signorina Lucia hielt neben Luftballon-Pinore und rief Antonella. Alle anderen kamen mit und bestaunten das große Paket auf dem Roller.

»Das ist für dich, Antonella«, sagte Lucia, »und der Brief auch.«

»Mach mal auf!«

»Von wem ist er?«

»Lies mal vor!«, plapperten alle durcheinander.

»Ihr werdet staunen! Soll ich vorlesen, Antonella?«, sagte Lucia.

Antonella fasste Signore Pinore bei der Hand und nickte Lucia zu. Sprechen konnte sie nicht vor Aufregung.

»Liebe Antonella,
dein Brief ist gut angekommen mit dem roten Luftballon. Ich hoffe, es ist in dem Paket alles, wie du es dir gewünscht hast. Ich brauche keinen Zuschuss von deinen Eltern, nicht in diesem Jahr und nicht in den kommenden Jahren. Aber sei bitte so nett und schick deinen Wunschzettel im nächsten Jahr gleich an die richtige Adresse. Sie lautet: Weihnachtsmann. 10. Schule Budapest. Ungarn.

Schreib mir doch einmal, ob die Rollschuhe passen und ob Angelo nicht mehr friert.

Grüß bitte deine Eltern und Gino von mir. Auch alle deine Freunde. Ich grüße dich herzlich bis zum nächsten Jahr.

Dein Weihnachtsmann.«

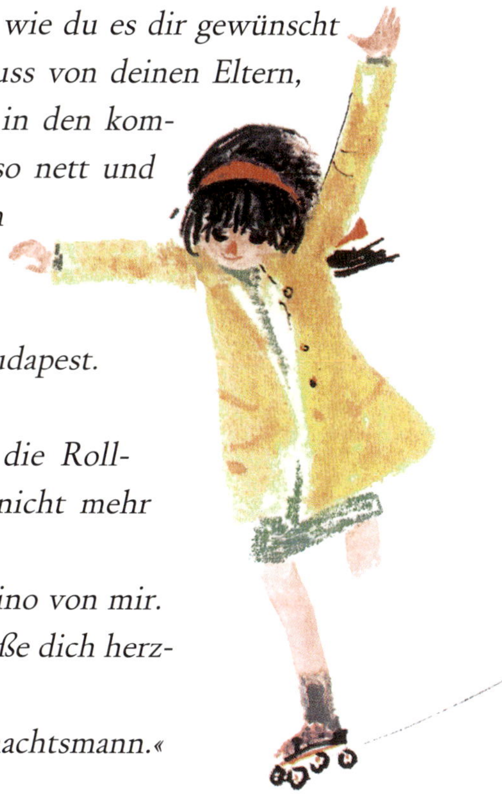

Antonella hatte einen richtigen Weihnachtsmann! Alle hatten es gehört.

Von nun an lachte niemand wieder über Antonella und ihren Weihnachtsmann. Glücklich sahen sich Antonella und Signore Pinore und Gino immer wieder an. Alle Kinder jubelten: »Antonellas Weihnachtsmann soll leben, hoch!«

Luftballon-Pinore schickte dazu einen roten, einen grünen und einen blauen Luftballon in den Winterhimmel.

Antonella hielt den Brief von ihrem Weihnachtsmann ganz fest und bewahrte ihn gut auf.

Werner Heiduczek

Jana und der kleine Stern

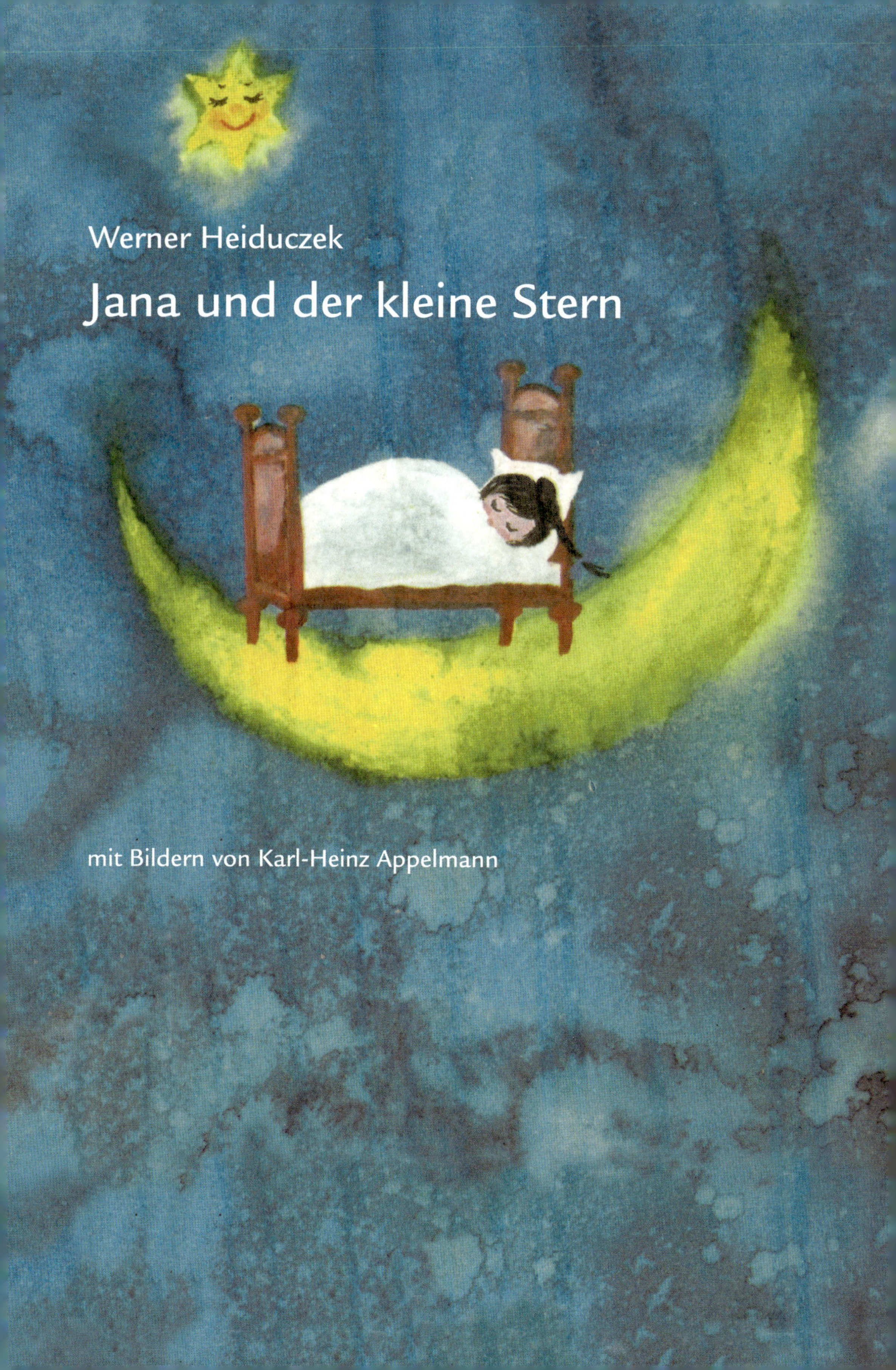

mit Bildern von Karl-Heinz Appelmann

Es war einmal ein kleines Mädchen, das hieß Jana. Und es war einmal ein kleiner Stern, der hatte keinen Namen. Jeden Abend, wenn das Mädchen schlafen ging, blickte er durch ihr Fenster. Und sie sagte: »Gute Nacht, kleiner Stern.« Und er zwinkerte ihr mit den Augen zu.

Einmal aber, als alles schlief, wurde Jana wach, und der kleine Stern saß auf ihrem Bett.

»Was machst du hier, kleiner Stern?«, fragte sie.

»Oh«, sagte er, »ich habe mich zu weit aus meinem Fenster gelehnt, um dich sehen zu können, und da bin ich hinuntergefallen, geradewegs in dein Zimmer.«

»Das ist fein«, sagte das kleine Mädchen, »jetzt bleibst du immer bei mir.«

Und sie wollte ihn nehmen und unter ihre Bettdecke legen, denn er zitterte gar schrecklich.

»Nein, nein«, rief da der kleine Stern, »heute Nacht noch muss ich wieder hinauf, denn wenn der Tag kommt und ich bin noch hier, werde ich blind.«

Es half nicht, dass das kleine Mädchen traurig wurde. Der kleine

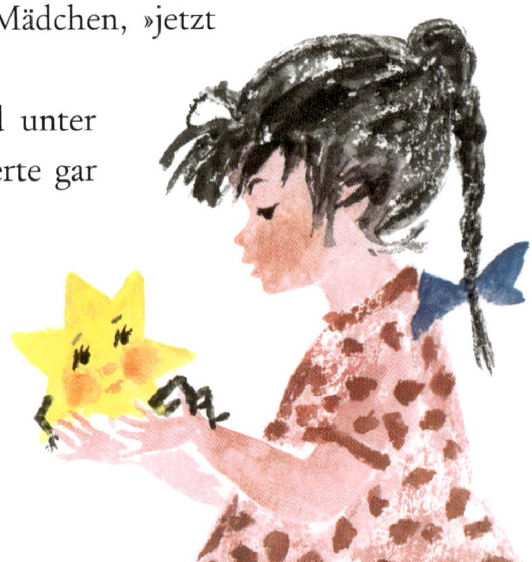

Stern setzte sich aufs Fensterbrett und sprang ein Stückchen in die Höh, denn er wollte zurück an den dunklen Himmel fallen. Aber so sehr er auch all seine Kräfte anstrengte, er fiel immer wieder auf das Fensterbrett zurück. Und schließlich war er so schwach und müde, dass er da kauern blieb und zu weinen begann.

»Weine nicht, kleiner Stern«, rief da Jana und sprang aus ihrem Bett.

Sie nahm den kleinen Stern in beide Hände. »Ich werde dich jetzt hochwerfen«, sagte sie. »Pass auf.«

Und sie warf ihn hoch, so hoch sie nur konnte.

»Jetzt fliegst du«, rief sie. »Fall nicht wieder herunter, kleiner Stern.«

Aber schon saß er wieder auf dem Fensterbrett.

»Noch einmal«, sagte Jana.

»Ja, noch einmal«, sagte der kleine Stern.

Und das kleine Mädchen versuchte es ein zweites Mal, und wieder und wieder, bis auch sie sich erschöpft auf ihr Bett setzte.

So sehr weinte der kleine Stern, dass die Tränen ihn ganz blass machten.

»Lass uns nachdenken«, sagte Jana.

Und sie dachte nach.

»Ich hab's«, rief sie. »Wir laufen zur Meise.«

Sie nahm den kleinen Stern unter ihren Arm und lief mit ihm zur Meise im Garten.

»Meise«, rief sie.

»Warum weckst du mich, Jana?«, sagte die Meise.

»Hier ist der kleine Stern«, sagte Jana. »Er hat sich zu weit aus seinem Fenster gebeugt, um mich zu sehen, und da ist er zu mir heruntergefallen, geradewegs in mein Zimmer. Und nun muss er wieder hinauf, denn er wird blind, wenn der Tag kommt und er ist noch hier. Flieg mit ihm hinauf.«

»Das kann ich nicht«, sagte die Meise. »Ich bin zu schwach. Geh zur Lerche auf dem Feld.«

Und Jana nahm den kleinen Stern unter ihren Arm und lief mit ihm zur Lerche auf dem Feld.

»Lerche«, rief sie.

»Warum weckst du mich, Jana?«, sagte die Lerche.

»Hier ist der kleine Stern«, sagte Jana. »Er hat sich zu weit aus seinem Fenster gebeugt, um mich zu sehen, und da ist er zu mir heruntergefallen, geradewegs in mein Zimmer. Und nun muss er wieder hinauf, denn er wird blind, wenn der Tag kommt und er ist noch hier. Flieg mit ihm hinauf.«

»Das kann ich nicht«, sagte die Lerche. »Ich bin zu schwach. Geh zum Adler auf dem Fels.«

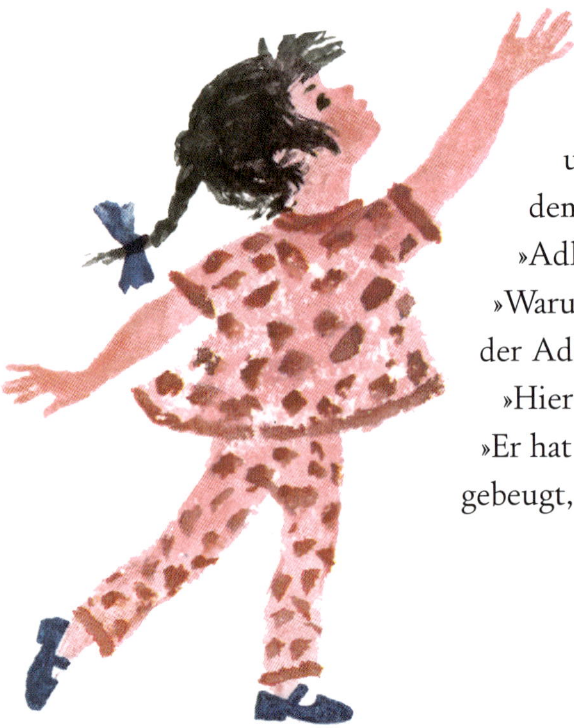

Und Jana nahm den kleinen Stern unter ihren Arm und lief mit ihm zum Adler auf dem Fels.

»Adler«, rief sie.

»Warum weckst du mich, Jana?«, sagte der Adler.

»Hier ist der kleine Stern«, sagte Jana. »Er hat sich zu weit aus seinem Fenster gebeugt, um mich zu sehen, und da ist

er zu mir heruntergefallen, geradewegs in mein Zimmer. Und nun muss er wieder hinauf, denn er wird blind, wenn der Tag kommt und er ist noch hier. Flieg mit ihm hinauf.«

»Das kann ich nicht«, sagte der Adler. »Ich bin zu schwach. Geh zum Flieger vor der Stadt.«

»Ich bin müde«, sagte Jana zum kleinen Stern, »und die Füße tun mir weh. Lass uns ein wenig ausruhen.«

»Nein«, bat der kleine Stern, »lass uns eilen, der Tag wird gleich aus dem Wasser steigen; und wenn er kommt, werde ich blind.«

Und Jana nahm den kleinen Stern wieder unter ihren Arm.

»Setzt euch auf meinen Rücken«, sagte der Adler. »Ich werde euch zum Flieger vor der Stadt bringen.«

Jana und der kleine Stern taten, wie ihnen geheißen, und hielten sich an den Federn des Adlers fest, um während des Fluges nicht hinunterzufallen.

»Hier ist es«, sagte der Adler und ließ sich auf die Erde nieder.

»Flieger«, rief Jana.

»Warum weckst du mich, Jana?«, sagte der Flieger.

»Hier ist der kleine Stern«, sagte Jana. »Er hat sich zu weit aus seinem Fenster gebeugt, um mich zu sehen, und da ist er zu mir heruntergefallen, geradewegs in mein Zimmer. Und nun muss er wieder hinauf, denn er wird blind, wenn der Tag kommt und er ist noch hier. Flieg mit ihm hinauf.«

»Das kann ich nicht«, sagte der Flieger. »Aber mein Bruder, der Kosmonaut, der hinter der Stadt wohnt und hinterm Feld und hinterm Wald, er kann den kleinen Stern wieder an den dunklen

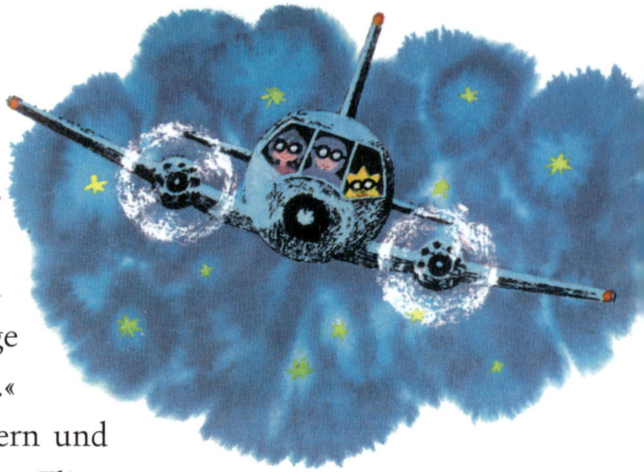

Himmel bringen. Setzt euch in mein Flugzeug. Ich fliege mit euch zu meinem Bruder.«

Jana nahm den kleinen Stern und setzte sich mit ihm neben den Flieger.

»Hab Dank, Adler«, rief sie.

Und der Flieger flog mit Jana und dem kleinen Stern hinter die Stadt und hinter das Feld und hinter den Wald zu seinem Bruder, dem Kosmonauten.

»Hier ist es«, sagte der Flieger und ließ das Flugzeug auf die Erde nieder.

»Kosmonaut«, rief Jana.

»Warum weckst du mich, Jana?«, sagte der Kosmonaut.

»Hier ist der kleine Stern«, sagte Jana. »Er hat sich zu weit aus seinem Fenster gebeugt, um mich zu sehen, und da ist er zu mir heruntergefallen, geradewegs in mein Zimmer. Und nun muss er wieder hinauf, denn er wird blind, wenn der Tag kommt und er ist noch hier. Flieg mit ihm hinauf.«

»Leg dich zu mir in die Rakete, kleiner Stern«, sagte der Kosmonaut. »Ich werde dich zurück an den dunklen Himmel bringen.«

Und der kleine Stern legte sich neben den Kosmonauten in die Rakete.

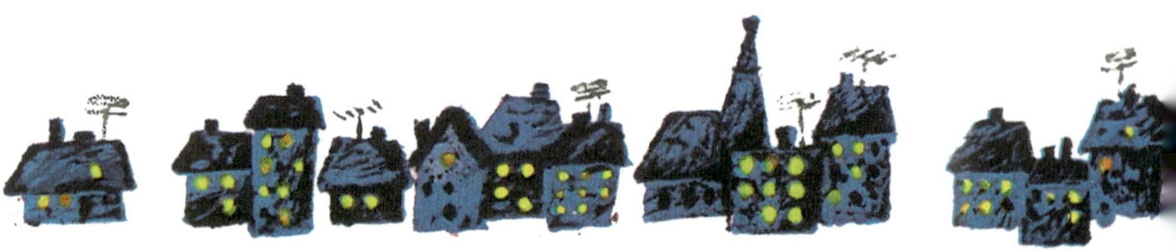

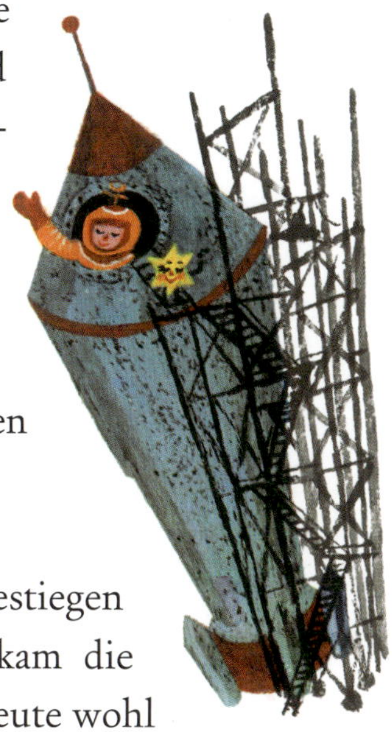

»Auf Wiedersehen, Jana«, sagte der kleine Stern. »Hab Dank. Und grüß die Meise und die Lerche und den Adler. Auf Wiedersehen, Flieger«, rief er.

»Auf Wiedersehen, kleiner Stern«, rief der Flieger. »Gib Acht, dass du nicht wieder herunterfällst.«

Und die Rakete flog hoch an den dunklen Himmel.

Als der Tag schon lange aus dem Wasser gestiegen war und die Sonne Janas Bett wärmte, kam die Mutter ins Zimmer und sagte: »Du willst heute wohl gar nicht wach werden, Jana.«

»Lass mich noch ein wenig schlafen«, sagte Jana. »Der kleine Stern war heute Nacht in meinem Zimmer. Ich habe ihn zur Meise getragen und zur Lerche und zum Adler. Der Adler hat uns zum Flieger gebracht und der Flieger zu seinem Bruder, dem Kosmonauten. Denn der kleine Stern wird blind, wenn der Tag kommt und er ist noch hier.«

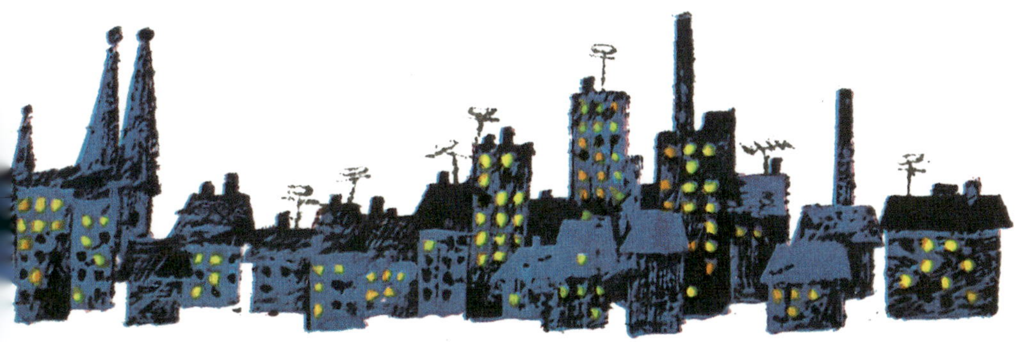

Die Mutter lachte, nahm Jana auf ihre Arme und hob sie aus dem Bett.

»Du hast geträumt«, sagte sie.

»Ich habe nicht geträumt«, sagte Jana. »Warte, wenn der Abend kommt.«

Und als der Abend kam und die Mutter sie zu Bett brachte, zeigte Jana hoch zum Himmel und sagte: »Siehst du den kleinen Stern? Da ist er wieder. Der Kosmonaut hat ihn mit der Rakete zurückgebracht. – Gute Nacht, kleiner Stern«, sagte sie.

Und der kleine Stern zwinkerte Jana mit den Augen zu.

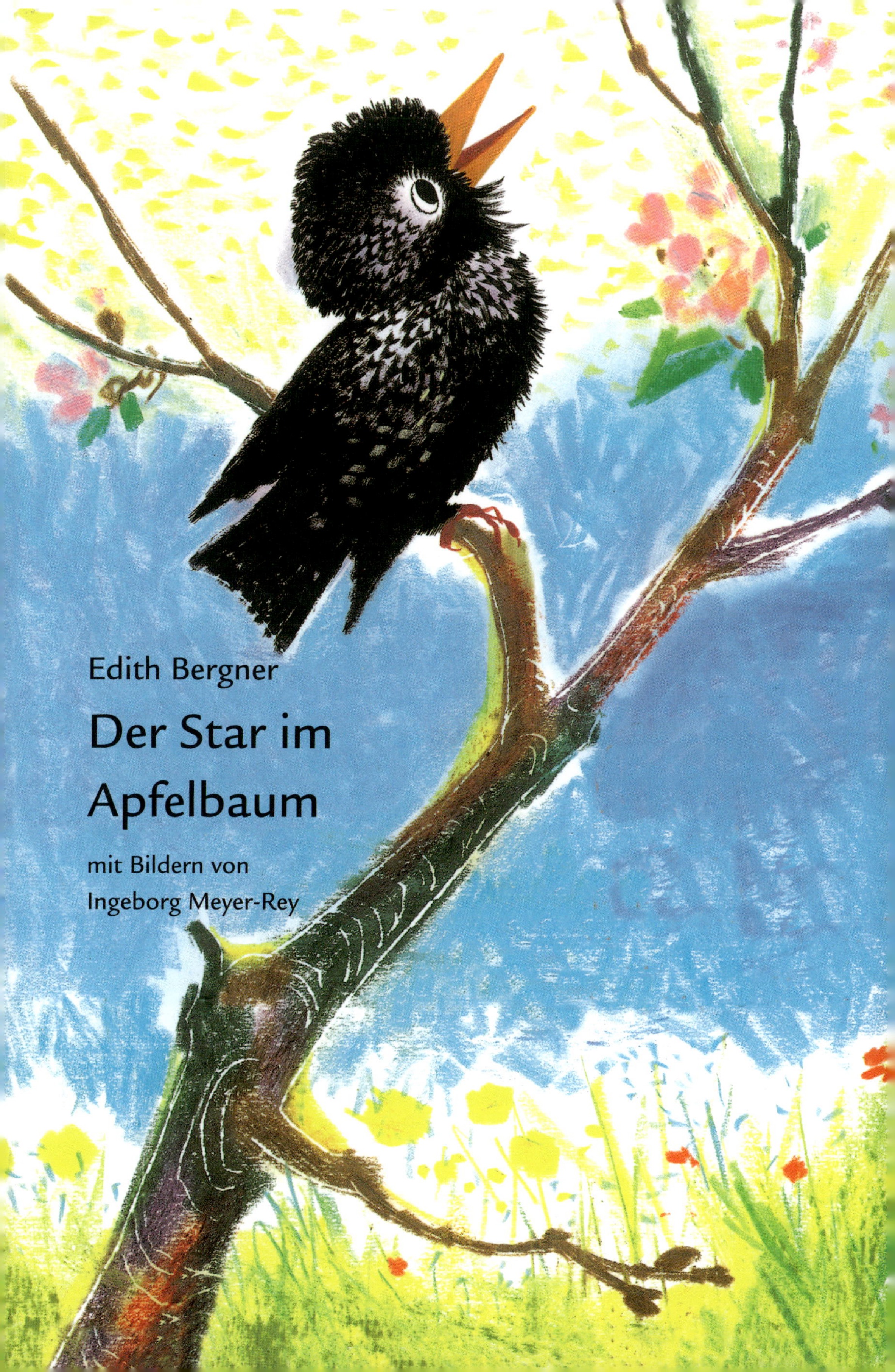

Edith Bergner

Der Star im Apfelbaum

mit Bildern von
Ingeborg Meyer-Rey

Es war ein nieseliger Tag im März, feucht und trübe. Doch im Rasen blühten schon die Gänseblumen.

Der Großvater spazierte mit Babett durch den Garten und sagte zum Nachbarn hinterm Gartenzaun: »Bald ist der Frühling da.« Der Nachbar antwortete verdrießlich: »Hatschi!« Er hatte kalte Füße und den Schnupfen dazu. Weiß der Kuckuck, wo der Frühling in diesem Jahr so lange steckte! Doch der Kuckuck konnte es auch nicht wissen, er kam erst im April.

Da flog ein Star auf den Gartenzaun und flötete: »Züp, züp, zie-züp, züp, zie, ich habe eine Nachricht für Sie! Der Frühling schläft im Apfelbaum.«

»Was du nicht sagst!«, antwortete der Großvater.

Und gleich kam es ihm so vor, als sei der Tag schon weniger trübe.

Dem Nachbarn fiel ein Regentropfen auf die Nase. Da grollte er, der Frühling käme in diesem Jahr überhaupt nicht mehr.

Der Apfelbaum aber stand vor Babetts Fenster. Am nächsten Morgen, als Babett die Fensterläden öffnete, am Mittag, als Babett aus der Schule kam, selbst noch am Abend, immer saß da der Star vor ihrem Fenster und flötete und schnerrte und schwätzte vom schlafenden Frühling im Apfelbaum.

»Züp, züp, zie-züp, züp, zie ...« Er schwätzte von morgens bis

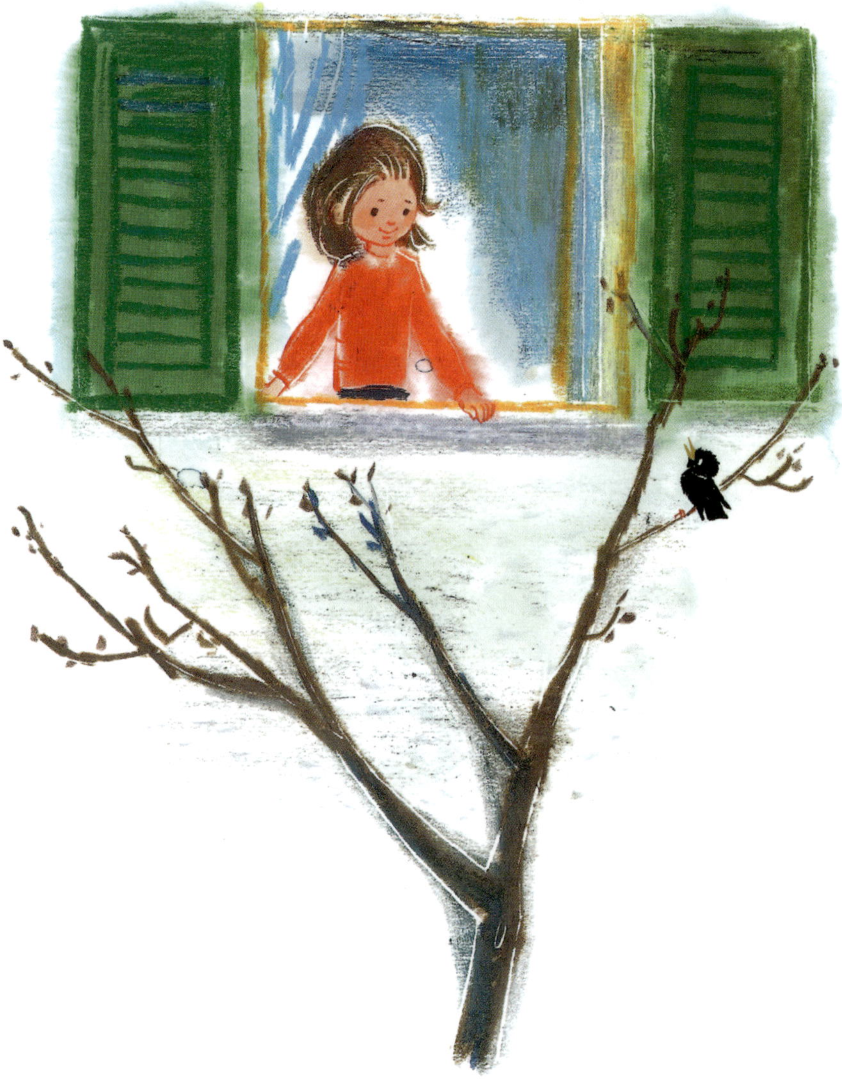

abends das Gleiche. Doch der Frühling schlief und schlief und wollte nicht aufwachen.

Nachdem genau sieben Tage und sieben Stunden vergangen waren, wurde Babett ungeduldig und fragte: »Kannst du nicht einmal etwas anderes singen? Vielleicht wacht der Frühling dann eher auf.«

Der Star erschrak. Er hatte von jeher mit seinem Lied den Frühling verkündet.

Und keinem Vogel, der auf sich hält, fällt es ein, sein Lied zu wechseln wie ein Federkleid, sei es im Winter in Afrika oder im März bei uns auf dem Apfelbaum.

»Versuch's doch mal«, bat Babett. Und weil sie so inständig bat und weil der Star es nicht übers Herz brachte, Babett die Bitte abzuschlagen, flog er schließlich davon, um sich nach einem anderen Lied umzuhören.

Er flog über Wiese und Wald.

Unterwegs erinnerte er sich der Wildente am See. Sie war eine seiner Reisebekanntschaften; er hatte sie im Flug über Kairo kennen gelernt.

Um die Mittagszeit erreichte er den See. Die Wildente ruhte im Schilf.

Alles war still. Kein Laut, kein Lied rundum.

Der Star hüpfte durchs Ried, schwang sich auf ein Schilfrohr dicht vor dem Nest der Wildente und schwätzte sogleich munter drauflos: »Züp, züp, zie-züp, züp, zie, ich habe eine Nachricht für Sie! Der Frühling schläft im Apfelbaum. Züp, züp, witt, witt, wir wollen ihn wecken. Kommen Sie mit?«

Die Wildente hob erfreut den Kopf und lauschte. Vermutlich hatte sie eben selbst grad vom Frühling geträumt. Es sah jedenfalls ganz so aus, als sei sie bereit, die Einladung anzunehmen. Sie öffnete schon den Schnabel.

Da plötzlich flüsterte – ganz unerwartet – jemand zu ihren Füßen: »Sü, sü, es ist noch zu früh.«

Auf einem Binsenstängel wiegte sich die zierlichste der Libellen, die »verlobte Seejungfer«; genauer gesagt: Sie war noch gar keine Libelle. Als der Star zu ihr hinunteräugte, sah er nichts als eine kleine braune Larve. Sü, sü, für sie war es tatsächlich noch zu früh.

Da zögerte auch die Wildente. Bedauernd hob sie die Flügel und gakte: »Waak, waak. Wir warten bis zum Donnerstag.«

Und dabei blieb sie.

Der Star flog ein Stück abseits ins Schilf, wo niemand ihn beobachten konnte, und versuchte heimlich, die Lieder zu proben, die er gehört hatte:

»Sü, sü, es ist noch zu früh.

Waak, waak. Wir warten bis zum Donnerstag.«

Nach dem dritten Versuch entdeckte der Star etwas, was er bis dahin nicht gewusst hatte: Er konnte fremde Lieder nachahmen. Vermutlich hatte er das von seinem Großvater geerbt und der Großvater wiederum von seinem Urgroßvater und so fort.

Babett stand schon am offenen Fenster, als der Star sich in der Abendstunde auf dem Apfelbaum niederließ und sogleich mit seinem Vortrag begann. Die Lieder klangen fast genauso, als sängen Wildente und Seejungfer selbst vor Babetts Fenster.

Babett lachte, und der Star plusterte vor Vergnügen sein Gefieder.

Kaum graute der nächste Morgen, schon flog der Star wieder davon, um sich nach einem neuen Lied für Babett umzusehen.

Diesmal führte ihn sein Flug in den nahen Wald zum Uhu im Eulengrund. Der Uhu hockte in einer Baumhöhle. Seine gelben Augen leuchteten. Er knackte grimmig mit dem Schnabel, als ihm der Star keck und munter vom Frühling sang.

»Bu-hu, lass mich in Ruh!«, fauchte der Uhu.

Schauerlich hallte sein Kreischen wider im Eulengrund.

»Bu-hu, lass mich in Ruh!«, heulte der Star bald darauf im Apfelbaum vor Babetts Fenster. Der Nachbar hinterm Gartenzaun glaubte, tatsächlich den Uhu zu hören und behauptete, es sei ein schlimmes Zeichen, wenn sich ein Nachtvogel am hellen Tag in die Gärten wage.

Babett aber lachte, und der Star freute sich, weil Babett sich freute.

Den größten Spaß hatte Babett, als der Star mit dem Lied der Lachtaube heimkehrte.

Er war ihr auf einem Wickenfeld begegnet. Ihr Lied hatte die Kunst des Stars auf eine harte Probe gestellt; es war das schwie-

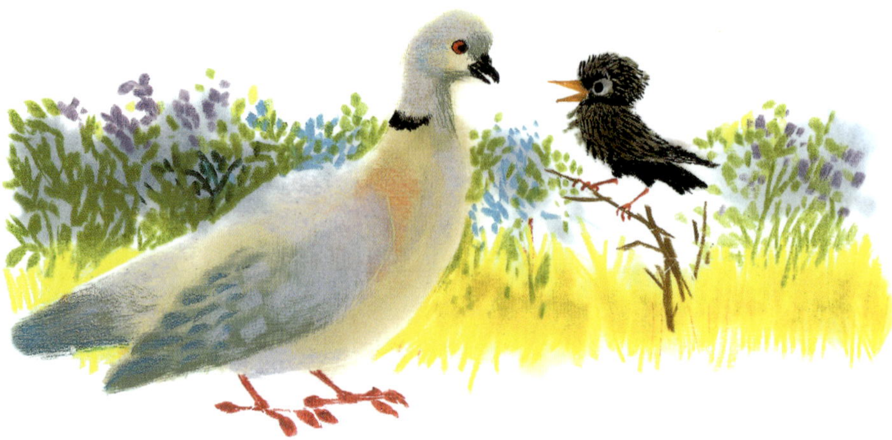

rigste, das er je gehört hatte. Die Lachtaube kam nämlich aus einer Gegend Afrikas, in der man nur Französisch singt.

»Gri, gri, ci, ci, cheri!«, hatte sie girrend gekichert. Das heißt so viel wie: Aber ja, aber gern, mein Lieber! Dazu hatte sie bereitwillig mit ihren roten Äuglein gezwinkert. Es war dem Star nicht schwer gefallen, sie zu verstehen, obwohl er selbst nicht Französisch sprach.

Den größten Spaß also hatte Babett an dem Lied der Lachtaube. Der Star aber, als er das Lied gesungen hatte, hockte auf seinem Ast und ließ die Flügel hängen. Er wusste selbst nicht, warum. Vielleicht gefiel es ihm nicht mehr, immer nur fremde Lieder für Babett zu singen; vielleicht hatte er auf einmal Sehnsucht nach seinem eigenen Lied.

Babett erschrak, als sie sah, wie traurig er war. Sie musste daran denken, wie munter er sein Lied gezwitschert hatte, als er zum ersten Mal vor ihrem Fenster saß. Je länger sie daran dachte, umso mehr wünschte auch sie sich sein Lied zurück.

»Sing wieder so, wie du immer gesungen hast«, sagte sie, »dein eigenes Lied war das schönste.«

Der Star hob den Kopf, er öffnete den Schnabel. Dann flüsterte er zaghaft: »Sü, sü ...«

»Aber nein«, antwortete Babett, »das ist das Lied der Libelle.«

Der Star überlegte einen Augenblick. »Waak, waak ...«

»Aber nein«, antwortete Babett wiederum, »das ist das Lied der Wildente.«

»Bu-hu ...«, schluchzte der Star. Babett wurde ungeduldig. »Das ist doch das Lied des Uhus!«

Da blieb nur noch ein letztes: »Gri, gri ...« Aber das war ja das Lied der Lachtaube.

Der Star schwieg. Er schwieg und hörte tief in sich hinein, ob er nicht wenigstens einen Rest von seinem eigenen Lied vernähme, und hörte – nichts. Kein »Züp-züp«, kein »Wittwitt«, nicht das leiseste. Niemand würde mehr erfahren, dass der Frühling im Apfelbaum schlief. Der Frühling würde schlafen, schlafen. Natürlich würde er schließlich aufwachen. Aber ohne das Lied des Stars – sagt selbst –, was wäre das für ein Frühling! Die Leute würden stehen und lauschen und traurig weitergehen.

Babett aber war schuld daran. Sie hatte den Star nach fremden Liedern ausgeschickt, nun hatte er sein eigenes Lied vergessen. Still war es im Apfelbaum. Der Star hockte eine Weile noch auf seinem Ast; dann hatte er einen Einfall, einen einzigen, letzten.

Er flog in Nachbars Garten und suchte die Starin. Vielleicht wusste sie einen Rat.

Babett aber lief über die Wiese, durch den Wald. Sie lief zur Wildente am See. Sie lief zur Seejungfer im Schilf, zum Uhu im Eulengrund und zur Lachtaube auf dem Wickenfeld. »Helft«, bat Babett, »dass der Star sein Lied wiederfindet.«

Die Wildente und die Seejungfer, der Uhu und die Lachtaube sahen Babett ratlos an. Sie wussten wohl, wie man in Baumhöhlen nistet und gründelnd im Sumpf nach Würmern sucht. Doch wie man ein verlorenes Lied wiederfindet, wussten sie nicht.

Babett lief zum Großvater.

Er hatte eben auf den Beeten im Garten die ersten Radieschen gesät. Bei den Radieschenbeeten gestand Babett, was geschehen war. Der Großvater setzte sich auf die Gartenbank, zündete seine Pfeife an und dachte lange nach.

Plötzlich hörte Babett ein leises Lachen. Es musste ein heiterer Gedanke sein, den der Großvater gedacht hatte. Er lief zum Schuppen am Ende des Gartens.

Als er wieder herauskam, trug er in der einen Hand eine Leiter und in der anderen Hand einen Starkasten, den hängte er mitten in den Apfelbaum.

Kaum hatte er das getan, da rischelte, raschelte es in der Fliederhecke. Da kam eine Starin dahergeflogen und ließ sich auf dem Apfelbaum nieder. Sie hüpfte von Ast zu Ast, nickte mit dem Kopf, schlug mit den Flügeln, wippte mit dem Schwanz und badete sich in einem Meer voll Fröhlichkeit.

Das Meer voll Fröhlichkeit reichte bis zum Gartenzaun hin, auf dem der Star saß. Er schwippte – und flog hin zur Starin in den Apfelbaum.

Nun schwippten sie beide, schnäbelten miteinander, huschten in den Starkasten, und dort – fand der Star wieder, was er aus seinen Gedanken verloren hatte: das Lied vom Frühling im Apfelbaum.

Auf den höchsten Ast des Apfelbaums flogen Star und Starin. Sie zwitscherten und schwätzten:

»Züp, züp, zie-züp, züp, zie! Wir haben eine Nachricht für Sie ...«

Niemand aber war so vergnügt wie Babett. Sie saß neben dem Großvater auf der Gartenbank und baumelte mit den Beinen. Plötzlich setzte sich ein Sonnenstrahl neben sie; und über die Radieschenbeete flog der erste Schmetterling.

Jetzt, in diesem Augenblick, war der Frühling aufgewacht!

Bald würde der Apfelbaum blühen. Im Starkasten würden die Jungen zwitschern. Und der Nachbar hinterm Gartenzaun würde endlich seinen Schnupfen verlieren.

Der Frühling lief nun durch das ganze Land. Er schwamm mit der Wildente im See – waak, waak, es war gerade Donnerstag.

Er wiegte sich mit der verlobten Seejungfer im Ried – sü, sü, sie fand es nicht mehr zu früh. Er jagte durch den dunklen Eulengrund und spielte mit der Lachtaube im Wickenfeld.

Überall, wohin er kam, tönte es:

»Sü, sü, waak, waak, bu-hu, gri, gri!« Das gab einen vielstimmigen Chor.

»Züp, züp, witt, witt!« Und alle sangen mit.

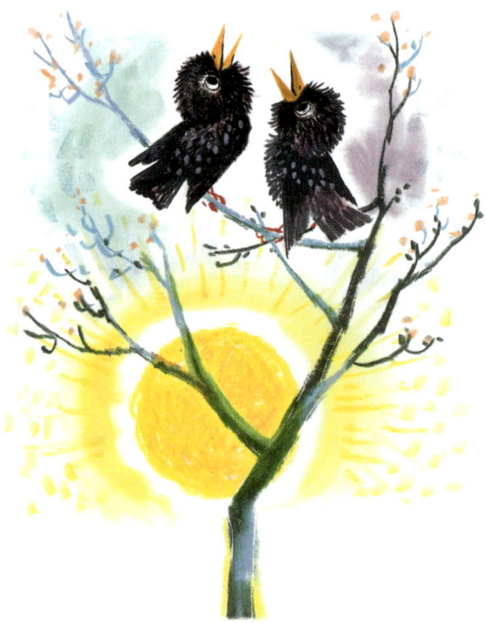

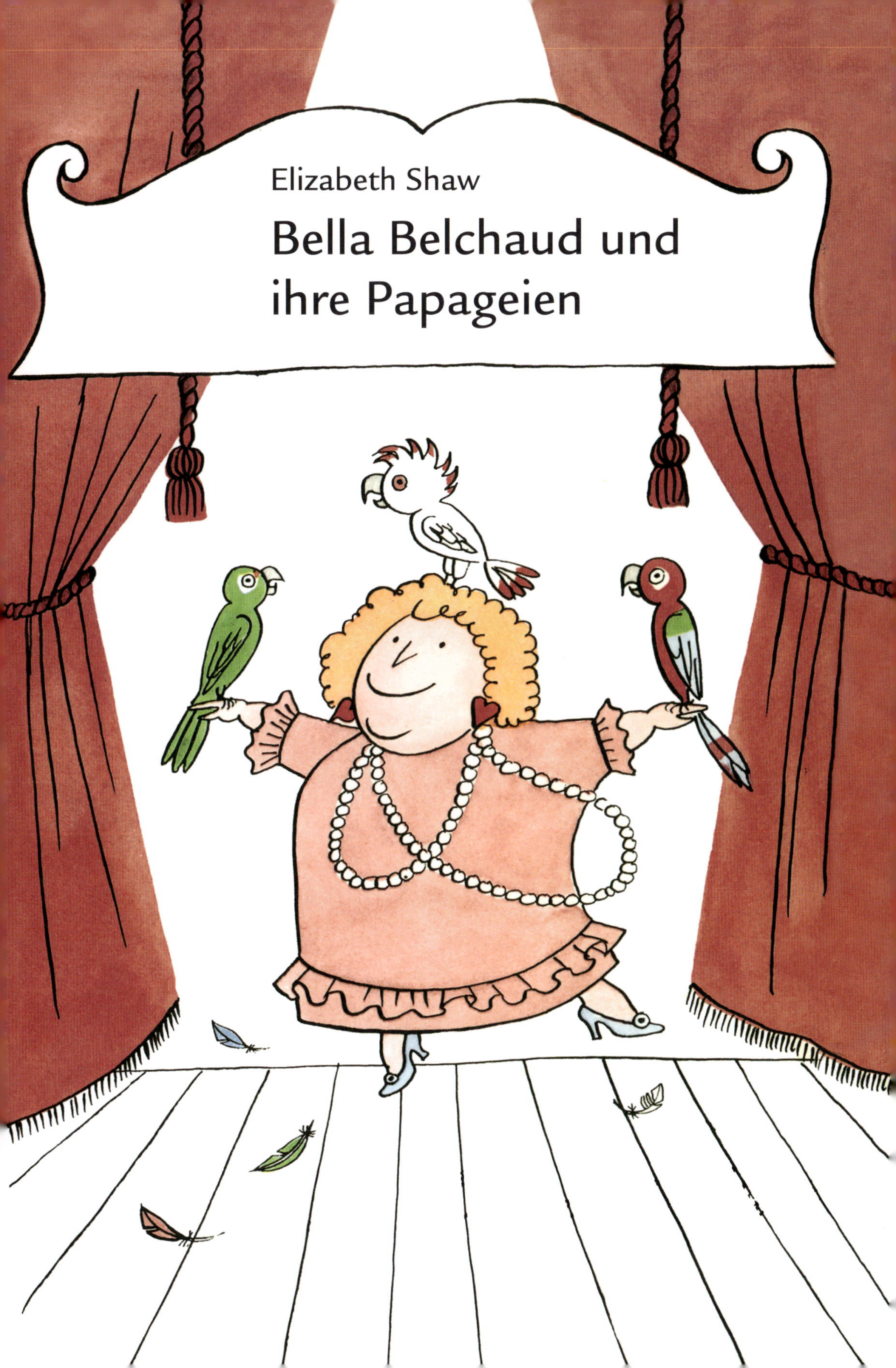
Elizabeth Shaw
Bella Belchaud und ihre Papageien

Es war einmal eine ältere, lebhafte Dame. Sie hieß Bella Belchaud und war in ihrer Jugend eine berühmte Schauspielerin gewesen. Aber als sie älter wurde, ließ ihr Gedächtnis leider etwas nach. Weil sie oft einige Sätze vergaß, musste sie ihren Beruf als Schauspielerin aufgeben. Sie wohnte zusammen mit drei Papageien – Peter, Lorita und Polly.

Bella Belchaud hatte die Papageien nicht nur gekauft, weil sie deren Gesellschaft schätzte, sondern weil sie ihnen das Sprechen beibringen wollte. Sie las ihnen die Verse ihres Lieblingsstücks »Romeo und Julia« von William Shakespeare vor.

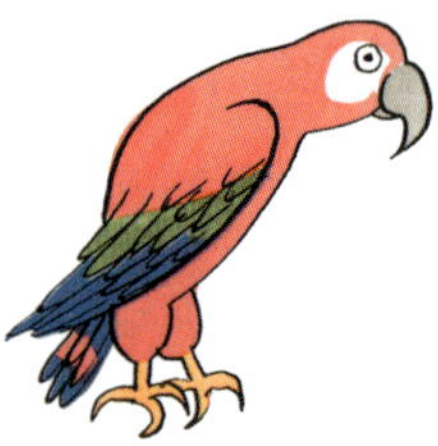

Nach kurzer Zeit hatten sie das ganze Stück auswendig gelernt. Legte Bella ihren Finger sanft auf die Brust eines Vogels, so wusste dieser, dass er nun sprechen musste. Jeder Vogel lernte mehrere Rollen, und Bella konnte in ihrem Wohnzimmer richtig Theater spielen.

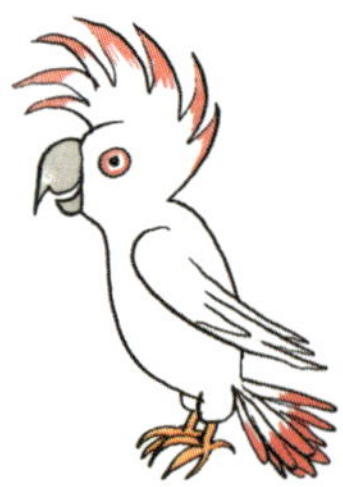

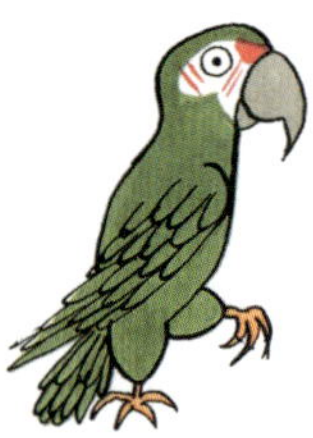

Sie selbst sprach immer ihre Lieblingsrolle, Julia, mit der sie in ihrer Jugend berühmt geworden war

Bei diesen Aufführungen zeigte sich Peter als ausgezeichneter Schauspieler, fähig, die feinsten Nuancen der Stimme seiner Herrin nachzuahmen.

Lorita hatte eine leicht quietschende Stimme, die aber für komische Rollen geeignet war.

Polly war als Schauspielerin hoffnungslos unbegabt. Sie konnte nur einen einzigen Satz behalten: »Wie wäre es mit einer Tasse Kaffee, Zuckerschnäuzchen?«

Trotzdem hatte Bella Polly sehr gern, denn ihre praktische Natur half, die manchmal zu begeisterte Stimmung im Wohnzimmer zu dämpfen.

Obwohl ihr diese Aufführungen großen Spaß machten, sehnte sich Bella danach, in einem richtigen Theater zu spielen.

»Ach, meine Lieben«, sagte sie zu ihren Papageien, »wenn ich doch nur wieder auf einer Bühne spielen könnte!«

»Wie wäre es mit einer Tasse Kaffee, Zuckerschnäuzchen?«, sagte Polly.

»Das ist ein guter Gedanke!«, sagte Bella und setzte Wasser auf. Jeder Papagei bekam ein Stück Zucker.

Als Bella dann in einem Sessel saß und die »Theaternachrichten« las, rief sie plötzlich: »Hört mal! Gesucht wird eine ältere Schauspielerin, die hier in unserem Ortstheater die Rolle der Amme in Romeo und Julia übernehmen kann! Wenn ich nur –«

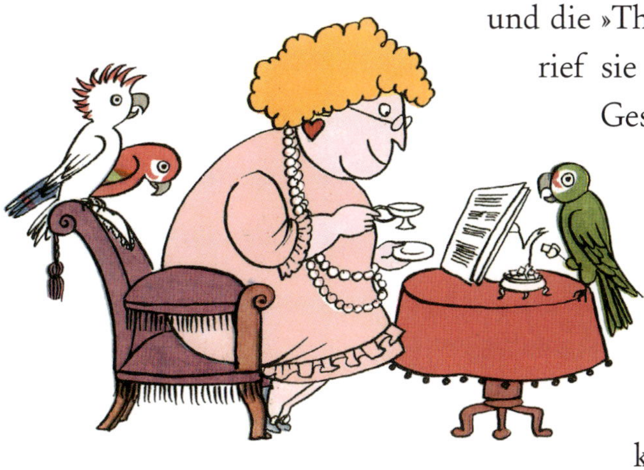

Plötzlich kam ihr eine Idee!

»Wenn ich einen Papagei in der Tasche mitnehme, kann ich doch spielen! Er kennt den Text, und wenn ich stecken bleibe, muss er weitersprechen!« Nachdenklich sah sie die Papageien an. »Ich glaube, diese Rolle passt am besten zu Lorita«, sagte sie.

»Frisch gewagt ist halb gewonnen!« Sie setzte ihren schönsten Hut auf, steckte Lorita in die Tasche und eilte zum Theater. Der Regisseur begrüßte sie herzlich. »Ich würde mich sehr freuen, wenn Sie die Rolle übernehmen könnten«, sagte er. »Ich habe Ihre Schauspielkunst schon immer bewundert.«

Am ersten Abend ging alles gut. Wenn Bella einen Vers vergessen hatte, drückte sie sanft mit dem Finger auf Loritas Brust, und der Vogel sprach und ahmte die Stimme von Bella so gut nach, dass die Zuschauer überhaupt nichts merkten.

Nach der Vorstellung, die ein großer Erfolg war, feierten die Schauspieler und der Regisseur mit viel Essen und Sekt bis in die frühen Morgenstunden. Am nächsten Tag, erschöpft vom Feiern und von der Aufregung, schlief Bella sehr lange.

Als sie aufwachte, war es schon wieder Zeit, ins Theater zu gehen. Sie zog sich schnell an und steckte beim Hinausgehen einen Papagei in die Rocktasche. In der Eile griff sie aber nach dem falschen Papagei. Sie hatte Polly in die Tasche gesteckt.

Die Vorstellung lief ruhig bis zum vierten Aufzug, fünfte Szene. Als Bella auf die Bühne trat, vergaß sie plötzlich alles! Sie konnte sich nicht mehr an ihre Verse erinnern und drückte deshalb auf die Brust des Vogels. »Wie wäre es mit einer Tasse Kaffee, Zuckerschnäuzchen?«, kreischte Polly.

Die andere Schauspielerin, die die Mutter von Julia spielte, war sehr überrascht, sprach aber ihre Rolle weiter, als ob nichts geschehen wäre. »Was ist das für ein Lärm?«, sagte sie.

»Wie wäre es mit einer Tasse Kaffee, Zuckerschnäuzchen?«, wiederholte Polly fröhlich.

Die Zuschauer lachten, pfiffen und schrien und warfen faule Tomaten auf die Bühne. Schnell ließ der Regisseur den Vorhang hinunter und erklärte, dass die Vorführung wegen technischer Fehler unterbrochen werden müsste.

Hinter der Bühne erzählte Bella dem Regisseur die ganze Geschichte von ihren Papageien und bat ihn um Verzeihung. Aber der Regisseur war unerbittlich. »Ich habe eine Schauspielerin engagiert – nicht einen Papagei! Sie sind entlassen!«, schrie er wütend.

So musste Bella wieder zu Hause bleiben. Sie war sehr traurig und hatte nicht einmal Lust, »Romeo und Julia« mit den Papageien zu lesen.

»Wie wäre es mit einer Tasse Kaffee, Zuckerschnäuzchen!«, sagte Polly.

»Das ist ein guter Gedanke, mein Liebling«, sagte Bella und wurde schon etwas fröhlicher, als sie Wasser aufsetzte.

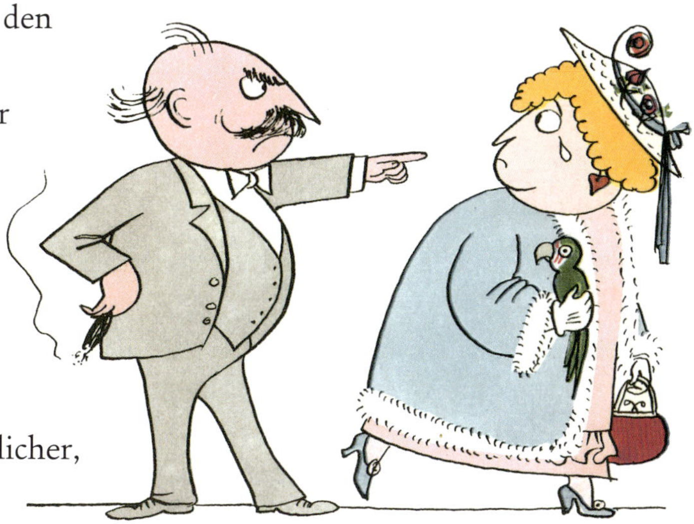

Zwei Tage später ereignete sich wieder ein Unglück im Theater. Schon vor der Vorstellung hatte die Schauspielerin, die die Rolle der Julia spielte, über Halsschmerzen geklagt. Nach dem ersten Aufzug ging sie zum Regisseur: »Meine Halsschmerzen sind schlimmer geworden! Ich kann nur noch flüstern!«

»Hölle und Teufel! Das fehlte gerade noch!«, tobte der Regisseur. »Was machen wir nun?«

»Sollten wir nicht Bella und ihre Papageien holen?«, flüsterte die Schauspielerin heiser. »Sie würde uns bestimmt helfen.«

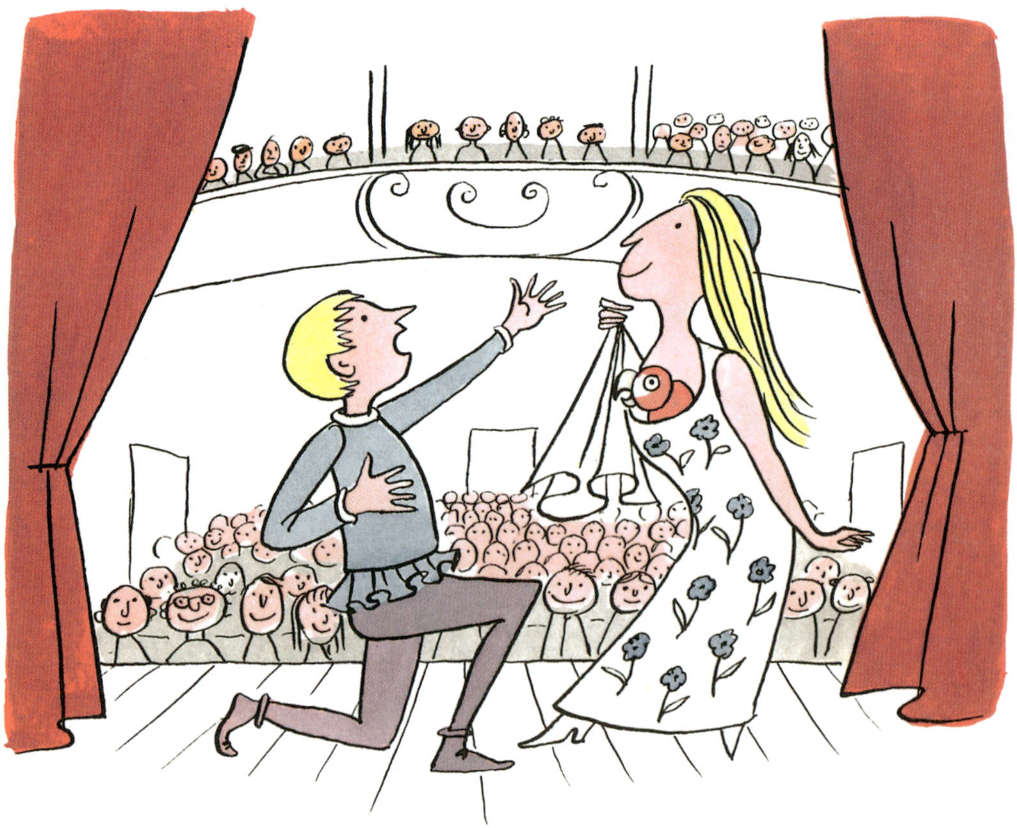

»Uns bleibt keine andere Wahl«, sagte der Regisseur. Er sprang in sein Auto und fuhr in gefährlichem Tempo zu Bellas Wohnung.

»Ich habe nicht Zeit, viel Worte zu machen«, sagte er atemlos zu Bella.

»Kann einer Ihrer Papageien die Rolle Julias übernehmen?«

»Peter kann es sicherlich!«, antwortete Bella erstaunt.

»Dann, um Himmels willen, kommen Sie mit ihm ins Theater!«

Sie erreichten das Theater noch gerade zur rechten Zeit. Julia steckte Peter in den Ausschnitt ihres Kleides. Vor Fieber zitternd, bewegte sie nur die Lippen, und unbemerkt vom Publikum sprach der Vogel ihre Verse.

Nach dem zweiten Aufzug wurde Julia hinter dem Vorhang ohnmächtig.

»Sie darf heute nicht mehr auftreten«, sagte der Theaterarzt.

»Was sollen wir bloß machen?«, stöhnte der Regisseur.

»Lassen Sie doch Peter die Rolle Julias allein spielen«, sagte Bella. »Erklären Sie dem Publikum, was passiert ist.«

Die Zuschauer riefen schon und stampften vor Ungeduld mit den Füßen. Der Regisseur erklärte ihnen, dass plötzliche Krankheit der Schauspielerin den normalen Spielablauf verzögert hätte. Aber ein ungewöhnlicher Künstler, von der bekannten Schauspielerin Bella Belchaud dressiert, würde die Rolle Julias übernehmen, so dass die Aufführung fortgesetzt werden könnte.

Der Vogel gab eine bezaubernde Darstellung.

Ungeheurer Beifallssturm grüßte Bella und Peter, als sie sich am Ende der Vorstellung vor den Zuschauern verbeugten.

Weil der Erfolg so groß war, beschloss der Regisseur, das Stück neu zu inszenieren.

»Romeo und Julia«
von William Shakespeare,
in den Hauptrollen
Bella Belchaud und ihre Papageien

Peter stellte den Romeo dar, Lorita bekam die Rolle der Amme, und Bella spielte die Julia.

Polly saß am Büfett. In der Pause rief sie ununterbrochen: »Wie wäre es mit einer Tasse Kaffee, Zuckerschnäuzchen?«

Bald gab es einen Rekord im Kaffeeverkauf.

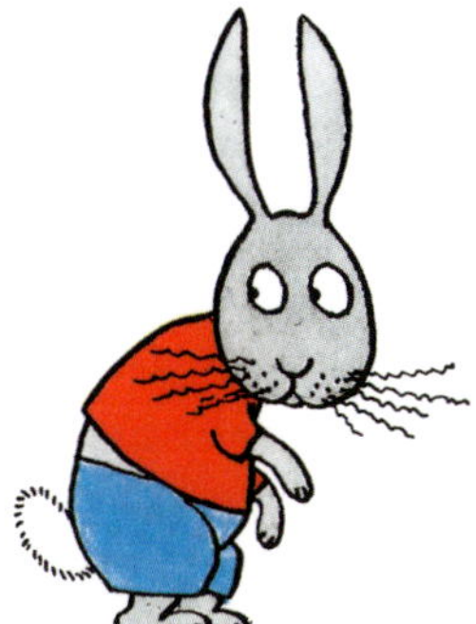

Quellen und Rechtenachweis

Barbara Augustin: Antonella und ihr Weihnachtsmann. Mit Bildern von Gerhard Lahr. Erstmals erschienen 1969. © bei den Urhebern
Edith Bergner: Der Star im Apfelbaum. Mit Bildern von Ingeborg Meyer-Rey. Erstmals erschienen 1972. © Der KinderbuchVerlag in der Verlagsgruppe Beltz, Weinheim Basel 2008
Edith Bergner: Vom Jochen, der nicht aufräumen wollte. Mit Bildern von Ingeborg Meyer-Rey. Erstmals erschienen 1957. © Der KinderbuchVerlag in der Verlagsgruppe Beltz, Weinheim Basel 2005
Günther Feustel: Die drei Cäcilien. Mit Bildern von Erich Gürtzig. Erstmals erschienen 1968. © bei den Urhebern
Ingeborg Feustel: Bibi. Mit Bildern von Eberhard Binder. Erstmals erschienen 1967. © Der KinderbuchVerlag in der Verlagsgruppe Beltz, Weinheim Basel 2004
Hähnchen Schreihals. Übersetzt von Vera Albrecht. Mit Bildern von Erich Gürtzig. Erstmals erschienen 1961. © Der KinderbuchVerlag in der Verlagsgruppe Beltz, Weinheim Basel 2005
Harald Hauser: Häschen Schnurks. Mit Bildern von Karl Schrader. Erstmals erschienen 1973. © Der Kinderbuchverlag Berlin, 2001
Werner Heiduczek: Jana und der kleine Stern. Mit Bildern von Karl-Heinz Appelmann. Erstmals erschienen 1968. © für den Text: leiv Leipziger Kinderbuchverlag, Leipzig 1994. © für die Illustrationen: Karl-Heinz Appelmann
Werner Heiduczek: Vom Hahn, der auszog, Hofmarschall zu werden. Mit Bildern von Wolfgang Würfel. Erstmals erschienen 1975. © für den Text: Verlag Faber und Faber, Leipzig. © für die Illustrationen: Wolfgang Würfel
Hannes Hüttner: Bei der Feuerwehr wird der Kaffee kalt. Mit Bildern von Gerhard Lahr. Erstmals erschienen 1969. © Der KinderbuchVerlag in der Verlagsgruppe Beltz, Weinheim Basel 2003
Hannes Hüttner: Das Huhn Emma ist verschwunden. Mit Bildern von Erich Gürtzig. Erstmals erschienen 1967. © Der KinderbuchVerlag in der Verlagsgruppe Beltz, Weinheim Basel 2004

Hannes Hüttner: Taps und Tine. Mit Bildern von Gertrud Zucker. Erstmals erschienen 1963. © bei den Urhebern
Hannes Hüttner: Troddel, Taps und Tine. Mit Bildern von Gertrud Zucker. Erstmals erschienen 1965. © bei den Urhebern
Hanna Künzel: Vom Jörg, der Zahnweh hatte. Mit Bildern von Günter Schmitz. Erstmals erschienen 1971. © Der KinderbuchVerlag in der Verlagsgruppe Beltz, Weinheim Basel 2004
Mischka, der Bär. Mit Bildern von Ingeborg Meyer-Rey. Erstmals erschienen 1962. © Der KinderbuchVerlag in der Verlagsgruppe Beltz, Weinheim Basel 2005
Benno Pludra: Heiner und seine Hähnchen. Mit Bildern von Ingeborg Meyer-Rey. Erstmals erschienen 1962. © Der KinderbuchVerlag in der Verlagsgruppe Beltz, Weinheim Basel 2004
Helga Renneisen: Vom Dorle, das nicht schlafen wollte. Mit Bildern von Eberhard Binder. Erstmals erschienen 1964. © Der KinderbuchVerlag in der Verlagsgruppe Beltz, Weinheim Basel 2005
Fred Rodrian: Hirsch Heinrich. Mit Bildern von Werner Klemke. Erstmals erschienen 1960. © Der KinderbuchVerlag in der Verlagsgruppe Beltz, Weinheim Basel 2003
Fred Rodrian: Die Schwalbenchristine. Mit Bildern von Werner Klemke. Erstmals erschienen 1962. © Der KinderbuchVerlag in der Verlagsgruppe Beltz, Weinheim Basel 2008
Fred Rodrian: Das Wolkenschaf. Mit Bildern von Werner Klemke. Erstmals erschienen 1958. © Der KinderbuchVerlag in der Verlagsgruppe Beltz, Weinheim Basel 2004
Elizabeth Shaw: Der kleine Angsthase. Erstmals erschienen 1963. © Der KinderbuchVerlag in der Verlagsgruppe Beltz, Weinheim Basel 2003
Elizabeth Shaw: Bella Belchaud. Erstmals erschienen 1970. © Der KinderbuchVerlag in der Verlagsgruppe Beltz, Weinheim Basel 2007
Günter Spang: Ein Teufel namens Fidibus. Mit Bildern von Werner Klemke. Erstmals erschienen 1970. © Der KinderbuchVerlag in der Verlagsgruppe Beltz, Weinheim Basel 2004
Eva Strittmatter: Brüderchen Vierbein. Mit Bildern von Ingeborg Meyer-Rey. Erstmals erschienen 1959. © Der KinderbuchVerlag in der Verlagsgruppe Beltz, Weinheim Basel 2004

Kurzbiografien der Autoren und Illustratoren

Karl-Heinz Appelmann, geb. 1939, Grafikstudium an der Kunsthochschule Berlin-Weißensee, seit 1964 freiberuflicher Illustrator.

Barbara Augustin, geb. 1940, Bibliothekarin, ab 1963 freischaffende Autorin sowie Verfasserin von Puppen- und Hörspielen.

Edith Bergner (1917–1998), Schriftstellerin, Kinderbuchautorin, verfasste auch zahlreiche Hörspiele und Puppenspiele.

Eberhard Binder (1924–1998), Werbegrafiker, anschließend Buchillustrator und -gestalter, illustrierte über 800 Bücher, hauptsächlich Kinderbücher.

Günther Feustel (1924–2011), zunächst Lehrer, seit 1958 freischaffender Schriftsteller, war mit der Kinderbuchautorin Ingeborg Feustel verheiratet.

Ingeborg Feustel (1926–1998), eine der bekanntesten Kinderbuchautorinnen der DDR, schuf gemeinsam mit ihrem Mann Günther Feustel Fernsehpuppen wie Pittiplatsch und Schnatterinchen.

Erich Gürtzig (1912–1993), Grafikstudium an der Hochschule für bildende Künste in Berlin-Charlottenburg, ab 1949 freischaffender Kinderbuchillustrator, starb in Berlin.

Harald Hauser (1912–1994), Verfasser von Theaterstücken, Romanen, Fernsehdrehbüchern und Kinderbüchern, Vorstand des Deutschen Schriftstellerverbands, erhielt u.a. den Lessing-Preis und den Nationalpreis der DDR.

Werner Heiduczek, geb. 1926, zunächst Lehrer, ab 1965 freier Schriftsteller, Verfasser von Erzählungen, Stücken und Hörspielen für Kinder, später auch Romanen für Erwachsene.

Hannes Hüttner (1932–2014), Studium Journalistik und Wirtschaft, später Medizin, anschließend in der Forschung tätig, verfasste über 30 Kinderbücher und erhielt den Alex-Wedding-Preis für Kinderliteratur.

Werner Klemke (1917–1994), Grafiker, Buchgestalter und Illustrator, lehrte an der Kunsthochschule Berlin-Weißensee und war Mitglied der Deutschen Akademie der Künste.

Hanna Künzel, geb. 1926 in der Tschechoslowakei, Kindergärtnerin, später Redakteurin beim Verlag »Volk und Wissen«, Verfasserin von Kinderbüchern und Beiträgen für das Kinderfernsehen.

Gerhard Lahr (1938–2012) studierte an der Fachschule für Angewandte Kunst in Magdeburg. Er beteiligte sich an zahlreichen nationalen und internationalen Ausstellungen. Seine Bücher wurden mehrmals als Schönste Bücher der DDR ausgezeichnet.

Ingeborg Meyer-Rey (1920–2001), Studium an der Hochschule für Bildende Künste in Berlin-Charlottenburg, war eine der produktivsten und erfolgreichsten Kinderbuchillustratorinnen und -autorinnen der DDR.

Benno Pludra (1925–2014), Lehrer und Journalist, einer der bekanntesten deutschen Kinderbuchautoren, erhielt zahlreiche literarische Auszeichnungen, darunter im Jahr 1992 den Deutschen Jugendliteraturpreis und 2004 den Sonderpreis des Deutschen Jugendliteraturpreises für sein Gesamtwerk.

Helga Renneisen (1935–2008) arbeitete mehere Jahre lang als Journalistin für die Illustrierte NBI und den Rundfunk. Sie verfasste Artikel, Gedichte sowie Kurzgeschichten für Kinder. Anschließend war sie als Pädagogin, Grundschullehrerin, Erzieherin und Hortleiterin tätig.

Fred Rodrian (1926–1985), Studium am Institut für Literatur in Leipzig, ab 1958 Kinderbuchautor, außerdem Cheflektor und später Verlagsleiter des Kinderbuchverlags Berlin.

Günter Schmitz (1909-2002) Studium der Malerei an der Akademie für Bildende Künste in Dresden, war zunächst hauptsächlich Gebrauchsgrafiker und ab 1970 verstärkt im künstlerischen Bereich tätig.

Karl Schrader (1915-1981), Studium an der Graphischen Akademie in Leipzig, Karikaturist bei einer Satirezeitschrift, Illustrator für Kinder- und Erwachsenenbücher.

Elizabeth Shaw (1920-1992), Karikaturen für Zeitschriften und Verlage, Illustrationen für Bücher von Mark Twain, James Krüss und Astrid Lindgren, schrieb und illustrierte auch zahlreiche eigene Kinderbücher

Günter Spang (1926-2011), Studium Germanistik und Theaterwissenschaften, ab 1953 freier Autor von Kinderbüchern, aber auch Satiren, Erzählungen und Kurzgeschichten für Erwachsene.

Eva Strittmatter (1930-2011), Lektorin (u. a. im Kinderbuchverlag Berlin), seit 1954 freischaffende Autorin, war mit dem bekannten Schriftsteller Erwin Strittmattter verheiratet.

Wolfgang Würfel, geb. 1932, Studium an der Hochschule für Bildende Kunst in Berlin-Weißensee, ab 1955 freiberuflicher Grafiker, erhielt 1987 den Hans-Baltzer-Preis für Illustration.

Gertrud Zucker, geb. 1936, Studium Grafik an der Hochschule in Berlin-Weißensee, u. a. bei Werner Klemke, seit 1960 freischaffende Illustratorin.